I0033785

HISTOIRE

DU

SOMNAMBULISME.

OUVRAGES DIVERS SUR LE MAGNÉTISME.

EXPOSÉ DES CURES OPÉRÉES EN FRANCE PAR LE MA-GNÉTISME ANIMAL DEPUIS MESMER JUSQU'A NOS JOURS, par M. S. (MIALLE.) — 2 vol. in-8°. — Dentu.

MÉMOIRE SUR LA FACULTÉ DE PRÉVISION, par J.-F.-P. DELEUZE, suivi de notes et pièces justificatives recueillies par M. MIALLE. In-8°. — Germer-Baillière.

ESSAI DE PSYCOLOGIE PHYSIOLOGIQUE, ou explication des relations de l'âme avec le corps, par J. CHARDEL. In-8° — Ponce Lebas et Cᵉ.

PUISSANCE DE L'ÉLECTRICITÉ ANIMALE, ou du magnétisme vital et de ses rapports avec la physique, la physiologie et la médecine, par J. PIGEAIRE, docteur-médecin. In-8°. — Chez Dentu et Germer-Baillière.

DE L'EMPLOI DU MAGNÉTISME ANIMAL, des eaux miné-rales, etc., dans le traitement des maladies nerveuses, avec une observation très curieuse de guérison de névropathie, par le docteur DESPINE père, méde-cin inspecteur des eaux d'Aix en Savoie, 1 vol in-8°. — Germer-Baillière.

RAPPORT CONFIDENTIEL SUR LE MAGNÉTISME ANIMAL, et sur la conduite récente de l'Académie royale de médecine, traduit de l'italien du R. P. SCOBARDI, par CH. R. D. M. P. In-8°. — Dentu et Ger-mer-Baillière.

INTRODUCTION AU MAGNÉTISME, examen de son existence de-puis les Indiens jusqu'à l'époque actuelle, sa théorie, sa pratique, ses avan-tages, ses dangers, et la nécessité de son concours avec la médecine, par AUBIN GAUTHIER. Ouvrage encouragé par Sa Majesté et M. le ministre de l'Instruction publique. — F. Malteste et Cᵉ, Dentu et Germer-Baillière.

HISTOIRE

DU

SOMNAMBULISME

CHEZ TOUS LES PEUPLES,
SOUS LES NOMS DIVERS D'EXTASES, SONGES, ORACLES ET VISIONS;
EXAMEN DES DOCTRINES THÉORIQUES ET PHILOSOPHIQUES
DE L'ANTIQUITÉ ET DES TEMPS MODERNES,
SUR SES CAUSES, SES EFFETS, SES ABUS, SES AVANTAGES,
ET L'UTILITÉ DE SON CONCOURS AVEC LA MÉDECINE,

Par Aubin GAUTHIER,

Auteur de l'INTRODUCTION AU MAGNÉTISME encouragée par Sa Majesté
et M. le Ministre de l'Instruction publique.

TOME SECOND

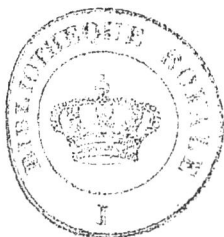

PARIS,

FÉLIX MALTESTE ET Cie, IMPRIMEURS-ÉDITEURS,
RUE DES DEUX-PORTES-SAINT-SAUVEUR, 18.

DENTU, LIBRAIRE, PALAIS-ROYAL,
GALERIE D'ORLÉANS, 13;

GERMER-BAILLIÈRE, LIBRAIRE,
RUE DE L'ÉCOLE-DE-MÉDECINE, 17.

1842.

PUBLICATIONS PROCHAINES.

SOUS PRESSE,

POUR PARAÎTRE EN OCTOBRE PROCHAIN

THÉORIE DU SOMNAMBULISME, par AUBIN GAUTHIER. 1 vol. in-8°.

POUR PARAÎTRE DANS LE COURANT DE L'ANNÉE.

TRAITÉ DES SONGES, par HIPPOCRATE, traduction nouvelle avec notes, exemples justificatifs et commentaires, par AUBIN GAUTHIER.

TRAITÉS DES SONGES ET DE LA DIVINATION PAR LE SOMMEIL, par ARISTOTE, traduits pour la première fois, avec notes et commentaires, par AUBIN GAUTHIER.
Un vol. in-8".

TABLEAU SYNOPTIQUE DU MAGNÉTISME ANIMAL, ou résumé analytique de tout ce qu'on a publié en France sur les théories, les procédés, les agens, les auxiliaires du magnétisme, et tous les phénomènes du somnambulisme, par S. MIALLE.

QUATRIÈME PARTIE.

EXTASES, VISIONS, SONGES ET ORACLES, DEPUIS
L'ANTIQUITÉ JUSQU'AU MOYEN-AGE.

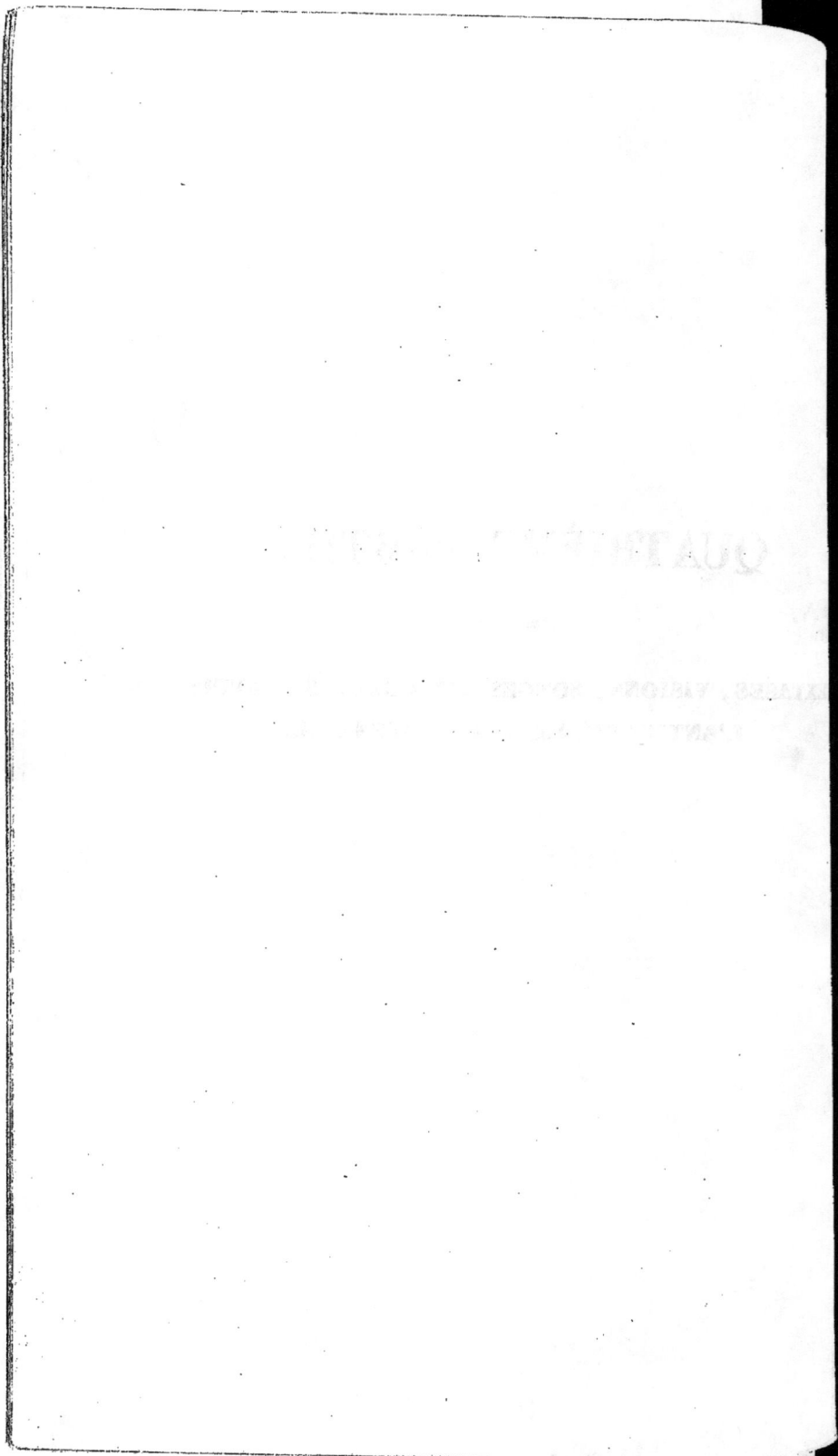

QUADRILLE

TALES, VISIONS,

HISTOIRE

DU

SOMNAMBULISME.

QUATRIÈME PARTIE.

—

EXTASES, VISIONS, SONGES ET ORACLES, DEPUIS
L'ANTIQUITÉ JUSQU'AU MOYEN-AGE.

LIVRE SEPTIÈME.

DES EXTASES, DES SONGES ET DES ORACLES, LES PLUS RE-
MARQUABLES, CHEZ TOUS LES PEUPLES DE L'ANTIQUITÉ,
JUSQU'A LA FIN DU PREMIER SIÈCLE DE L'ÈRE CHRÉTIENNE.

PRÉLIMINAIRE.

C'est par les faits que les hommes s'instruisent, et par les
écrits que les faits se transmettent d'âge en âge.

Il y a des faits véridiques, et d'autres qui ont été supposés ;
de là, une nécessité de rechercher la vérité parmi les mensonges, et un embarras pour arriver à la distinguer sûrement.

Lorsqu'un fait est isolé et que les témoins ont disparu, il

peut être nié impunément; mais s'il trouve un appui dans un second exemple identique, on en désire bientôt un troisième, et c'est ainsi que l'observation et les écrits perpétuent les choses mémorables.

Il ne s'agit point, ici, d'aller exhumer et rechercher dans des ouvrages obscurs, méconnus ou peu appréciés, des histoires douteuses et évidemment faites à plaisir. Ce n'est pas le nombre des exemples qui les rend bons à suivre, mais leur concordance dans tous les temps; or, les faits qui se sont montrés dans la plus haute antiquité, du temps de Cicéron, après lui, chez les païens comme depuis l'ère chrétienne, au moyen âge, à la renaissance, au temps présent, sont tous les mêmes; et ces paroles du philosophe romain : « *Qu'il en est du temps comme d'un câble que l'on déroule* (¹) » sont plus que jamais frappantes d'exactitude et de vérité.

CHAPITRE PREMIER (²).

Des extases et des songes chez les Indiens.

Alexandre, vainqueur de Porus, s'étant avancé dans les Indes, entra sur la terre des Sabiens. Arrivé près de la ville des Oxidraques, il se préparait à l'attaque, lorsqu'un devin, nommé Démophoon, lui conseilla de ne point s'y hasarder, ou tout au moins de différer le combat; car, d'après les présages, *il y avait danger pour sa vie.* Alexandre, se tournant alors vers Démophoon : « Si quelqu'un, lui dit-il, venait t'interrompre

---

(1) Cicéron. — Divination, liv. 1, § 56, p 145.

(2) JE PRÉVIENS MES LECTEURS QUE JE NE SUIS POUR RIEN DANS LE STYLE DES CITATIONS QUE JE VAIS FAIRE. BON OU MAUVAIS, IL APPARTIENT AUX AUTEURS OU AUX TRADUCTEURS.

» ainsi au milieu des pratiques de ton art, et lorsque tu con-
» sultes les entrailles des victimes, il me semble que tu le trou-
» verais importun et fâcheux. — Sans doute, répondit le de-
» vin. — Eh bien! donc, reprit Alexandre, crois-tu que lorsque
» j'ai sous les yeux d'aussi grandes choses, et non des entrailles
» d'animaux, il puisse me survenir de pire contre-temps qu'un
» devin plein de superstition? » Et sans perdre un instant, il
fit planter les échelles; puis, comme on tardait à le suivre, s'é-
lançant sur la muraille, il sauta seul dans la ville remplie d'ennemis, et resta en butte à leurs traits; un Indien lui décocha
une flèche qui perça sa cuirasse et entra bien avant dans le
corps un peu au-dessus du côté droit, il en sortit une si grande
abondance de sang que ses armes lui tombèrent des mains et il
demeura *comme mort* (¹).

Au siège d'une ville appartenant au roi Sabus, les assiégés
furent aisément vaincus, mais la victoire ne fut pas à la fin si
heureuse qu'elle avait paru d'abord, car les Indiens avaient
empoisonné leurs armes. Parmi tous les blessés, Ptolémée, un
des principaux lieutenans d'Alexandre, avait été atteint d'une
flèche empoisonnée et souffrait de cruelles douleurs. Alexandre,
qui était au chevet de son lit, fut pris de sommeil : alors, le
dragon que nourrissait sa mère Olympias lui apparut en songe
avec une racine dans la gueule, lui désigna un lieu voisin où
on la trouverait, et ajouta qu'elle guérirait Ptolémée. Alexandre, à son réveil, raconta ce songe à ses amis, on envoya au
lieu indiqué chercher la racine, on l'y trouva effectivement, et
l'on dit qu'elle servit à guérir Ptolémée et plusieurs soldats at-
teints du même poison (²).

Après Démophoon, qui craignait pour la vie d'Alexandre, par
le sentiment de prévision dont il était doué, c'est un philosophe indien qui prédit la mort de ce prince.

(¹) Quinte-Curce, trad. Panckoucke, liv. 9, ch. 5.
(²) Cicéron. — Divination, liv. 2, § 66, p. 299. — Quinte-Curce, liv. 9,
ch. 8, trad. Panckoucke, t. 1, p. 309; trad. Courbe, p. 520.

Un Indien, Calanus, homme très célèbre entre tous les sages de son pays, avait vécu jusqu'à l'âge de quatre-vingt-trois ans sans avoir été affligé d'aucune espèce de maladie. Arrivé en Perse, et se voyant en proie à de longues souffrances, il résolut de mourir et pria Alexandre de commander qu'on lui dressât un bûcher, et que, quand il serait dessus, on y mit le feu. Le roi crut d'abord facile de le détourner d'un si terrible dessein; mais voyant qu'il demeurait ferme et inflexible dans sa résolution, il fut contraint de lui accorder ce qu'il demandait; et comme il avait pour ce philosophe une estime particulière, il voulut honorer sa mort par une grande pompe : il fit donc ranger toute l'armée en bataille dans une plaine proche de la ville. Calanus, n'ayant pu monter le cheval que le roi lui avait envoyé, se fit mettre dans une litière, et, couronné de fleurs, il s'achemina en chantant des cantiques jusqu'au bûcher. Là, il fit sa prière aux Dieux, embrassa ses amis en leur disant : « Que la douleur et la mauvaise conscience » étaient les seuls maux véritables de la vie; qu'il avait plu » aux Dieux de le rendre heureux en le préservant de l'un » et de l'autre; mais puisqu'après tant d'années les mala- » dies commençaient à affliger son corps, c'est-à-dire à rui- » ner la demeure de l'âme, c'était un signe que les Dieux ne » voulaient pas qu'elle y habitât davantage; qu'au reste, il les » priait de se réjouir et de faire bonne chère ce jour-là avec » le roi[1]. »

En montant sur le bûcher, dit Cicéron, Calanus s'écria : « Oh! le beau départ de la vie! Mon corps une fois détruit par » les flammes, comme celui d'Hercule, mon âme s'élèvera li- » brement au séjour de la lumière. » Et comme Alexandre lui demandait s'il avait encore quelque chose à dire : « Oui, ré- » pondit-il, je vous verrai bientôt. » Sa prédiction fut accomplie, car Alexandre mourut peu de jours après à Babylone [2].

---

[1] Quinte-Curce. — Supplémens recueillis par de Vaugelas, édit. de 1664, p. 538. — Cicéron. — Divination, liv. 1, § 23, p. 67.

[2] Cicéron. — Divination, liv. 1, § 23, p. 67. — Arrien, liv. 7, ch. 5.

Apollonius, après avoir passé quelques jours à la cour du roi Phraatès, côtoya le fleuve Hyspasis, proche duquel il trouva un monument élevé par Alexandre.

On y lisait ces mots en grec :

MONUMENT
CONSACRÉ
A MON PÈRE
HAMMON,
A MON FRÈRE
HERCULE,
A MINERVE,
A JUPITER
OLYMPIEN :
AUX CABIRES DE
SAMOTHRACE,
AU SOLEIL INDIEN,
A APOLLON
DE DELPHES.

et de là, il arriva près de Jarchas (¹).

Les Sages indiens, que présidait Jarchas, furent abordés par une femme qui réclamait leur secours pour son fils, âgé de seize ans, qu'elle disait être depuis deux ans possédé par un démon. Ce jeune homme en avait perdu l'esprit ; il avait pris du dégoût pour l'étude, abandonnait les amusemens de son âge, fuyait la maison paternelle pour courir les campagnes solitaires ; il avait même, disait la mère, perdu l'usage de *sa propre voix* pour en prendre une plus grave ; « il semble voir aussi, » ajoutait la mère, par d'autres yeux que les siens (*alienis potiùs quam suis oculis*); j'ai beau l'avertir, disait-elle, et le conseiller pour son bien, il ne m'écoute pas et ne souffre pas mon » aspect. »

Interrogée si l'enfant était venu avec elle, la mère répondit que non ; qu'elle avait fait tous ses efforts pour l'amener, mais que le démon avait menacé de le jeter dans les précipices et de le tuer si elle l'amenait.

Le sage qui interrogeait cette femme ne pouvait se tromper

(¹) Cérémonies religieuses. — Conformités des coutumes, t. 1, p. 33.

sur l'état de son fils : le changement de la voix ordinaire en une voix plus grave quand il était en crise ; les yeux dont il semblait ne plus faire usage pour voir, et l'aversion qu'il avait pour sa mère quand il était en cet état, étaient des signes caractéristiques qui ne laissaient aucun doute que ce jeune homme, arrivé à l'âge de la puberté, délirait en certains momens ; qu'en un mot, il était un mélancolique, un crisiaque.

Aussi l'Indien dit à la mère : « Ayez pleine confiance, le démon ne tuera pas votre fils, si vous lui portez ceci à lire. » En même temps, il tira de son sein une lettre qu'il lui remit ([1]).

Il y a, sur ce fait, deux remarques à faire : c'est que si le jeune homme eût été présent, les Indiens ne se seraient peut-être pas servis du moyen de guérison par eux employé ; mais la mère était seule, le fils ne voulait pas venir, la vertu magnétique ne pouvait donc lui être transmise que par un corps intermédiaire imprégné à cet effet ; et telle était la prudence indienne, qu'à la vertu physique et invisible attachée à la lettre, le sage qui la remettait avait joint quelques mots écrits capables de calmer l'imagination du jeune homme. « La lettre, dit » Philostrate, était adressée à l'esprit et contenait de violentes » menaces s'il n'abandonnait pas le corps du jeune homme sans » lui faire de mal ([2]). »

On retrouve, jusques dans l'Inde, les opinions de Socrate sur l'influence des extatiques :

« Vivant avec un aussi grand homme qu'Apollonius, dit Jar-» chas à Damis, n'avez-vous pas aussi la faculté de prévoir » l'avenir ?

» Par Jupiter, dit Damis, tout ce qui m'est nécessaire, je le » connais d'avance. Car la première fois que je me présentai

[1] Philostrate. — Vie d'Apollonius, liv. 3, ch. 12.
[2] — Idem.

» devant Apollonius, admirant en lui tant de sagesse, d'élo-
» quence, de tempérance, de modération et tant de désir de
» s'instruire, quoique déjà rempli de toutes les sciences, je ne
» pus pas m'empêcher de croire qu'il m'était échu quelque
» chose de divin. M'étant mis à le suivre, il me semble que
» d'ignorant que j'étais, je suis devenu éclairé et sage ; et qu'à
» la barbarie et à la rudesse ont succédé l'instruction, la poli-
» tesse ; enfin, ayant passé quelque temps avec lui chez les
» Grecs, je crois être devenu Grec moi-même. »

« Votre science, à vous autres grands philosophes, qui s'oc-
» cupe des matières les plus élevées, appelez-la l'oracle de
» Delphes ou de Dodone. Mais, la mienne qui se borne à me
» faire connaître *les choses qui me sont utiles*, regardez-la seu-
» lement comme l'art d'une bonne vieille femme qui peut ré-
» pondre aux consultations qu'on lui fait sur les troupeaux et
» autres choses de ce genre (1). »

Ainsi, dans l'Inde c'était un sentiment incontestable que l'esprit agissait sur l'esprit, et qu'il était attractif et répulsif comme
la matière. Pythagore, qui voyagea dans l'Inde et en Egypte,
exprime la même opinion, et l'on a dit de lui qu'il savait instruire et *charmer* les hommes et les animaux. L'histoire cite,
en effet, parmi ses disciples, Archasas, qui, par la seule force
de son imagination et de sa volonté, attirait et s'appropriait la
science et l'intelligence des autres hommes (2) ; et Styrus, qui,
par le même moyen, pouvait transporter en lui-même les sentimens, les pensées, et enfin jusqu'à l'esprit de celui avec lequel
il était en rapport (3).

(1) Philostrate. — Id, liv. 3, c. 12. — (2) Paracelse. — De vita Long., liv. 1,
ch. 8. — Leo Suavius. — Comment., p. 233. — (3) Id.

CHAPITRE II.

Des extases, des songes et des oracles chez les Égyptiens.

Qu'Alexandre ait voulu passer pour un Dieu, et qu'il ait renié son père Philippe de Macédoine, pour se dire fils de Jupiter, c'est une chose que l'on ne croirait pas, si elle n'était parfaitement attestée.

Étant à Memphis, il prit la résolution de parcourir l'Egypte et d'aller visiter l'oracle de Jupiter Hammon. A son arrivée dans le temple, le plus ancien des prêtres le salua du nom de Fils. C'était, assurait-il, Jupiter *son père* qui le lui donnait. Le roi répondit qu'il acceptait et qu'il avouait ce nom ; ensuite, il demanda si son père lui destinait, dans ses décrets, *l'empire de l'univers.* Le prêtre, fidèle à son système de flatterie, lui annonça qu'il serait *maître de toute la terre.* (¹).

La réponse était digne de la demande; et flatterie ou bon sens, le prêtre de Jupiter, à peine de voir détruire son temple et de périr lui-même, ne pouvait mieux répondre à un prince qui venait de faire mutiler et mettre en cage Callisthène, philosophe d'un grand mérite, pour avoir refusé de le traiter en Dieu, et qui, de plus, avait fait jeter dans une fosse où il y avait un lion, son garde du corps Lysimaque, pour avoir donné à Callisthène un poison qui termina ses souffrances (²).

Il y avait heureusement peu de consultans comme Alexandre, et les autres oracles de l'Egypte se sont signalés par des réponses utiles aux particuliers :

(¹) Quinte-Curce, liv. 4, ch. 7. — (²) Pausanias, liv. 1. Attique, ch. 9. — Note de l'abbé Gédoyn, t. 1, p. 81 de la traduction.

A Canope, les Egyptiens avaient élevé à Sérapis un temple magnifique.

Il est fréquenté avec un grand respect, dit Strabon. Les personnes les plus illustres et les plus importantes ont, dans le Dieu, la plus grande confiance et vont, dans son temple, chercher des songes pour eux comme pour les autres (¹).

La déesse Isis avait plusieurs temples. Suivant les Egyptiens elle avait rendu de grands services à la médecine par les remèdes salutaires qu'elle avait découverts. A présent même, disaient-ils, qu'elle jouit de l'immortalité, elle prend plaisir à s'occuper des hommes et principalement de leur santé ; elle vient à leur secours dans des songes où elle manifeste toute sa bienfaisance. « En effet, disent les Egyptiens, tous les peu-
» ples du monde rendent témoignage au pouvoir de cette
» Déesse, dans la guérison des maladies, par leur culte et par
» leur reconnaissance. Elle indique, dans les songes, à ceux
» qui souffrent, les remèdes propres à leurs maux ; et l'obser-
» vation fidèle de ses avis a sauvé, contre l'attente de tout
» le monde, des malades abandonnés des médecins (²). »

Galien dit qu'il en était de même dans le temple de Vulcain, près Memphis (³), et Strabon dans celui de Sérapis (⁴).

Agésipolis, dit Xénophon, étant sur le point de marcher contre Argos, alla consulter Jupiter Olympien, pour savoir s'il pouvait, en conscience, refuser la trève que lui offraient les Argiens, puisqu'ils prétextaient les mois sacrés, non en temps convenable, mais lorsqu'une invasion les menaçait. Le Dieu lui répondit qu'il pouvait, sans impiété, rejeter une trève proposée de mauvaise foi.

De là, Agésipolis se rendit à Delphes, et demanda à Apollon s'il était de l'avis de son père. Sur la réponse favorable qu'il en reçut, il rassembla ses troupes et entra dans l'Argolide (⁵).

(¹) Strabon, liv. 17. — (²) Diodore de Sicile, liv. 1. — (³) Galien, liv. 5, de med. genes., ch. 1. — (⁴) Strabon, liv. 17. — (⁵) Xénophon. — Hist., liv. 4.

Cet exemple donné par Xénophon rappelle ces renvois de malades d'un temple à un autre qui ont déjà été signalés dans l'*Introduction au Magnétisme* ([1]) ; mais celui que l'on vient de citer prend un caractère particulier à cause du caractère de l'homme illustre qui consultait l'oracle, et de l'importance qu'il mettait à faire contrôler la réponse d'un premier oracle par celle d'un second.

Quand le salut des empires, ou la santé des hommes éminens était en danger, on consultait les oracles, on cherchait à avoir des songes :

Pendant la dernière maladie d'Alexandre à Babylone, les principaux chefs de son armée, Python, Attale, Démophon, Peucestas, Cléomène, Ménidas et Seleucus, allèrent *passer la nuit* dans le temple de Sérapis, pour savoir du Dieu s'il ne convenait pas de transporter Alexandre dans son temple. « Il » sera mieux où il est » répondit l'oracle. On rapporta cette réponse à Alexandre qui expira quelque temps après. Sa mort, dit Arrien, était le sens que cachait l'oracle ([2]).

C'est dans le temple de Sérapis, et en songe, que furent ordonnés ces remèdes dont parle Ælien : à l'un de se faire mordre à la main par une murène, à un autre de boire du sang de taureau, et à un troisième de manger de la chair d'âne ([3]).

([1]) Introduction au Magnétisme, p. 57 et 77.
([2]) Arrien. — Expéditions d'Alexandre, liv. 7.
([3]) Ælien, l. 9 de animalibus. — Voir plus haut, tome 1er, p. 251.
Ces remèdes inusités donnent lieu aux réflexions suivantes :
Suivant Ælien, le malade qui avait avalé des œufs de serpent était en danger de mourir. De quelle espèce de soulagement pouvait être la morsure de la murène, qui est un poisson de mer dont la gueule est hérissée de dents, et dont la morsure, au témoignage de RONDELET, est tellement dangereuse, que les pêcheurs ne la touchent qu'avec des pinces ? Est-ce par la saignée qu'elle pouvait être utile ? Est-ce par le virus qu'elle introduisait dans la partie mordue ? Ce virus neutralisait-il celui des œufs de serpent, (*similia similibus* ?) C'est ce

On a vu que, chez les Indiens, l'on croyait gagner en esprit dans la société de certains hommes ; les Égyptiens pensaient de même :

« Un de ces sages d'Égypte à qui les secrets de la nature
» étaient familiers, dit Sabellius, avait plusieurs fois exhorté
» Antoine, pendant son triumvirat, à se séparer d'Octave. Vo-
» tre fortune, Antoine, lui disait-il, est, par elle-même, bril-
» lante et grande. Mais quand elle se joint à celle d'Octave,
» elle perd aussitôt toute sa force : votre génie redoute le sien ;

qu'il est difficile d'apprécier, les œufs de serpent pris intérieurement étant un fait rare, si même il existe en ce temps-ci ; ce qu'il y a de certain, c'est que le remède a, pour lui, la guérison attestée par Ælien*.

Quant au sang de taureau, il peut être mortel quand il est bu en certaine quantité. Mais la médecine ne fait-elle pas usage de poison, d'émétique, de ciguë et d'opium? D'un autre côté, le sang de taureau, pris modérément dans certaines maladies, produit des effets avantageux, et notamment dans le crachement de sang, dans la dyssenterie et dans toutes les hémorrhagies intérieures **.

Puis, on trouve, dans l'antiquité même, un exemple du sang de taureau pris pour excitant, sans qu'il en soit résulté d'inconvénient : en Égypte, malgré que partout ailleurs le sang de taureau passât pour un poison, la prêtresse de la terre en buvait avant de descendre dans son antre, pour y rendre ses oracles ***.

Enfin, la chair d'âne est employée, dans les pays chauds, comme une viande tendre et nullement désagréable, quand l'âne est encore jeune ; et suivant le *Dictionnaire de matière médicale*, la chair d'âne est réputée bonne pour la phthisie et la lèpre ****.

« Que de cette manière, dit Conringius, des malades aient eu connaissance
» des médicamens qui leur étaient nécessaires et qui convenaient réellement à
» leurs maladies par leurs propriétés naturelles, c'est ce dont nous ne pouvons
» douter par l'énumération des médicamens que fait Hermas dans Galien. Il
» paraît que c'est ainsi que se répandirent ceux que la voix d'Isis avait indiqués,
» et on les retrouve, non seulement dans Galien, mais encore dans Celse, Paul
» d'Egine et autres *****.

* Ces réflexions appartiennent à M. le comte Abrial, et sont consignées dans la Bibliothèque du magnétisme, t. 6, p. 274.
** Dict. de matière médicale (1773), au mot *bœuf*.
*** Pline, liv. 28, ch. 9.
**** Abrial. — Bibliothèque du magnétisme, t. 6, p. 275.
***** Hermann Conringius. — De hermetica medicina, p. 114 (1609).

» et, quoique par lui-même il soit élevé et plein de vivacité, à son
» approche il devient humble et timide. La supériorité du gé-
» nie d'Octave est telle, que, soit que vous jouiez aux dés, soit
» dans les combats de coqs, rappelez-vous qu'Antoine avait
» toujours le dessous et le cédait à Octave (1). »

J'ai cité dans l'*Introduction au Magnétisme* (2) les guérisons extraordinaires qu'opéra Vespasien sur un aveugle et un
paralytique ; il suffit donc ici de rappeler que l'aveugle dit à
l'empereur qu'il venait à lui *par un avertissement de Sérapis* (3).

Mais il arriva aussi à cet empereur, alors qu'il était encore
César, une vision longtemps regardée comme fabuleuse, et qui
ne diffère en rien aujourd'hui de celles que l'on retrouve en
tous lieux :

« Pendant son séjour à Alexandrie, dit Tacite, Vespasien
» voulut aussi consulter Sérapis pour savoir s'il serait empe-
» reur ou non. Il ordonne qu'on fasse sortir tout le monde du
» temple ; il entre : et tout-à-coup, au moment où son atten-
» tion était portée vers le Dieu, il aperçoit, derrière lui, un des
» principaux Égyptiens nommé *Basilides*, qu'il savait être
» éloigné d'Alexandrie de plusieurs journées de chemin, et re-
» tenu malade au lit. A sa sortie, il s'informe des prêtres si ce
» jour-là Basilides ne s'était pas présenté au temple. Il interroge
» tous ceux qu'il rencontre pour savoir si on ne l'avait pas vu
» dans Alexandrie. Enfin Vespasien envoie sur-le-champ des
» cavaliers au lieu où résidait Basilides, et il apprend qu'au
» moment où il l'avait vu, cet Egyptien était à une distance de
» quatre-vingt mille pas (4). »

Cette vision prouve deux choses :

La première, c'est que l'incrédulité romaine commençait à
tomber devant la vérité des songes et des oracles, et que Vespasien ne consentit à se rendre qu'après avoir obtenu la certitude que ce n'était pas Basilides qu'il avait vu ; puis, ensuite,
elle prouve encore que si l'on consultait un oracle dans un in-

(1) Sabellius, liv. 9, 6. — (2) Introd. au magn. p. 67. — (3) Tacit., liv. 4,
ch. 81 — Suétone, sur Vespasien, ch. 7. — (4) Tacite, hist., liv. 4, p. 82.

térêt privé qui se rattachait à la fortune et aux honneurs, on était bien moins sûr d'en obtenir une réponse que lorsqu'il s'agissait de choses simples et utiles. Cependant enfin, et par opposition à ce qui vient d'être dit, la vision rapportée présente ce singulier rapprochement, d'un prince qui consulte l'oracle pour savoir s'il arrivera au trône, avec un autre homme portant le nom : Roi, qui lui apparaît aussitôt. (*Roi* se dit en grec, βασιλεος, *Basileos*.) Vespasien en conclut qu'il serait empereur.

Malgré la vénération que les Grecs et les Égyptiens ne cessèrent d'avoir pour leurs oracles, les Romains furent longtemps pleins de défiance entre eux :

On a vu Vespasien faire sortir les prêtres du temple de Sérapis et vouloir y être seul pour consulter le Dieu ; maintenant c'est un autre empereur qui vient aussi sonder la bonne foi d'un oracle, et dont la méfiance est confondue et punie de la manière la plus éclatante, puisque la réponse du Dieu offre la preuve de la vue à travers un corps opaque :

L'empereur Trajan, doutant de la sincérité de l'oracle d'Héliopolis, dit Macrobe, lui envoya des demandes par écrit, scellées et cachetées (*codicillos signatos*), auxquelles il voulait que l'oracle répondît. Le Dieu ordonna d'apporter du papier blanc, et de l'envoyer à l'Empereur. Quels furent l'étonnement et l'admiration de ce prince, lorsqu'il reçut ce papier *blanc*, puisque c'étaient des tablettes *vides d'écriture* qu'il avait envoyées au Dieu [1]!

Enfin il n'était pas jusqu'aux animaux, pour la santé et la conservation desquels on avait recours aux songes; e un citoyen nommé Lœnéüs, ayant consulté Sérapis sur les moyens de guérir un cheval malade qu'il aimait, en reçut l'indication d'un remède qui opéra avec succès [2].

Toutes ces guérisons, ces songes heureux, vrais et utiles,

---

[1] Macrobe. — Saturnales, liv. 1, c. 23. — [2] Ælien, c. 31, liv. 11.

finirent par faire impression sur les Romains, et la pratique des songes s'établit chez eux comme chez les Grecs. L'histoire mentionne les remerciemens les plus sincères et les mieux exprimés d'un autre empereur au Dieu égyptien.

« Je vous rends grâces, dit Marc-Aurèle Antonin au Dieu » Sérapis, de m'avoir donné un bon père et une bonne mère, de » bons précepteurs....

» Je vous rends grâces de m'avoir indiqué, *en songes*, diffé-» rens remèdes *pour mes crachemens de sang et mes étourdis-» semens*, comme il m'est arrivé à Gaëte (¹). »

Mais ce n'était pas seulement les grands, les riches, ou les hommes du peuple qui avaient confiance dans la divinité égyptienne, des poètes même l'imploraient :

« Grande Déesse, dit Tibulle à Isis, venez à mon secours. » Vous pouvez indiquer le remède à mes maux, et les ta-» bleaux suspendus dans vos temples attestent la multitude » des guérisons que vous avez opérées (²). »

CHAPITRE III.

Des songes et des extases chez les Hébreux.

Le voile qui couvre les pratiques des Egyptiens n'est pas tellement épais que l'on ne puisse en apercevoir quelques-unes; et, par les Hébreux comme par les Romains, on peut connaître une partie de leurs coutumes religieuses; car les Romains pénétrèrent par force dans leur empire et les Hébreux ont été obligés de vivre au milieu d'eux.

On acquiert donc, par ces peuples, la preuve à peu près certaine que les Egyptiens n'avaient point d'*oracles* comme

(¹) Marc-Aurèle Antonin, liv. 1. — (²) Tibulle, élég. 3, liv. 1, v. 27 et 28.

les Grecs, et que c'était seulement par les songes et les extases qu'on pouvait consulter l'avenir.

Quand les Romains allèrent en Egypte, tous les avis qu'ils reçurent des Dieux de ce pays leur furent donnés en songe. Ils ne bâtirent de temples aux Dieux Egyptiens que pour en obtenir des songes, et l'Ecriture Sainte, elle-même, ne parle que de songes et d'extases.

On trouve dans l'Ecriture un premier fait qui établit, par l'extase, la vue d'objets très éloignés et la communication des plus secrètes pensées :

Naaman, guéri de la lèpre par Elisée, n'avait pu lui faire accepter aucun présent et s'était retiré après avoir reconnu la puissance du Dieu d'Israël. Mais Ghiezi serviteur d'Elisée courut après Naaman à l'insu d'Elisée, et lui demanda, de la part de son maître, un talent d'argent et deux vêtemens pour deux fils de prophètes qui venaient d'arriver. Naaman, croyant à la vérité de cette demande, et se trouvant heureux de témoigner sa reconnaissance à Elisée, remit les deux vêtemens et deux talens d'argent au lieu d'un.

Or, lorsque Ghiezi entra chez Elisée, le prophète lui dit : « D'où viens tu? » « Je ne suis pas sorti de la maison, répondit Ghiezi. » Mais Elisée lui dit :

« *Mon cœur n'était-il pas présent, lorsque Naaman* est descendu » de son char pour aller au-devant de toi; *tu en as reçu des* » *habits, et de l'argent* avec lequel *tu vas acheter* des plants d'o-» livier, des vignes, des bœufs, des brebis, des serviteurs et » des servantes. Mais la lèpre de Naaman s'attachera à toi et » à toute ta race [1]. »

Le roi de Syrie, combattant un jour contre Israël, avait fait dresser une embuscade. Mais Elisée en prévint le roi d'Israël et lui fit dire : Prenez garde, ne passez point à tel endroit, *il y a une embuscade* [2]. »

[1] Rois, liv. 4, ch. 5.
[2] Rois, liv. 4, ch. 6.

Le roi, voyant son projet découvert, se crut trahi par les siens; mais un de ses officiers lui répondit : ce n'est pas qu'on vous trahisse, ô roi, mais c'est le prophète Elisée qui rend compte au roi d'Israël de toutes vos paroles et de tout ce qui se dit dans votre demeure (¹).

Elisée était assis dans sa maison et des vieillards étaient à côté de lui, lorsque le roi envoya un homme pour le tuer. Mais, *avant que cet homme fût arrivé*, Elisée dit à ceux qui étaient avec lui : savez-vous que ce prince a envoyé un homme pour me couper la tête ? Ainsi prenez garde à son arrivée, fermez la porte et ne le laissez pas entrer ; *j'entends le bruit des pas de son maître qui vient après lui.* Elisée parlait encore lorsqu'on vit paraître cet homme (²).

De même que Calanus annonça la mort d'Alexandre, Elisée annonce celle d'un officier du roi d'Israël qui ne voulait pas croire à ses prophéties :

Elisée disait : « Voici ce que dit le Seigneur; demain à cette
» heure la mesure de farine se donnera pour un sicle à la
» porte de Samarie! » (C'était au sortir d'une famine.)

Un grand de la cour lui répondit : «Quand le Seigneur ferait
» pleuvoir des vivres du ciel, ce que vous dites pourrait-il
» être? » Elisée lui répondit : « Vous le verrez de vos yeux et
» vous n'en mangerez pas.»

Or, le camp des Syriens ayant été pillé, on donna en effet la mesure de farine pour un sicle, et l'officier qui avait parlé à Elisée ayant été préposé à la garde de la porte de la ville, la foule s'y trouva si grande qu'il y fut étouffé (³).

Les songes s'interprétaient et s'expliquaient par d'autres songes :

Dans la seconde année de son règne, Nabuchodonosor eut un songe, qui l'effraya beaucoup, mais dont il perdit tout à

(¹) Rois, liv. 4, ch. 6. — (²) Rois, id. — (³) Id., ch. 7.

coup la mémoire. Il fit venir ses devins qui ne purent lui dire ce qu'il avait vu en songe, et dans sa colère il ordonna qu'on fit mourir tous les sages de Babylone. Cet arrêt s'exécutait et l'on cherchait Daniel et ses compagnons pour les mettre à mort. Daniel en ayant été informé, ainsi que de la cause de ces rigueurs, demanda un délai; rentré chez lui, il se mit en prière avec ses compagnons et ils implorèrent ensemble la miséricorde divine.

Daniel eut alors, *pendant la nuit*, une vision dans laquelle le songe du roi se présenta à son esprit. Réveillé, il fut trouver Nabuchodonosor et lui retraça exactement ce qu'il avait songé. Le roi fit alors, de Daniel, le premier de ses états, et, de ses compagnons, les intendans des affaires royales ([1]).

Plus tard, le même roi eut un autre songe, qui l'épouvanta comme le premier, mais il ne l'oublia pas, ainsi qu'il lui était arrivé la première fois, et il raconta à Daniel la vision qu'il avait eue. « Donnez-m'en, lui dit-il, l'explication, car tous les sages de mon royaume n'ont pu l'interpréter. »

Cette fois, Daniel n'attendit pas une vision de nuit: il commença par *penser en lui-même*, en silence, *pendant près d'une heure*; ses pensées paraissant jeter le trouble dans son esprit, le roi le rassura en lui disant de n'avoir aucune crainte, et alors Daniel interpréta le songe ([2]).

Lorsqu'on était sur le point de commencer une entreprise importante, une guerre, on consultait les prophètes pour en avoir un conseil:

Achab, roi d'Israël, et Josaphat, roi de Juda, son allié, voulant prendre Ramoth Galaad, Josaphat dit à Achab : « Consultons la parole du Seigneur. »

Le roi d'Israël assembla donc environ quatre cents prophètes, et leur dit: « Dois-je aller faire la guerre ou demeurer

([1]) Daniel, ch. 2. — ([2]) Daniel ch. 4.

» en repos? » Et les prophètes lui répondirent : « Va, le Sei-
» gneur te livrera Ramoth Galaad. »

Mais Josaphat dit : « N'y a-t-il ici aucun prophète du Seigneur? » Et le roi d'Israël lui répondit : « Il y en a un, mais
» je le hais, parce qu'il ne me prophétise jamais rien de bon
» et toujours du mal. C'est Michéas, fils de Jemla. » Mais Josaphat reprit : « Ne parle point ainsi, ô roi! » Sur quoi, celui-
ci envoya un eunuque chercher Michéas.

L'eunuque dit à Michéas : «Voici ce qu'ont dit les prophètes :
« Tous ont prédit des succès au roi. Que ta parole soit donc la
» même, et ne dis que des choses heureuses! » Mais Michéas
lui répondit : « Ce que le Seigneur m'aura dit, je le répé-
» terai. »

A son arrivée Achab lui dit : « Michéas, devons-nous aller
» faire la guerre en Ramoth Galaad ou rester ici? »

A quoi Michéas répondit : « Va, tu seras heureux, le Sei-
» gneur te livrera Ramoth Galaad. »

« Mais, repartit Achab, je t'adjure, au nom du Seigneur, de
» ne me rien dire que ce qui est vrai. »

Alors Michéas, dépouillant une partie de la crainte que la
présence des prophètes et du roi lui inspirait, et parlant
néanmoins en parabole, s'écria : « *J'ai vu tous ceux d'Israël*
» *épars sur les montagnes comme des brebis qui n'ont pas de*
» *pasteurs ; et le Seigneur a dit : ceux-ci n'ont point de Sei-*
» *gneur ; que chacun retourne en paix dans sa maison!* »

Sur quoi Achab, se tournant du côté de Josaphat, lui dit :
« Ne t'avais-je pas prévenu qu'il ne me prophétise point de
» bien, mais toujours du mal (1). »

Deux choses sont d'abord à considérer dans cet exemple :
La première, c'est que dans tous les pays, en Hébron,
comme en Egypte ou en Grèce, il s'est trouvé des prophètes
menteurs, tantôt dans un but, tantôt dans un autre, et qu'il y a eu
des abus chez les Hébreux comme chez les païens; la seconde,
c'est que le langage énigmatique et prêtant à l'équivoque ne

(1) Rois, liv. 3, ch. 22.

fut pas particulier aux oracles grecs. On peut même ajouter
ici que l'histoire hébraïque justifie la nécessité de ce langage
vis-à-vis des rois et des hommes puissans, dont le prophète
ou l'oracle avaient tout à craindre.

On trouve, en effet, dans la suite de l'exemple hébreu qui
vient d'être cité, une preuve irrécusable de ce que Plutarque
avance, à propos des oracles rendus par la Pythie à Crésus et
à Pyrrhus : qu'il ne fallait pas toujours dire aux rois ce que l'on
pensait, même par des oracles, dans la crainte d'attirer des
malheurs à son propre pays et à soi-même (¹).

Ainsi, l'on conçoit que les quatre cents prophètes devaient
être irrités contre Michéas qui avait prédit au roi Achab tout le
contraire de ce qu'ils avaient annoncé; et, d'un autre côté, l'in-
terpellation d'Achab à Josaphat prouve son mécontentement de
la prophétie de Michéas.

Sédécias, l'un des prophètes, s'approcha de Michéas et *lui
donna un soufflet*, en lui disant : « N'y a-t-il donc que toi qui
» aies l'esprit du Seigneur (²)? »

Puis, ensuite, le roi dit : « *Qu'on se saisisse de cet homme et
» qu'on le tienne en prison , au pain et à l'eau, jusqu'à ce que je
» revienne* (³). »

Certes, il est évident que le Roi revenant vaincu, c'en
était fait de Michéas; mais l'esprit de Dieu était vraiment descendu dans ce dernier, car il répondit sans hésiter et instanta-
nément: «*Si tu reviens, c'est que le Seigneur ne m'aura vraiment
» point parlé* (⁴) ! »

Achab fut tué dans la bataille.

La faculté de voir, en extase ou en songe, les choses les plus
éloignées et les plus étrangères au songeur ou à l'extatique,
était si bien reconnue chez certains hommes, qu'on les consultait pour les plus petits intérêts, comme pour les plus importans :

(¹) Plutarque. — Des oracles de la Pythie, p. 179. — (²) Rois, liv. 3, ch. 32,
—(³)Id., 17. — (⁴) Id. v. 28.

Il y avait un homme de la tribu de Benjamin, nommé Cis, qui avait un fils appelé Saül. Or, les ânesses de Cis s'étant égarées, il dit à son fils : prends avec toi un serviteur, et va à la recherche de mes ânesses.

Saül partit. Mais il passa les montagnes d'Éphraïm, les pays de Salisa, Salim et Jémini sans retrouver ce qu'il cherchait. Arrivé sur le territoire de Suph, il dit à son serviteur : n'allons pas plus loin, dans la crainte que mon père ne soit inquiet de nous. A quoi le serviteur répondit : il y a en cette ville un homme de Dieu, un saint homme; tout ce qu'il dit arrive toujours; allons auprès de lui nous éclairer sur le sujet qui nous amène ici.

Mais, dit Saül, que porterons-nous à cet homme de Dieu? Nous n'avons plus de pain, et nous ne possédons rien qui puisse lui être offert. Je possède un sicle d'argent, lui dit le serviteur ; donnons-le-lui, afin qu'il nous enseigne notre chemin.

Ils se dirigèrent donc vers la ville, et trouvèrent de jeunes filles qui allaient puiser de l'eau; ils leur dirent : *Le voyant n'est-il pas ici?* Et celles-ci répondirent : il est ici, vous le trouverez encore dans la ville; mais hâtez-vous.

Saül, entrant donc en ville, dit à un homme qui était sur le seuil de sa maison : indiquez-moi, je vous prie, la maison du voyant. Mais Samuel, car c'était lui-même, répondit : *C'est moi qui suis le voyant!* Venez avec moi.

Quant aux ânesses de votre père, ne vous en tourmentez pas, *elles sont retrouvées* (¹).

La preuve de la vue à distance, mais surtout de la communication spirituelle, également à distance, et avec des personnes tout à fait étrangères, se trouve dans la continuation du même sujet :

« Vous vous trouverez chez les Philistins, dit Samuel. Quand » vous serez en ville, vous rencontrerez une troupe de prophètes qui descendront du haut lieu. »

(¹) Rois, liv. 1, ch. 9.

Et lorsque Saül fut arrivé à la colline qui lui avait été marquée, il rencontra une troupe de prophètes.

Plus loin, est une autre preuve que la société d'un extatique porte à l'extase; car Samuel ajouta : « ces prophètes que vous » rencontrerez prophétiseront et en même temps l'esprit du » Seigneur se saisira de vous. *Vous prophétiserez* avec eux *et* » *vous serez changé en un autre homme* [1]. »

Et, en effet, rencontrant les prophètes, l'esprit du Seigneur se saisit de lui et il prophétisa au milieu d'eux [2].

On a vu que les Hébreux recherchaient les moyens de connaître l'avenir, par les songes, par les prêtres et par les prophètes; c'est-à-dire : par des songes pendant le sommeil, par d'autres songes, résultat de l'imposition des mains des prêtres, et par les extases des prophètes.

Ces trois moyens étaient permis; mais il en était un quatrième qui était défendu : c'étaient les divinations par les devins, les magiciens et les pythonisses.

Or, Samuel étant mort, Saül eut à se défendre contre les Philistins dont l'armée triomphante avançait sans qu'on pût l'arrêter. Effrayé de leur approche et incertain de ce qu'il devait faire, Saül demanda conseil au Seigneur; mais le Seigneur ne lui ayant répondu, *ni en songe, ni par les prêtres, ni par les prophètes*, il se trouva abandonné à lui-même.

En cet état, tel était le besoin qu'il croyait avoir de connaître l'avenir, qu'il résolut d'aller contre les lois rendues par lui-même. Il avait expulsé de son royaume les devins et les magiciens, et cependant il dit à ses officiers : « Cherchez-moi une pythonisse, et j'irai la consulter; » et ceux-ci lui répondirent : « Il y en a une à Endor. »

Saül se déguise sous des vêtemens étrangers, prend avec lui deux de ses serviteurs et se rend la nuit chez la femme qui lui avait été indiquée. « Femme, lui dit-il, découvre-moi l'avenir par » l'esprit qui est en toi, et évoque-moi celui que je te dirai. »

Cette femme lui répondit: « Vous connaissez tout ce qu'a fait

[1] Id., v. 5 et 10. — [2] Id. v. 5, 6 et 10.

Saül contre les magiciens et les devins; vous savez qu'il les a chassés de son royaume; voudriez vous donc me tendre un piége et m'exposer à perdre ainsi la vie? »

« Rassure-toi, lui dit Saül, et je te jure par le Seigneur qu'il » ne t'arrivera aucun mal. »

La pythonisse dit alors à Saül: qui faut-il que je vous fasse venir? Et le roi lui répondit : fais-moi venir Samuel. Bientôt elle jette un grand cri: elle avait reconnu Saül, et ne s'occupant plus que d'elle-même, elle lui dit : « Vous m'avez trom- » pée; vous êtes Saül! »

« Ne crains rien, répond le roi, et dis-moi ce que tu as vu.— J'ai vu, reprend-elle, un Dieu sortir de la terre. — Comment est-il ?— C'est un vieillard couvert d'un manteau.

« C'est Samuel, dit le roi; et il se prosterna jusqu'à terre. »

« Pourquoi, dit la voix (¹), avez-vous troublé mon repos en » me faisant évoquer? »

Et Saül répondit :

« Je suis dans une étrange perplexité : car les Philistins me » font la guerre, et Dieu s'est retiré de moi; il ne m'a voulu » répondre, ni en songe, ni par les prophètes; c'est pourquoi » je vous ai fait évoquer afin que vous me disiez ce que je dois » faire. »

Samuel lui dit : « Pourquoi vous adressez vous à moi, puis- » que le Seigneur vous a abandonné et qu'il est passé à votre » gendre?.... Le Seigneur vous traitera comme je vous l'ai dit: » il déchirera votre royaume et l'arrachera d'entre vos mains » pour le donner à David; parce que vous n'avez point obéi à » la voix du Seigneur, et c'est pour cela que le Seigneur vous » envoie ce que vous souffrez aujourd'hui. »

« Le Seigneur va vous livrer, ainsi qu'Israël, entre les mains » de vos ennemis; demain vous serez *avec moi*, vous et vos fils. »

(¹) On ne soutient pas, en théologie, que ce fut Samuel lui-même qui apparut.

A ces terribles paroles, Saül épouvanté tomba la face contre terre.

La bataille s'étant engagée, il fut tué ainsi que ses fils, et les ennemis lui coupèrent la tête ([1]).

CHAPITRE IV.

Des extases, des songes et des oracles chez les Perses.

———————•———————

Crésus, qui s'estimait par ses richesses le plus heureux des hommes, eut un songe qui lui annonça les malheurs dont Atys, un de ses fils, était menacé. Atys devait périr par une arme de fer.

Le roi, tremblant pour son fils, lui choisit une épouse, l'éloigne des armées, et fait ôter des appartemens les dards, les piques et toutes les armes offensives.

Dans ce même moment, il parut, en Mysie, un sanglier d'une énorme grosseur, et le prince dit à son père : « Votre songe » vous a fait connaître que je devais périr par une arme de » fer. Mais un sanglier a-t-il des mains, est-il armé de ce fer » aigu que vous craignez? Puisque ce ne sont pas des hom- » mes que je vais combattre, laissez-moi partir.—Je cède à vos » raisons, dit Crésus. »

Le prince partit avec une troupe de jeunes gens. Arrivés au mont Olympe, on cherche le sanglier, on le trouve, on l'environne, on lance des traits sur lui. Un phrygien, Adraste, lance son javelot, manque le sanglier et frappe le prince qui se trouve ainsi percé d'un fer aigu ([2]).

([1]) Rois, liv. 1, ch. 28 et 31.
([2]) Hérodote. — Clio, liv. 1, § 35 à 53, trad. Larcher.

Deux ans après, Crésus résolut d'éprouver les oracles de la Grèce et celui de Lybie. Il envoya des députés en divers endroits, les uns à Delphes, les autres à Abès en Phocide, ceux-ci à Dodone, quelques uns à l'oracle d'Amphiaraüs, à l'antre de Trophonius, aux Branchides dans la Milésie, et en Lybie au temple de Jupiter Ammon : se proposant, s'ils rendaient des oracles conformes à la vérité, de les consulter une seconde fois pour savoir s'il devait faire la guerre aux Perses.

Il donna ordre aux envoyés de consulter le *centième* jour, à compter de celui de leur départ, *sur ce que Crésus, fils d'Alyattes, roi de Lydie, faisait* CE JOUR LA *dans son royaume*, et de lui rapporter par écrit la réponse de chaque oracle.

Aussitôt que les Lydiens furent entrés dans le temple de Delphes ([1]) et qu'ils eurent interrogé la Pythie sur ce qui leur avait été prescrit, elle leur répondit : « Je connais le nombre » des grains de sable et les bornes de la mer ; je sais le lan- » gage des muets, j'entends la voix de celui qui ne parle pas.
  » Mes sens sont frappés de l'*odeur d'une tortue qu'on fait* » *cuire avec de la chair d'agneau dans une chaudière d'airain,* » *dont le couvercle est aussi d'airain.* »

Au retour de ses envoyés, Crésus lut les réponses des oracles ; il y en eut, sans doute, qu'il n'approuva pas ; mais dès qu'il eut vu celle de l'oracle de Delphes, il la reconnut pour vraie et demeura persuadé que cet oracle était le seul véritable, comme étant le seul qui eût découvert ce qu'il faisait.

En effet, après le départ des envoyés, il avait imaginé la chose la plus difficile à deviner : au jour convenu, ayant lui-même coupé par morceaux *un agneau et une tortue, il les avait fait cuire ensemble dans un vase d'airain dont le couvercle était de même métal* ([2]).

Irrité contre Cyrus, il avait envoyé consulter les oracles pour savoir s'il devait faire la guerre aux Perses : il lui était venu

---

([1]) On ne connaît, dit Hérodote, que la réponse de l'oracle de Delphes, et l'on ignore quelle fut celle des autres oracles. — Hérodote, liv. 1, § 47.
([2]) Hérodote, liv. 1, § 46 et 49.

de Delphes une réponse ambiguë qu'il croyait favorable, et il s'était déterminé à entrer sur le territoire persan. Les deux armées, après une première bataille perdue par Crésus à Ptérie, se trouvèrent sous les murs de Sardes. Cette ville fut prise et Crésus tomba vivant entre les mains des Perses.

Il envoya alors des Lydiens à Delphes, avec ordre de demander au Dieu s'il ne rougissait pas, de l'avoir, par ses oracles, excité à la guerre contre les Perses, dans l'espoir de ruiner l'empire de Cyrus; il leur enjoignit de lui montrer ses chaînes, seules prémices qu'il pût lui offrir de cette expédition, et de lui demander si les Dieux des Grecs étaient dans l'usage d'être ingrats.

On assure que la Pythie fit aux envoyés cette réponse : « Crésus a tort de se plaindre : Apollon lui avait prédit qu'en faisant la guerre aux Perses, *il détruirait un grand empire*. S'il eût voulu prendre sur cette réponse un parti salutaire, il aurait dû envoyer demander au Dieu s'il entendait l'empire des Lydiens ou celui de Cyrus. N'ayant ni saisi le sens de l'oracle, ni fait interroger de nouveau le Dieu, qu'il ne s'en prenne qu'à lui-même (1). »

Quant à Crésus lui-même, voici quel fut son sort : il avait un second fils, plein de bonnes qualités, mais il était muet. Le roi avait tout mis en usage pour le guérir, et, entre autres moyens, il avait eu recours à l'oracle de Delphes. La pythie avait répondu : « Lydien, roi de plusieurs peuples, insensé Crésus, ne souhaite pas d'entendre en ton palais la voix tant désirée de ton fils; il te serait plus avantageux de ne jamais l'entendre; il commencera de parler le jour où commenceront tes malheurs! »

La capitale de Crésus, Sardes, ayant été prise par Cyrus, un Perse allait tuer le roi de Lydie, sans le connaître..... A la vue du Perse qui se jetait sur son père, le jeune prince, saisi d'effroi, fit un effort qui lui rendit la voix : « Soldat, s'écria-t-il, ne tue pas Crésus. » Tels furent ses premiers mots et il conserva toute sa vie la faculté de parler (2).

---

(1) Hérodote, liv. 1, § 90 et 91. — (2) Id. § 85 et 86.

Le roi Darius ayant perdu Memnon, général de ses armées très redouté d'Alexandre, résolut de conduire lui-même ses troupes. Mais, soit que, continuellement tourmenté par des affaires pressantes, il en eût conçu de l'inquiétude, soit esprit de divination propre à l'âme, l'image des graves événemens qui se préparaient le poursuivait jusques dans son sommeil :

« Il lui sembla voir le camp des Macédoniens éclairé de toutes » parts par une lueur immense, et peu après on lui amenait » Alexandre revêtu des habits qu'il avait portés lui-même. En- » suite Alexandre, ayant traversé à cheval la ville de Babylone, » disparut tout à coup avec le coursier qu'il montait. »

Les devins consultés furent partagés dans leurs interprétations : les uns dirent que c'était un songe agréable de voir le camp d'Alexandre tout en feu, lui-même délaisser ses habits royaux, être amené vêtu à la persane et avec des vêtemens ordinaires. Mais d'autres devins n'auguraient point ainsi : suivant eux, le camp des Macédoniens, vu si brillant, présageait la gloire qui attendait Alexandre; et de ce que celui-ci avait apparu vêtu des habits que Darius avait l'habitude de porter avant d'être appelé au trône, on ne pouvait douter qu'il ne fût bientôt le maître de l'Asie.

Le roi fut néanmoins très satisfait d'avoir eu un pareil songe, et fit marcher ses troupes vers l'Euphrate [1].

Lorsqu'Aspasie, fille d'Hermotyme, était encore en bas âge, il lui vint au visage une tumeur qui s'étendit jusque sous le menton et la défigura. Son père consulta un médecin qui promit de la guérir, mais qui demanda une somme d'argent dont le père ne pouvait pas disposer. Le médecin dit alors à ce dernier qu'il n'avait pas, non plus, de remède à donner. Aspasie se retirait donc et fondait en larmes. Mais bientôt un doux sommeil s'empare d'elle, une colombe lui apparaît et se change en une femme qui lui dit : « Aie bon courage, prends les roses dont » on fait des guirlandes pour Vénus, et après qu'elles seront » desséchées et pilées, applique-les sur la tumeur. » Aspasie exécuta ponctuellement cet ordre, et la tumeur disparut [2].

[1] Quinte-Curce, liv. 3, ch. 3. — [2] Ælien. — Histoires diverses, liv. 12, ch 1.

CHAPITRE V.

Des extases, des songes et des oracles chez les Grecs.

C'est à Delphes que naquit le premier oracle, en d'autres termes, qu'un homme se trouva tout-à-coup, et par le fait d'une exhalaison souterraine, plongé dans un délire prophétique semblable à celui des extatiques.

On comprend, dès-lors, quelle sensation un pareil événement dut opérer dans tout l'univers, puisque jusqu'alors ce n'avait été qu'en songe ou en extase que l'on avait pu prévoir l'avenir. Le spectacle qu'offrait la Pythie, cet état nerveux dans lequel elle était continuellement sur le trépied, cette espèce de fureur qui s'emparait d'elle au plus haut degré de l'extase, sa beauté, sa jeunesse, sa pureté, et par-dessus tout la vérité de ses réponses, devaient en faire l'objet de l'admiration universelle.

Rien ne fut, en effet, au-dessus de l'oracle de Delphes, et d'un bout du monde à l'autre on venait le consulter. Ses réponses et ses avis n'avaient cependant rien de plus extraordinaire que celles des sibylles, des autres prêtresses, des prêtres et des extatiques.

Le caractère de l'extatique, au moral comme au physique, se trouve parfaitement tracé dans le tableau qu'Aristodème a fait de Socrate allant souper chez Agathon :

« Nous allâmes en causant vers le logis d'Agathon dit-il ;
» mais, au milieu du chemin, Socrate devint tout rêveur et de-
» meura en arrière. Je m'arrêtai pour l'attendre, mais il me dit
» d'aller toujours devant. Arrivé à la maison d'Agathon, je
» trouvai la porte ouverte, et il m'arriva même une assez plai-
» sante aventure :

» Un esclave d'Agathon me mena sur-le-champ dans la salle
» où était la compagnie, qui était déjà à table et qui attendait
» que l'on servît.

» O Aristodème, s'écria-t-il, sois le bien-venu, si tu viens
» pour souper? Si c'est pour autre chose, remettons-le, je te
» prie, à un autre jour. Je te cherchai hier pour te prier d'être
» des nôtres, sans pouvoir te trouver. Mais comment ne nous
» amènes-tu pas Socrate?

» Là-dessus je me retourne et je ne vois pas de Socrate. —
» Je suis venu avec lui, leur dis-je, c'est lui-même qui m'a
» invité. — Tu as bien fait, reprit Agathon; mais lui où est-
» il? — Il marchait sur mes pas, et j'admire ce qu'il peut être
» devenu. — Enfant, dit Agathon, n'iras-tu pas voir où est
» Socrate, et ne l'amèneras-tu pas? Et toi, Aristodème, mets-
» toi à côté d'Eryximaque. Qu'on lui lave les pieds, et qu'il
» prenne place. »

Cependant un autre esclave vint annoncer qu'il avait trouvé
Socrate sur la porte de la maison voisine; mais qu'il n'avait
point voulu venir, quelque chose qu'on eût pu lui dire. « Voilà
» une étrange chose, dit Agathon. Retourne et ne le quitte pas
» qu'il ne soit entré. — Non, dis-je alors, laissez-le. *Il lui ar-
» rive souvent de s'arrêter ainsi, en quelque endroit qu'il se
» trouve.* Vous le verrez bientôt, si je ne me trompe; ne le
» troublez pas et ne vous occupez pas de lui (¹). »

Socrate disait à Théagès que la voix qu'il entendait lui était
souvent utile pour ses amis, quand ils formaient quelque entreprise :

« Vous connaissez le beau Charmide, fils de Glaucon. Un
» jour, il vint me faire part d'un dessein qu'il avait d'aller dis-
» puter le prix de la course aux jeux Néméens. Il n'eut pas
» plutôt commencé à me faire cette confidence que *j'entendis
» la voix.* Je l'en détournai donc en lui disant : tandis que je
» te parlais, j'ai entendu la voix divine; ainsi ne va point à
» Némée. — Il me répondit : « Elle te dit peut-être que je

(¹) Platon. — Banquet, p. 241.

» ne serai point vainqueur : mais quand même je ne rem-
» porterais pas la victoire, j'aurai toujours gagné à m'être
» exercé pendant ce temps. » A ces mots, il me quitta et s'en
» alla aux jeux. Vous pouvez savoir de lui-même ce qui lui ar-
» riva, la chose le mérite bien.

» Vous pouvez demander encore, si vous le voulez, à Clito-
» maque, frère de Timarque, ce que lui dit ce dernier lors-
» qu'il allait mourir pour avoir méprisé l'avertissement fatal,
» lui et Evalthus le coureur qui lui offrit un asile dans sa
» fuite ; il vous racontera que Timarque lui dit, en propres
» termes : « Clitomaque, je vais mourir pour n'avoir pas vou-
» lu croire Socrate. » Que voulait dire par là Timarque ? je
» vais vous l'expliquer :
» Quand il se leva de table avec Philémon, fils de Philomé-
» nide, pour aller tuer Nicias, fils d'Héroscamandre (et il n'y
» avait qu'eux deux dans la conspiration), il me dit en se le-
» vant : « qu'as-tu, Socrate ? Vous autres, continuez à boire ;
» moi, je suis obligé de sortir, mais je reviendrai dans un mo-
» ment, si je puis. » Sur cela *j'entendis la voix* et je lui dis :
» Ne sors pas, je reçois le signal accoutumé. » Il s'arrêta ;
» mais, quelque temps après, il se leva encore et me dit :
» Socrate, je m'en vais. » La voix se fit entendre de nouveau,
» et de nouveau je l'arrêtai. Enfin, la troisième fois, voulant
» échapper, il se leva sans me rien dire, et, prenant le temps
» que j'avais l'esprit occupé ailleurs, il sortit et fit ce qui le
» conduisit à la mort. Voilà pourquoi il dit à son frère ce que
» je vous répète aujourd'hui, qu'il allait mourir pour n'avoir
» pas voulu me croire (¹).

» Quant à l'expédition de Sicile, dit encore Socrate, vous
» pouvez savoir de beaucoup de nos concitoyens ce que je pré-
» dis sur la route de l'armée. Mais, sans parler des prédictions
» passées, pour lesquelles je vous renvoie à ceux qui les con-

(¹) Platon. — Théagès, p. 257.

» naissent, on peut à présent faire une épreuve du signal or-
» dinaire et voir s'il dit vrai :

« Lorsque le beau Sannion partit pour l'armée, j'entendis
» la voix. Maintenant qu'il marche avec Thrasylle contre
» Ephèse et l'Ionie, je suis persuadé qu'il y mourra ou qu'il
» lui arrivera quelque malheur, et je crains beaucoup pour le
» succès de l'entreprise (1). »

Socrate assurait que certains hommes profitaient d'une manière surprenante tant qu'ils étaient avec lui, mais qu'ils ne l'a-
vaient pas plutôt quitté qu'ils retournaient à leur premier
état et ne différaient en rien des autres. « C'est ce qui est
» arrivé, dit-il à Aristide, fils de Lysimaque et petit-fils d'Aris-
» tide. Pendant qu'il fut avec moi il profita merveilleusement
» en fort peu de temps ; mais ayant été obligé de partir pour
» quelque expédition, il s'embarqua. A son retour il me
» trouva lié avec Thucydide ; mais la veille il était survenu
» une querelle entre Thucydide et moi dans la conversation.
» Aristide était donc venu me voir, et après les premiers com-
» plimens et quelques propos : — Socrate, me dit-il, je viens
» d'apprendre que Thucydide ose te tenir tête, et qu'il fait le
» superbe comme s'il était quelque chose. — Et il est en effet
» quelque chose, répondis-je. — Eh quoi ! reprit-il, ne se
» souvient-il plus quel pauvre homme c'était avant qu'il te vît ?
» — Il ne paraît pas, lui répliquai-je. — En vérité, Socrate,
» ajouta-t-il, il m'arrive à moi-même une chose bien ridicule.
» — Eh ! quoi donc ? — C'est, me dit-il, qu'avant de m'embar-
» quer, j'étais en état de m'entretenir avec qui que ce fût, et
» n'étais inférieur à personne dans la conversation. Aussi je
» recherchais la compagnie des hommes les plus distingués,
» au lieu que maintenant c'est tout le contraire ; dès que je
» sens qu'une personne est bien élevée, je l'évite, tant j'ai
» honte du peu que je suis. — Et cette faculté, lui deman-
» dai-je, t'a-t-elle abandonné tout-à-coup ou peu à peu ?—Peu à
» peu, me répondit-il.—Et comment te vint-elle ? Est ce pour

(1) Platon. — Théagès.

» avoir appris quelque chose de moi ou de quelque autre
» manière ? — *Je vais te dire, Socrate*, reprit-il, *une chose qui*
» *paraîtra incroyable, mais qui est pourtant très vraie. Je n'ai*
» *jamais rien appris de toi, comme tu le sais fort bien. Cependant*
» *je profitais quand j'étais avec toi-même, quand je n'étais que*
» *dans la même maison, sans être dans la même chambre.*
» *Quand j'étais dans la même chambre j'étais mieux encore ; et*
» *quand dans la même chambre j'avais les yeux fixés sur toi,*
» *pendant que tu parlais, je sentais que je profitais plus que*
» *quand je regardais ailleurs ; mais je profitais o en plus lors-*
» *que j'étais assis auprès de toi et que je te touchais.* Mainte-
» nant, ajouta-t-il, c'est en vain que je me cherche moi-
» même (¹). »

Les extatiques ont des pressentimens extraordinaires, Socrate en offre plusieurs preuves :

Ayant vu son ami Criton avec un œil bandé, et lui ayant
demandé ce qui lui était arrivé, Criton lui répondit, que, comme
il se promenait à la campagne, une branche d'arbre qu'il avait
fait plier, s'étant redressée, l'avait frappé dans l'œil ; Socrate
lui dit alors : *aussi, vous ne m'avez pas écouté, quand je vous*
rappelais, parce que mon génie me défendait de vous suivre (²).

Après la bataille que les Athéniens perdirent à Délium sous
le commandement de Lachès, lorsque Socrate, qui suivait Lachès et les siens dans leur fuite, fut arrivé à un endroit où se
présentaient plusieurs routes, il en prit une différente ; et comme
on lui en demandait la cause : *c'est* dit-il, *que mon génie m'en*
détourne. Ceux qui avaient suivi un autre chemin tombèrent
dans la cavalerie ennemie (³).

Un jour, dit Théocrite, Socrate s'entretenait avec Eutyphron et
le poussait de questions en questions pour s'amuser. Tout à coup
il s'arrête ; et, *après quelque temps de réflexion*, il retourne sur ses
pas, rappelle ceux de ses amis qui marchaient devant lui et leur dit

---

(¹) Platon. — Théagès, p. 259. — (²) Cicéron. — Div., liv. 1, § 54, p. 139.
— (³) Id.

que son génie l'empêchait d'aller plus avant. La plupart le suivirent, et je fus de ce nombre, parce que je ne voulais pas quitter Eutyphron. Les plus jeunes d'entre nous poursuivirent leur chemin, comme pour convaincre, de faux, le génie de Socrate, et ils entraînèrent avec eux le musicien Charillus. Ils passèrent dans la rue des Sculpteurs, le long du palais où se rend la justice et rencontrèrent un grand troupeau de cochons qui étaient couverts de boue et qui, s'embarrassant par leur grand nombre, se précipitaient les uns sur les autres. Comme il n'était pas possible de les éviter, ils renversèrent plusieurs de ces jeunes gens et salirent les autres avec leur fange. Charillus rentra chez eux tout crotté, ce qui nous fit beaucoup rire et nous rappela, avec admiration, le génie de Socrate qui ne l'abandonnait jamais et veillait toujours sur lui jusques dans les plus petites choses (1).

On a vu Socrate annoncer à ses juges que n'ayant pas entendu *la voix* avant de venir devant eux, il en conclut qu'il doit mourir; Platon rapporte, en outre, qu'étant dans la prison publique, Socrate dit à son ami Criton qu'il mourrait dans trois jours, parce qu'il avait vu en songe une femme d'une extrême beauté qui l'appelant par son nom lui avait adressé ce vers d'Homère.

Tu verras dans trois jours les campagnes de Phthye (2).

Il mourut, en effet, le troisième jour.

Ainsi, pressentiment de sa mort devant ses juges, condamnation à mort, songe qui confirme son pressentiment, et confirmation du songe par l'évènement.

Les songes ne sont pas moins extraordinaires que les extases et offrent l'exemple de révélations surprenantes :
Eudémus, de Cypre, ami d'Aristote, voulant aller en Macé-

(1) Plutarque. — Démon de Socrate. — (2) Cicéron. — Div., liv. 1, § 25, p. 71.

doine, passa par **Phérès**, ville célèbre de **Thessalie** qui était alors cruellement opprimée par le tyran Alexandre, et s'y trouvant malade, au point d'inquiéter tous les médecins, il vit en songe un jeune homme d'une beauté singulière, qui lui dit qu'il guérirait : que le tyran Alexandre mourrait dans peu de jours : et que pour lui, Eudémus, il retournerait dans sa patrie au bout de cinq ans. Aristote remarque qu'en effet les deux premières prédictions du songe furent bientôt accomplies, qu'Eudémus guérit, et que le tyran fut tué par les frères de sa femme; mais qu'au bout de cinq ans, comme on espérait qu'Eudémus allait revenir de Sicile dans l'île de Cypre, on avait été informé qu'il venait de mourir dans un combat auprès de Syracuse ([1]).

On avait dérobé dans le temple d'Hercule une coupe d'or d'un prix considérable, et le Dieu, étant apparu en songe à Sophocle, lui indiqua celui qui avait commis ce larcin. Sophocle négligea deux fois de suite le même avertissement ; mais le songe étant revenu à plusieurs reprises, il en alla rendre compte à l'Aréopage. Aussitôt les Aréopagistes firent arrêter celui que Sophocle avait nommé, on le mit à la question; il confessa le vol, et rendit la coupe. Ce temple fut depuis appelé le temple d'Hercule accusateur ([2]).

Deux Arcadiens, qui voyageaient ensemble, étant venus à Mégare, l'un alla loger dans une hôtellerie, et l'autre chez un de ses amis.

Après le souper, lorsque tout le monde était couché, il sembla à celui qui était logé chez son ami que celui qui était logé dans une hôtellerie le priait de le secourir, parce que son hôte voulait le tuer.

Effrayé d'abord d'un tel songe, il se lève; mais s'étant bientôt rassuré et rendormi, l'autre lui apparut de nouveau, et lui dit que, puisqu'il ne l'avait pas secouru lorsqu'il en était en-

([1]) Cicéron. — Div., liv. 1, § 25, p. 73. — ([2]) Cicéron. — Id.

core temps, du moins il ne laissât pas sa mort impunie; que le maître de l'hôtellerie, après l'avoir tué, avait jeté son corps dans un chariot, et l'avait couvert de fumier; que son ami ne manquât pas de se trouver, le lendemain dès le matin, à l'ouverture de la porte de la ville, avant que le chariot ne sortît.

Frappé de ce nouveau songe, il se rend de grand matin au lieu indiqué, voit le chariot, demande à celui qui le conduisait ce qu'il y avait dedans; le charretier effrayé s'enfuit; on tire le corps du chariot; l'aubergiste est convaincu et puni.

Un tel songe, dit Quintus, ne semble-t-il pas un avertissement des dieux (¹)?

Quelquefois c'était un avis salutaire que l'on recevait en songe :

Simonide, ayant rencontré sur son chemin le corps mort d'un homme qu'il ne connaissait pas, l'enterra ; et comme il allait pour s'embarquer, il lui sembla en dormant que l'homme à qui il avait donné la sépulture l'avertissait de ne point monter sur mer, ou qu'autrement il périrait. Cet avertissement le fit changer de résolution ; et l'on sut depuis que le vaisseau sur lequel il devait s'embarquer avait fait naufrage (²).

Souvent les songes n'étaient pas clairs et présageaient seulement quelque chose d'extraordinaire et de fâcheux :

La mère de Phalaris vit, en songe, les statues des Dieux que Phalaris avait consacrées dans sa maison ; il lui sembla que Mercure avait répandu du sang d'une coupe qu'il tenait dans sa main droite, et que le sang avait à peine touché la terre ; que, s'élevant à gros bouillons, il avait inondé le palais tout entier. Le songe de la mère ne fut que trop vérifié par la cruauté du fils (³).

Les oracles étaient quelquefois incompréhensibles, sans cesser d'être vrais :

(¹) Cicéron. — Div., liv. 1, § 27, p. 77. — (²) Cicéron. — Div., liv. 1, § 27, p. 77. — (³) Cicéron. — Div., liv. 1, § 23, p. 65.

Daphitas, sophiste et railleur, étant venu un jour à Delphes, demanda par dérision à l'oracle s'il pourrait retrouver son cheval, quoiqu'il n'en eût jamais eu. La Pythie répondit : Qu'il retrouverait *un* cheval, mais qu'il en tomberait et mourrait de sa chûte.

Comme il s'en retournait fort content d'avoir trompé l'oracle, il fut pris par les gens du roi Attale qu'il avait souvent attaqué dans ses écrits satiriques, et qui le fit précipiter du haut d'un rocher qui s'appelait *le Cheval* ([1]).

Quelquefois, encore, l'oracle ne pouvait être compris que de celui qui le consultait; mais il n'en était que plus frappant de vérité. On trouve dans celui qui fut rendu à Proclès une preuve terrible de la révélation des pensées les plus secrètes :

Proclès, tyran d'Épidaure, aussi cruel qu'injuste, avait fait périr un grand nombre de citoyens. Timarque étant venu d'Athènes à Épidaure avec de grandes richesses, Proclès lui fit le meilleur accueil. Il s'en défit ensuite, et ayant enfermé son corps dans un panier, il le fit jeter à la mer.

Tout le monde ignorait ce meurtre, excepté le seul Cléandre d'Egine qui en avait été le confident et le ministre.

Dans la suite, les troubles qui survinrent à Epidaure engagèrent Proclès à envoyer son frère Cléotime pour consulter secrètement le Dieu sur l'évasion qu'il préméditait. Apollon répondit qu'il permettait à Proclès de se retirer au lieu où il avait fait déposer le panier de son hôte d'Egine, ou bien là où le cerf quitte son bois. Le tyran comprit que le Dieu lui ordonnait de se jeter dans la mer ou de s'enterrer tout vivant (on sait que le cerf, quand il se dépouille de son bois, l'enfouit dans la terre).

Il attendit donc encore quelque temps ; mais voyant que ses affaires empiraient de jour en jour, il s'enfuit d'Epidaure et tomba entre les mains des amis de Timarque qui le mirent à mort et jetèrent son corps à la mer ([2]).

([1]) Valère-Maxime, liv. 1, ch. 8. — ([2]) Plutarque. — Des oracles de la Pythie, p. 156.

Enfin, dans l'extase ou les songes, les événemens les plus importans se trouvaient quelquefois annoncés, malgré des distances considérables, au moment même où ils étaient commis :

Apollonius étant à Éphèse et discourant avec ses élèves, tout-à-coup sa voix faiblit, il hésite, il s'arrête, son regard est fixe, il fait quatre pas en avant, et s'écrie : « Frappez, frappez le tyran! » Et, ces mots, il les dit, non pas comme une personne qui voit l'image de la vérité dans un miroir, mais comme quelqu'un qui serait présent et qui verrait une chose se passer devant ses yeux.

Les Éphésiens qui composaient l'assemblée étaient dans le plus grand étonnement devant Apollonius, arrêté comme un homme qui assiste à un événement et qui veut en voir la fin ; mais bientôt la parole lui revient et il dit : « Ayez confiance, » Éphésiens, car le tyran vient d'être tué aujourd'hui. Que » dis-je, aujourd'hui? C'est bien plutôt en ce moment même; » c'est Pallas qui m'en avertit, et le fait a lieu à l'instant où » vous m'avez vu ne plus vous parler. »

Peu de jours après, la nouvelle de l'assassinat de Domitien arriva de Rome à Éphèse; l'événement s'était passé à l'heure indiquée par Apollonius (¹).

CHAPITRE IV.

Des extases chez les Gaulois.

Les Gaulois furent les ennemis les plus constans et les plus dangereux du peuple romain; mais leurs guerres avec lui n'avaient pour but que de s'emparer des terres nécessaires pour

_____

(¹) Philostrate. — Vie d'Apollonius, liv. 8, ch. 10, p. 562.

vivre. Que pouvait-il y avoir à envier chez les Romains? leurs temples étaient aussi pauvres que le peuple qui les fréquentait.

Chez les Grecs, au contraire, les rois et les citoyens étaient riches, les temples remplis de choses précieuses : trépieds et cratères d'or, statues d'or, d'argent, de bronze, enrichies de pierres précieuses. Le bruit de toutes ces richesses étant parvenu jusques chez les Gaulois, ils sortirent de leur pays mettant tout à feu et à sang sur leur passage.

Les écrivains ne sont pas d'accord sur les cérémonies religieuses que les Gaulois observaient en allant au combat. Tacite rapporte, à l'occasion de l'incendie du Capitole, que les Druides, pour encourager les soldats à marcher contre l'armée romaine, publiaient partout que la ruine du Capitole était l'expression de la colère des Dieux (¹). Justin dit que l'armée gauloise qui pénétra en Pannonie s'avança sous la conduite des *oiseaux* (²), ce qui supposerait que, comme les Romains, ils tiraient des présages *du vol des oiseaux* ; puis Justin ajoute: « car les Gaulois étaient plus savans que tous les autres peu- » ples dans l'art de deviner (³). » Mais Pausanias, au contraire, dit que Brennus, conduisant ses hordes barbares au pillage du temple de Delphes, et ayant résolu de livrer bataille sous les murs d'Héraclée, « ne consulta, préalablement, aucun devin » grec, et ne fit aucun sacrifice qui pût lui rendre ses Dieux » favorables. C'est de quoi, ajoute-t-il, ces barbares se mettent » fort peu en peine (⁴). »

L'empereur Aurélien consulta un jour les femmes druides pour savoir si l'empire resterait à sa dynastie : elles lui répondirent qu'il n'y aurait point dans la république de nom plus illustre que celui des descendans de Claude (⁵).

Les Gaulois, comme les autres peuples, prédisaient l'avenir dans un langage énigmatique :

(¹) Tacite. Histoires, liv. 4. – (²) Justin. — Hist. universelle, liv. 24, § 4.— (³) Id. — (⁴) Pausanias, liv. 10, ch. 21. — (⁵) Vopiscus. — In Aureliano.

Dioclétien, n'occupant encore qu'un grade inférieur dans l'armée romaine, et se trouvant à Tongres dans une mauvaise auberge, eut une discussion avec une femme druide au sujet des vivres qu'elle lui avait fournis : « Vous êtes trop économe, » trop avare, lui disait-elle. — Eh bien ! je serai généreux » quand je deviendrai empereur. — Ne plaisantez pas, répar- » tit-elle aussitôt, vous serez empereur, *cum aprum occi-* » *deris, lorsque vous tuerez Aper* ([1]); en français : *lorsque vous* » *tuerez le sanglier.* »

Dioclétien, depuis ce moment, conçut l'espoir d'arriver à l'empire ; mais il dissimula et fit semblant de rire du pro- pos de son hôtesse. Cependant, croyant qu'il s'agissait d'un sanglier, il se livrait à la chasse de ces animaux et avait soin de les tuer de sa propre main. Voyant Aurélien, Probus, Ta- cite, Carus, se succéder tour à tour sur le trône, il disait : « Je tue toujours les sangliers ; mais c'est un autre qui les » mange. »

Enfin, l'empereur Numérien fut assassiné par Arrius Aper, dont Dioclétien avait lui-même épousé la fille. Dioclétien était présent, et à peine ce crime fut-il connu, que la multitude ac- courut et demanda quel était l'auteur de l'assassinat : « Le voi- » là, dit Dioclétien, » en plongeant son épée dans le sein d'A- per. A la vue du cadavre de ce dernier, il s'écria : « Je l'ai donc » enfin tué ce fatal sanglier ! » En effet, il succéda à Numé- rien ([2]).

Après avoir été les plus incrédules, les empereurs romains recherchaient, partout et de tous, la connaissance de leur sort.

Alexandre-Sévère, étant arrivé dans la Gaule, y consulta une Druidesse qui lui dit en gaulois : « Ne compte pas sur la victoire et ne te fie pas à tes soldats ! ([3]) »

Sévère fut en effet assassiné par des soldats étrangers qu'il avait à sa solde.

([1]) *Sanglier,* se dit en latin, *aper.* Beaucoup de Romains se sont appe- lés *aper.* — ([2]) Vopiscus. — In Numeriano. — ([3]) Lampridius. — In Alex. Severo.

CHAPITRE VII.

Des extases et des songes chez les Romains.

Les Romains étaient arrivés à l'an 358 de la fondation de leur république, sans avoir fréquenté, comme les autres peuples, les oracles de la Grèce. Les Livres sibyllins et la divination par les augures leur suffirent pendant tout ce temps; mais une peste très intense ayant désolé Rome, on consulta les Livres sibyllins et ils indiquèrent qu'en cette occurrence il fallait avoir recours à Esculape d'Épidaure. On obéit; le remède fut indiqué, mis en usage, et la peste éteinte. En reconnaissance de ce bienfait, les Romains, comme on l'a déjà dit plus longuement dans l'*Introduction au magnétisme*, élevèrent un temple à Esculape sur les bords du Tibre ([1]).

Ce temple fut le premier consacré à une divinité étrangère, et dans lequel les Romains commencèrent à aller chercher des songes, car ils étaient restés à peu près étrangers à la divination naturelle.

On trouve, cependant, dans l'histoire des premiers temps de Rome, une preuve que les augures romains joignaient quelquefois la divination naturelle à l'artificielle :

D'après Cicéron et Tite-Live, un augure, Aëtius Navius, était en si grande réputation, que le roi Tarquin le fit un jour venir et voulant éprouver sa science divinatrice, il lui demanda *si la chose à laquelle il pensait*, lui Tarquin, *était possible*.

La demande était précise, et semblait devoir rester sans

([1]) Valère Maxime, liv. 1. — Introduction au magnétisme, p. 56.

réponse. Il n'en fut point ainsi, cependant, et Aëtius Navius agit comme Daniel vis-à-vis de Nabuchodonosor, bien qu'il fût dans une position plus difficile que lui : car le roi avait dit à Daniel : voici mon songe, que signifie-t-il ? Au lieu que Tarquin cachait sa pensée. Aëtius Navius se *recueillit* comme Daniel, *il agit en augure* et répondit à Tarquin : « Que la chose à laquelle il pensait était possible. »

Tarquin déclara alors qu'il réfléchissait si l'on pouvait *couper un caillou avec un rasoir*, et il voulut que Navius en fît l'épreuve. Aussitôt on apporta dans la place publique un gros caillou et en présence du roi et de tout le peuple, le caillou fut coupé en deux (¹).

Quintus rappelait à Cicéron le fait suivant :

Sous le consulat de M. Valérius et de A. Cornélius, notre armée se trouvant fort pressée par les Samnites, P. Décius, fils de Quintus, et le premier des Décius qui soit parvenu au consulat, n'était alors que tribun militaire. Comme il avait coutume de s'exposer trop hardiment dans les combats, et qu'on l'avertissait de prendre garde à lui, il répondit, et nos annales en font foi : « Qu'il lui avait semblé, en songe, être au milieu » des ennemis et périr d'une mort glorieuse. » Il délivra cette fois l'armée du péril, sans sacrifier sa propre vie.

Mais trois ans après, étant consul, il se dévoua pour sa patrie et se jeta, couvert de ses armes, au milieu des rangs des Latins. Cette action, qui fut cause de leur défaite, fut cause

---

(¹) Cicéron. — Divination, liv. 1, § 17, p. 53. — Tite-Live, liv. 1, § 36.

Tite-Live ne rapporte que la seconde partie du fait, celle du caillou coupé en deux; ce qui, sans le secours de Cicéron, rendrait la chose moins claire; tandis qu'elle est, par la narration entière, plus facile à expliquer. Certaines pierres étant connues pour se fendre en deux ou plusieurs morceaux, d'une manière très régulière et en ligne droite, il a donc suffi à Navius de se mettre en extase, de deviner la pensée de Tarquin, et de réfléchir sur la nature des pierres qui composaient le sol environnant, ou même sur celle du caillou auquel Tarquin pensait. Sans doute, le plus difficile était de savoir l'objet de la pensée du roi, et c'est pour le connaître que Navius se mit en extase : *augurio facto*, dit Cicéron.

aussi que la gloire d'une mort pareille fut recherchée avec une égale ardeur par son fils ([1]).

Quand on voit, dans Homère, Hector annoncer à Achille qu'il recevra bientôt la mort auprès des portes *Scées* ([2]), on pense avec raison que ce fait est de pure invention; mais on ne cherche pas si cette fable a pu naître d'une vérité, parce que l'esprit de divination qui accompagne certains hommes à leur dernier moment est généralement méconnu. Cependant, ces exemples ne sont pas rares : Calanus mourant dit à Alexandre-le-Grand qu'il le verrait bientôt; Socrate annonça lui-même sa mort à ses amis; et chez les Romains, Posidonius, pour prouver que les mourans ont l'esprit de divination, cite l'exemple d'un Rhodien qui, étant au lit de la mort, indiqua précisement dans quel ordre six de ses contemporains, qu'il nomma, le suivraient tous ([3]).

Quelquefois les songes, comme les oracles, trompaient sur le résultat à venir, et n'en avaient pas moins le caractère de la vérité :

Lorsque le général carthaginois Hamilcar assiégeait Syracuse, dit Agathocle, une voix lui annonça, en songe, que le lendemain il souperait dans cette ville. Or, le lendemain une grande querelle ayant divisé, dans son camp, les soldats carthaginois et les Siciliens, les Syracusains, qui en furent instruits, attaquèrent les assiégeans à l'improviste, et firent Hamilcar prisonnier. Le songe ne se trouva pas moins vérifié par l'événement ([4]).

Lorsque Caïus Gracchus briguait la questure, son frère Tibérius, qui avait été assassiné dans un mouvement populaire, lui apparut en songe et lui dit : « Quoi que tu fasses, tu n'éviteras pas le même genre de mort que moi. »

([1]) Cicéron. — Div., liv. 1, § 24, p. 71. — ([2]) Iliade, liv. 22. — ([3]) Cicéron. — Div., liv. 1, § 30, p. 85. — ([4]) Id., liv. 1, § 24, p. 69.

Est-il rien de plus vrai qu'un pareil songe? dit Quintus
Cicéron ([1]).

Dans la guerre des Cimbres, suivant Plutarque, Marius
mena partout avec lui une femme syrienne nommée Marthe, qui
passait pour une grande prophétesse. On la portait en litière avec
de grands honneurs et de grands respects, et Marius ne faisait
de sacrifices que quand elle l'ordonnait. D'abord elle avait demandé audience au sénat pour lui communiquer ses prophéties,
et le sénat n'avait pas voulu l'écouter. Mais s'étant adressée aux
femmes des sénateurs, elle leur donna des preuves de sa science
dans l'avenir. Un jour, dans l'amphithéâtre, s'étant trouvée
assise aux pieds de la femme de Marius, pour voir le combat
de deux célèbres gladiateurs, elle lui nomma à l'avance celui
qui remporterait la victoire. La femme de Marius l'envoya à
son mari qui témoigna toujours une grande admiration pour
elle ([2]).

La Pythie vit, de Delphes, le roi Crésus qui faisait cuire une
tortue à deux cents lieues de distance ; Apollonius vit, d'Ephèse,
l'assassinat de Domitien ; Samuel vit, de chez lui, les envoyés
de Cis qui allaient à la recherche de Saül ; voici, maintenant,
un prêtre qui assiste, en esprit, à la bataille qui décida la victoire de César contre Pompée.

Cornélius, prêtre recommandable par la sainteté de sa vie
et par sa naissance, dit Aulugelle, s'écria tout-à-coup, dans la
ville de Padoue, qu'il voyait un combat très ardent se livrer ;
que les uns étaient en fuite, et vivement poursuivis ; qu'il entendait les gémissemens des blessés, des mourans ; puis,
comme s'il était présent lui-même au combat, il s'écria : « Cé-
» sar est vainqueur. »

On le crut en démence : mais, quelques jours après, on reconnut, sur tous les points, la vérité de ce qu'il avait annoncé ([3]).

([1]) Id., liv. 1, § 36, p. 75. — ([2]) Plutarque. — Vie de Marius, trad. de l'abbé
Ricard. — ([3]) Aulugelle, liv. 25, ch. 18.

Brutus, après avoir assassiné César, laissa bientôt voir le dégoût qu'il prenait à la vie; il avait d'ailleurs coutume de faire du jour la nuit pour éviter les distractions.

Au camp de Sardes, tandis que la tranquillité qui régnait autour de sa tente le mettait à portée d'entendre le moindre bruit, il s'en fit un très extraordinaire : la porte s'ouvrit, et une figure plus qu'humaine, un corps étrange et monstrueux, vint se placer devant lui, et lui dit : « *Tu me verras dans les champs de Philippes!* » Et la figure disparut.

Brutus appelle ses esclaves et s'informe s'ils ont vu quelque chose de semblable à ce qu'il lui était apparu ; ils lui répondent que non. Il en parle à Cassius, qui lui dit que c'est une illusion nocturne, et se moque de ceux qui croient aux esprits. Brutus regarde donc cette apparition comme une erreur d'imagination.

Bientôt après Cassius et Brutus vont en Thrace, et de là à Philippes, où ils trouvent Octave et Antoine campés en vue de la ville. Brutus dit alors qu'il était impatient de délivrer Rome et l'univers des misères que deux partis contraires leur faisaient souffrir, ou de finir ses jours d'une manière irréprochable.

Le matin du jour où se donna la bataille, Cassius demanda à Brutus ce qu'il fallait faire s'ils la perdaient : « J'ai « blâmé, dans un de mes écrits, la mort de Caton, répondit « Brutus, et j'ai dit qu'éviter de cette manière les disgrâces, « c'était entreprendre sur les volontés du ciel et vouloir les « régler sur les nôtres. Je ne suis plus certain de cette opi- « nion, j'estime n'être plus maître d'une vie que j'ai sacrifiée « d'avance à ma patrie et que je ne ferai qu'échanger pour une « meilleure en la perdant à son service. » — « Eh bien! lui dit « Cassius rempli de joie, nous pouvons hasarder la bataille; « car si nous la perdons, rien ne nous fera appréhender la « mort. »

Cassius fut tué le premier jour, et la veille du second combat, le spectre de grandeur surhumaine se montra de nouveau à Brutus, mais sans lui parler. Celui-ci n'en fut point intimidé,

il livra la bataille ; elle fut perdue, et Brutus pria Straton de le
tuer, sinon qu'il le ferait faire par un esclave. Straton dé-
tourna la vue et tendit son épée, sur la pointe de laquelle
Brutus se précipita (¹).

La nuit qui précéda l'assassinat de Jules César, son épouse
Calpurnie le vit en songe percé de plusieurs coups, expirant
entre ses bras. Frappée de l'horreur de cette vision, elle le
pria de ne point aller au sénat. César ne voulut pas qu'on crût
qu'il déférait au songe d'une femme, et des parricides portèrent sur lui des mains impies (²).

L'événement suivit de bien près le songe d'Aterius Rufus,
chevalier romain :
On devait donner à Syracuse le spectacle d'un combat de
gladiateurs ; et la nuit qui le précéda, Rufus crut voir en
songe un homme avec des filets qui lui donnait la mort.
Dans le moment où il racontait ce songe aux spectateurs qui
étaient placés auprès de lui, on fit entrer sur l'arène, du côté où
les chevaliers étaient placés, un gladiateur qui avait des filets,
et un autre qui avait un poisson sur son casque. Aussitôt que
Rufus eut aperçu cet homme avec ses filets, il crut le reconnaître, et voulut se retirer en disant que c'était le même
homme dont il avait cru, la nuit, recevoir le coup de la mort.
Ceux qui étaient auprès de lui tâchèrent de le rassurer, et lui
firent éprouver le sort qu'il appréhendait ; car ce gladiateur,
qui portait des filets, s'approcha de lui en poussant son adversaire qu'il étendit à ses pieds ; et voulant percer ce dernier, il
frappa Rufus d'un coup qui lui fit perdre la vie (³).

« Lorsque j'étais proconsul en Asie, dit Quintus à son
» frère, il me sembla, en dormant, que vous étiez arrivé à
» cheval au bord d'un grand fleuve, que peu après vous étiez

(¹) Plutarque. — Vie de Brutus. — Appien. — De Bell. civ., liv. 4.
(²) Valère Maxime, liv. 1, ch. 7. — Suétone, liv. 1 ; vie de Jules César.
(³) Valère Maxime, liv. 1, ch. 7.

tombé au fond de l'eau, et que, ne vous voyant plus, j'avais
été saisi de frayeur; mais tout d'un coup vous reparûtes
monté sur le même cheval; je vous vis regagner heureusement le bord où j'étais, et nous nous embrassâmes. Ce songe
n'était pas difficile à expliquer, et les interprètes me prédi-
rent alors en Asie tout ce qui est arrivé.

» Vous m'avez souvent raconté votre songe, dit encore
Quintus à Cicéron; mais Salluste, votre affranchi, m'en a
parlé bien plus souvent :

» Il me disait qu'à l'époque de votre départ pour cet exil,
qui vous fut si honorable, mais dont la patrie eut tant à gé-
mir, vous étiez arrêté dans une maison de campagne aux environs d'Atina; qu'après avoir veillé une grande partie de la
nuit, vous aviez senti, vers le point du jour, le sommeil ap-
pesantir vos yeux, et qu'alors, malgré la précipitation de
votre voyage, vous aviez fait signe de la main qu'on gardât
le silence autour de vous, et qu'on vous laissât reposer;
que vers la seconde heure du jour vous étant réveillé, vous
lui aviez raconté votre songe :

» Il vous semblait errer tristement dans un lieu solitaire,
lorsque Marius, avec ses faisceaux couverts de lauriers,
s'était présenté à vous et vous avait demandé d'où venait
votre tristesse. Vous lui répondîtes que la violence vous
chassait de votre patrie. Alors il vous prit par la main, en
vous disant de ne point perdre courage, et il ordonna au lic-
teur le plus près de lui de vous conduire dans son monument, ajoutant que vous y trouveriez votre salut.

» Salluste rapporte qu'alors il s'était écrié que votre retour serait prompt et glorieux, et qu'il avait paru même que
votre songe vous avait fait plaisir. Ce que je sais, du moins,
c'est que peu de temps après, dès que vous fûtes informé
que le magnifique sénatus-consulte, qui décrétait votre retour, avait été fait dans le monument de Marius, sur le rapport du plus illustre et du plus vertueux consul, et qu'une
foule immense, rassemblée au théâtre, y avait applaudi avec

» ivresse, on vint m'apprendre que vous aviez dit : « *Non, rien*
» *n'est plus merveilleux que ce songe d'Atina* (¹)! »

L'ignorance des Romains dans les lettres, les arts et les sciences ayant cessé avec la république, ils s'instruisirent peu à
peu chez les Grecs de tout ce qui pouvait être vrai et utile, et
c'est ainsi qu'on a vu Vespasien et Trajan consulter, ou éprouver
les oracles de l'Egypte et leur rendre hommage. Plus tard,
des empereurs s'occupèrent eux-mêmes de divination :

Pendant que Tibère était exilé à Rhodes, livré aux ennuis
d'une ambition mécontente, il consultait souvent les devins;
mais l'issue de ces consultations était presque toujours funeste
à ceux qui répondaient au hasard, par présomption plutôt que
par prévision :

Tibère avait, sur les bords de la mer, dans un lieu très
élevé, une maison où il se rendait quand il voulait consulter un *astrologue*. Un affranchi, fort et vigoureux, qui ne savait ni lire ni écrire, était seul dans sa confidence. Il amenait
près de Tibère, par des chemins détournés, l'homme que le
prince voulait éprouver. Si Tibère soupçonnait la fraude ou
une indiscrétion, sur un signe de lui, l'affranchi ne manquait
pas, au retour, de jeter l'astrologue à la mer; ensevelissant
ainsi le secret de son maître.

Tibère eut donc, un jour, le désir de consulter Thrasyle, astrologue célèbre, et il le fit venir. Celui-ci, après avoir répondu
très pertinemment aux questions de Tibère, lui prédit l'empire
et la suite des événemens qui devaient arriver. « Mais, lui dit
» Tibère, avez-vous aussi tiré vous-même votre horoscope?
» pourriez-vous dire quelle année, quel jour vous seront fa-
» vorables ou funestes ? »

Thrasyle, après avoir consulté l'état du ciel, hésite d'abord,
et pâlit ensuite : plus il réfléchit et rentre en lui-même, plus il
est saisi d'étonnement et de crainte; enfin il s'écrie : *Je suis
au moment le plus critique de ma vie!*

(¹) Cicéron. — Div., liv. 1, § 28, p. 79.

Alors Tibère, l'embrassant, le complimenta d'avoir ainsi deviné le péril qui le menaçait ; il le rassura, le mit au nombre de ses amis et regarda, dès lors, tous ses discours comme autant d'oracles (1).

Un jour, comme ils se promenaient tous deux sur le bord de la mer, ils aperçurent, fort loin en mer, un bâtiment : et Thrasyle dit aussitôt à Tibère que ce vaisseau amenait près de lui un envoyé de sa mère et d'Auguste, pour lui faire part qu'il eût à revenir à Rome (2). Le fait est vrai.

La confiance qui dut naturellement s'établir entre ces deux hommes développa la faculté divinatrice chez Tibère ; car un soir après avoir sondé Galba afin de connaître ses intentions, il termina l'entretien en lui disant : *Vous aussi, Galba, vous goûterez un jour de l'empire* (3) ; et Galba fut son successeur.

Enfin, on rencontre, dans Thrasyle, la preuve que la faculté divinatrice peut être héréditaire ; car Tacite rapporte encore que *le fils* de ce même Thrasyle prédit l'empire à Néron (4).

---

(1) Tacite. — Annales, liv. 6, § 31.— (2) Dion Cassius, liv. 55. — (3) Tacite. — Annales, liv. 6, § 20. —(4) Id., § 22.

LIVRE HUITIÈME.

DE LA DÉCADENCE DES ORACLES ET DE SES CAUSES.

CHAPITRE PREMIER.

Des causes générales de la décadence des oracles.

Dans l'antiquité, comme au temps actuel, il y a eu des athées qui ont nié l'existence d'une Providence divine, et des impies qui se sont fait un jeu de l'outrager. Les uns et les autres se glorifiaient de leurs actions ou de leurs paroles, et employaient toutes les ressources de leur esprit pour influencer la multitude.

Diogène le Cynique disait d'Harpalus, qui passait alors pour un heureux brigand, que, jouissant d'une si grande prospérité, il portait témoignage contre les Dieux (¹).

Denis, ayant pillé le temple de Proserpine à Locres, et retournant à Syracuse, disait à ses amis : « Voyez comme les » Dieux immortels favorisent les sacriléges. »

Encouragé par ce coup d'essai qui lui avait si bien réussi, Denis persévéra dans son impiété :

¹) Cicéron. — De la nature des Dieux, liv. 3.

Lorsqu'il débarqua au Péloponèse, il entra dans le temple de Jupiter à Olympie et ôta au Dieu un manteau d'or massif. Il en plaisanta même, disant qu'un manteau d'or était bien pesant en été et bien froid en hiver, et il lui en fit mettre un de laine.

Une autrefois il fit ôter à Esculape d'Épidaure sa barbe d'or, sous prétexte qu'il ne convenait pas au fils d'avoir de la barbe, quand le père (Apollon) n'en avait pas.

Il enleva aussi, de tous les temples, les tables d'argent; et comme elles portaient cette inscription: « AUX BONS DIEUX, » il voulait, disait-il, profiter de leur bonté ([1]).

Xénophane, Épicure, Aristophane ont concouru à discréditer la divination et les oracles : le premier niait la divination, quoiqu'il reconnût des Dieux ([2]); le second mettait tout en question, sans rien résoudre, et quand on lui proposa de reconnaître qu'au moins l'univers si grand et si beau était digne d'être adoré comme un Dieu, il répondit que rien n'était moins compréhensible qu'un Dieu rond, tournant toujours ([3]). Enfin, Aristophane, qui insultait tout et tous les hommes, ne pouvait manquer de s'en prendre aux oracles. Quelle que soit, même, la répugnance que l'on éprouve à la lecture du récit qu'il fait à sa manière, dans une de ses comédies, d'une nuit passée dans le temple d'Esculape, il est utile de mettre sous les yeux du lecteur une partie de ses paroles. On jugera, par ce que je vais rapporter, de ce qui ne peut pas l'être :

« Nous sommes venus au temple d'Esculape, dit Carion à
» Myrrine, dans la comédie de *Plutus,* et nous avons mis sur
» la table les pains et tout ce que l'on a coutume d'y consacrer
» avant le sacrifice. Nous avons fait brûler sur l'autel un gâ-
» teau de pure farine, après quoi nous avons couché Plutus
» sur un petit lit, selon la coutume, et chacun de nous s'en est
» accommodé d'un pareil.

([1]) Cicéron, id. — ([2]) Cicéron. — Div., liv. 1, § 3, p. 35. — ([3]) Cicéron. — De la nature des Dieux, liv 2.

« MYRRINE. — Est-ce qu'il y avait d'autres personnes avec
» vous qui avaient besoin du secours du Dieu? »

« CARION. — Il y avait un certain homme nommé Néoctides,
» et qui, tout aveugle qu'il était, vole avec beaucoup plus d'a-
» dresse que ceux qui voient le mieux. Il y en avait d'autres
» encore qui étaient malades de différentes maladies.

» Après donc que le sacrificateur du Dieu a eu éteint les
» lampes, il nous a commandé de dormir et nous a ordonné
» que si quelqu'un entendait du bruit, il ne dît rien. Chacun
» s'est donc tenu coi. Pour moi, je ne pouvais dormir; car, au
» chevet d'une vieille qui n'était pas loin de moi, il y avait une
» certaine poêlonnée de bouillie près de laquelle j'aurais bien
» voulu me glisser; mais, ayant tant soit peu levé la tête, j'ai
» aperçu le sacrificateur qui faisait la ronde autour de la table
» sacrée et qui enlevait tout ce qui était dessus, comme les
» gâteaux, les noix, les figues et autres choses de cette na-
» ture. Il en a fait autant autour des autels et il a serré dans un
» grand sac tout ce qu'il a trouvé de reste. Moi donc, croyant
» qu'il y avait de la sainteté à en agir ainsi, j'ai voulu l'imiter
» et j'ai sauté sur la poêlonnée de bouillie.

» MYRRINE. — Ah! misérable, n'appréhendais-tu point le
» Dieu?

» CARION. — Si fait, par ma foi : j'appréhendais terrible-
» ment qu'il me prévînt et qu'avec ses couronnes il ne fût le
» premier à la bouillie. Car, ce que venait de faire le sacrifi-
» cateur m'en disait trop pour ne pas me donner de peur.

» Cependant la bonne vieille, ayant entendu du bruit, a al-
» longé un peu la main, et moi, en sifflant comme un serpent, je
» l'ai mordue. Aussitôt, elle l'a retirée bien vite et s'est cachée
» dans la couverture en grondant comme une chatte en co-
» lère. J'ai donc ainsi englouti une bonne partie de la bouillie,
» et quand mon ventre a été bien rempli je me suis recouché.

» MYRRINE. — Le Dieu n'était donc pas encore venu à
vous?

» CARION. — Non pas encore.

» Après ce que je viens de dire, j'ai fait aussi quelque chose
» de plaisant : comme le Dieu venait à nous, je lui ai lâché une

» belle salve..... Car, j'étais si rempli de la bouillie que je ve-
» nais de dévorer, que je n'en pouvais plus.

» MYRRINE. — Le Dieu ne t'a-t-il pas puni pour cette abo-
» mination, infame que tu es?

» CARION. — Oh! point du tout. Sa fille aînée a seulement un
» peu rougi à ce bruit, et Panacée s'est détournée en se pin-
» çant le nez, ne trouvant pas cet encens-là de trop bonne
» odeur.

» MYRRINE. — Et le Dieu?

» CARION. — Par ma foi, il n'en a pas pris de souci; il n'a pas
» fait la moindre grimace.

» MYRRINE.—Tu veux donc dire que ce Dieu est un grossier,
» un rustre?

» CARION. — Ah! les Dieux m'en préservent! Je ne dis pas
» cela. Mais je pense que comme il est grand médecin, il goûte
» volontiers aux viandes que les hommes ont déjà mangées et
» qu'il ne hait pas l'odeur dont je viens de parler (¹). »

Voilà un aperçu des plaisanteries d'Aristophane; et il traitait à peu près de la même manière les chefs de la république,
Euripide, Socrate, et sa propre famille. Les Athéniens lui
pardonnèrent ses obscénités en faveur de la méchanceté spirituelle dont ses ouvrages sont remplis.

J'ai cru devoir rapporter en entier le récit d'Aristophane,
parce que de grands écrivains viennent, après ce poète si malheureusement célèbre, effacer, par le plus noble langage, les
sales injures dont il était si prodigue. Témoin les extraits
suivans du dialogue sur les *Oracles abandonnés* :

« Pourquoi, mon cher Cléombrote, dit Plutarque, en exami-
» nant avec plusieurs amis quelle pouvait être la cause de
» l'abandon de certains oracles, pourquoi ne nous parlez-vous
» pas de l'oracle de Jupiter Ammon, qui a eu autrefois une si

---

(¹) Aristophane. — Le Plutus et les Nuits, trad. de mademoiselle Lefèvre,
p. 49, (1684) — dans sa comédie, vers 705, Aristophane appelle Esculape
σκατοφαγος, dont le synonyme latin est *merdivorus*.

» grande réputation, par le Dieu dont il était l'organe, mais
» dont aujourd'hui la gloire paraît bien flétrie (¹)? »

» Il ne faut pas, dit aussitôt Démétrius, s'occuper de cet
» oracle, et rechercher les causes du mépris dans lequel il est
» tombé. Ne voyons-nous pas les nôtres tellement négligés,
» qu'à l'exception de deux ou trois, tous les autres sont aban-
» donnés et ne donnent plus de réponse? Il faut plus tôt cher-
» cher la cause de leur silence; car, sans parler des autres
» pays, la Béotie, qui autrefois retentissait de la voix de tant
» d'oracles, en est aujourd'hui si dépourvue, qu'il semble
» qu'un vent brûlant ait soufflé sur toute la contrée et tari
» toutes les sources de la divination. La seule où l'on puisse
» encore puiser est celle de Lébadie. Tous les autres oracles,
» ou gardent le silence, ou sont réduits à la plus affreuse soli-
» tude.

» Dans le temps de la guerre médique, l'oracle d'Apollon
» Ptous et celui d'Amphiaraüs étaient également célèbres; et
» la véracité de l'un et de l'autre fut reconnue (*). Tégyre, où
» l'on dit qu'Apollon est né, avait autrefois un oracle célèbre:
» deux ruisseaux coulent auprès de cette ville; l'un s'appelle
» encore aujourd'hui le Palmier et l'autre l'Olivier.

» Pendant la guerre des Perses, le prophète Echécrate prédit
» aux Grecs leur victoire; et durant celle du Péloponèse, les
» Déliens, chassés de leur île, reçurent, dit-on, de Delphes,
» un oracle qui leur ordonnait de chercher le lieu de la nais-
» sance d'Apollon et d'y faire des sacrifices. Comme ils témoi-
» gnèrent leur surprise d'une réponse qui leur faisait douter
» si ce Dieu n'était pas né ailleurs qu'à Délos, la prêtresse
» ajouta qu'une corneille leur indiquerait l'endroit.

» Ils s'en allèrent; et arrivés à Chéronée, ils entendirent
» une cabaretière qui parlait avec des étrangers de l'oracle de
» Tégyre qu'ils allaient consulter. Ces étrangers, en prenant
» congé d'elle, l'appelèrent du nom de Corneille, qui était en
» effet le sien. Les Déliens, alors ayant compris le sens de l'o-

(¹) Plutarque. — Des oracles abandonnés, p. 280. — (²) Id., p. 281.

, racle, allèrent à Tégyre, y firent les sacrifices prescrits, et
, ne tardèrent pas à être rétablis dans leur patrie.

, Nous avons eu des preuves plus récentes de la véracité de
» ces oracles, et puisqu'aujourd'hui ils ont entièrement cessé,
, il est assez convenable que, nous trouvant dans le temple
, d'Apollon Pythien, nous recherchions les causes de cette
, révolution (¹). »

« Vous êtes venus, reprend Planétiades, nous proposer une
» question difficile à résoudre et qui demande une longue dis-
, cussion. » « Il ne faut pas être surpris, dit Hésiode, si on ne
» trouve plus parmi nous la pudeur et la crainte, tant est
» grande notre corruption, et si la Providence divine nous a
, abandonnés en nous ôtant tous nos oracles. » « Je vous de-
» manderai, pour répondre à votre question, pourquoi Apollon
» n'a pas fait cesser plus tôt les oracles, et pourquoi Hercule
, ou un autre Dieu n'a pas enlevé le trépied, souillé par l'im-
, piété des questions qui lui étaient faites.

, Les uns, pour le tenter comme un sophiste, venaient lui
, demander s'ils trouveraient un trésor; s'ils recueilleraient
, de riches successions; d'autres, si des mariages illégitimes
, seraient favorisés. Pythagore était dans l'erreur quand il
, disait que les hommes devenaient meilleurs en s'approchant
» des Dieux. Au contraire, on ose exposer ouvertement au
, Dieu des passions et des désirs qu'on aurait rougi de faire
, connaître à un homme sage (²). »

« Mon cher Planétiades, dit Lamprias, soit que nous regar-
, dions Apollon comme le soleil même ou comme le père et
, le souverain de cet astre, infiniment élevé au-dessus de ce
, monde visible, il n'est pas vraisemblable qu'il ne daigne
» plus parler aux hommes, lui qui est le principe de leur nais-
» sance, de leur nourriture, de leur vie et de leur intelligence.
, Peut-on croire aussi que la Providence divine, qui, comme

(¹) Plutarque. — Des oracles abandonnés, p. 281 à 283. — (²) Id. p. 287.

» une mère tendre et bienfaisante, produit et conserve toutes
» choses pour notre usage, ne montre que dans la divination,
» seule, du ressentiment des outrages qu'elle reçoit de nous, et
» qu'après nous en avoir fait don dès l'origine du monde, elle
» nous la retire aujourd'hui; comme si le nombre des mé-
» chans n'avait pas dominé parmi les hommes, lorsque l'uni-
» vers était rempli d'oracles?

» Reprenez donc votre place en faisant trève, en faveur des
» jeux pythiques, avec la perversité humaine à laquelle vous
» avez déclaré une guerre ouverte, et cherchez ici avec nous
» une autre cause de la disparition des oracles. »

« Mon cher Lamprias, dit alors Plutarque, prenons garde
» à ce que nous allons faire. L'examen de cette question de-
» mande la plus grande réserve :

» Il est d'une extrême conséquence de nier que Dieu soit
» l'auteur du silence des oracles. Dire qu'ils ont cessé par
» toute autre cause que la volonté divine, c'est faire soup-
» çonner que Dieu ne les a pas introduits dans le monde, et
» qu'ils ont une autre origine. Car il n'est point de puissance
» supérieure à celle de Dieu qui puisse abolir la divination, si
» elle est réellement son ouvrage. Aussi, ce que j'ai surtout
» désapprouvé dans le raisonnement de Planétiades, c'est l'in-
» constance qu'il attribuait à un Dieu qui, selon lui, tantôt fa-
» vorisait la perversité des hommes, et tantôt lui était con-
» traire. Il faisait de la Divinité un roi ou un tyran qui, fer-
» mant une porte aux méchans, leur en ouvre une autre et ré-
» pond à leurs demandes.

» Mais comme rien ne doit paraître plus digne des Dieux
» que de ne mettre en œuvre que des moyens suffisans, sans
» jamais en employer d'inutiles ou de superflus, on peut pren-
» dre ce principe pour règle de leur conduite. Or, la dépopu-
» lation qu'ont causées, dans toutes les parties de l'univers,
» les séditions et les guerres précédentes, s'étant fait princi-
» palement sentir dans la Grèce, au point qu'elle pourrait à
» peine mettre sur pied trois mille hommes d'infanterie, tan-
» dis que la seule ville de Mégare en envoya un pareil nombre

» à la bataille de Platée, à quoi aurait servi de laisser subsister
» un si grand nombre d'oracles, qu'à rendre plus sensible la
» solitude de la Grèce? Dieu aurait sûrement en cela fourni
» matière à plus d'une inculpation. De quelle utilité seraient
» aujourd'hui les oracles de Tégyre et de Ptous, où l'on trouve
» à peine dans tout un jour un berger qui garde ses trou-
» peaux?

» Cet oracle même de Delphes, le plus ancien et le plus célè-
» bre de tous, fut longtemps réduit à une vaste solitude par
» un affreux dragon qui le rendait, dit-on, inaccessible; bien
» qu'à dire vrai, je crois qu'en cette occasion on prend l'effet
» pour la cause. Ce fut vraisemblablement la solitude qui
» attira le monstre, plutôt qu'il ne causa lui-même cette soli-
» tude. Lorsque, par la faveur du Dieu, la Grèce eut rétabli
» plusieurs de ses villes. et que le pays se fut repeuplé, l'oracle
» eut deux prophètesses, qui montaient tour-à-tour sur le trépied
» et une troisième désignée qui leur servait comme d'assis-
» tante. Il n'y a plus aujourd'hui qu'une seule prophètesse,
» et l'on ne s'en plaint pas, car elle suffit aux besoins du
» pays.

» Il ne faut donc pas accuser Apollon: ce qui reste ici de
» divination est suffisant pour ceux qui viennent consulter
» l'oracle, et personne ne s'en retourne mécontent. Agamem-
» non, avec neuf hérauts, avait eu de la peine à contenir
» l'assemblée des Grecs, tant elle était nombreuse: au con-
» traire, vous verrez ici, dans peu de jours, que sur ce théâtre
» une seule voix se fait entendre facilement de tous les spec-
» tateurs; de même la divination employa plusieurs organes
» lorsque la population était nombreuse; mais aujourd'hui, il
» faudrait s'étonner si Dieu prodiguait inutilement ses ora-
» cles, et les laissait s'écouler comme l'eau, ou se perdre dans
» les airs, comme ces échos qui dans les lieux solitaires répè-
» tent les cris des bergers et des troupeaux (¹). »

(¹) Plutarque. — Des oracles abandonnés, p. 290.

CHAPITRE II.

Des causes de la décadence de l'oracle de Delphes.

Les effets merveilleux frappent singulièrement le commun des hommes. L'oracle de Delphes étant le seul de sa nature qui présentât le spectacle d'une femme inspirée par la vapeur de la terre, et le vulgaire croyant que c'était Apollon lui-même qui s'emparait de la Pythie, l'oracle devint l'objet de la vénération autant que de l'admiration générales.

Les mêmes causes qui l'avaient rendu si célèbre hâtèrent sa chûte, quand elles vinrent à cesser ou à éprouver des intermittences : la confiance populaire s'ébranla lorsque l'oracle ne parla plus en vers, et que l'exhalaison souterraine cessa momentanément (¹).

D'abord on parut étonné que les Dieux s'exprimassent comme tous les hommes, sans énigme ni obscurité ; et comme le dit Plutarque : « le vulgaire croyait autrefois que l'obscurité des » oracles cachait des choses singulières et extraordinaires. » Ils avaient à ses yeux un caractère de Divinité qui les lui faisait respecter avec une crainte religieuse (²).

En second lieu, l'oracle, longtemps avant Cicéron, avait cessé de se faire entendre, par suite du tremblement de terre qui détruisit la ville. Il en était de même à Orchomène, où la peste avait fait fuir tous les habitans (³).

On conçoit du reste que pour ceux qui voyaient des causes divines dans les oracles, c'était une question insoluble que

---

(¹) Cicéron. — Div., liv. 1, § 13 ; liv. 2, § 55 à 57. — Plutarque. — Des oracles de la Pythie.

(²) Plutarque. — Id., p. 176.

(³) Plutarque. — Des oracles abandonnés, p. 393.

celle de leur cessation; il n'y avait donc plus de Dieu? Pourquoi n'y en avait-il plus? Des explications physiques pouvaient éclairer et satisfaire quelques hommes sensés; mais faire comprendre aux masses le contraire de ce qui était cru si généralement, eût été une chose bien difficile, pour ne pas dire impossible :

Les corruptions tentées et exécutées sur les oracles ayant été rares et souvent inutiles, elles ont très peu influé sur leur existence.

On a fait un grand bruit de ce mot célèbre de Démosthènes : « la Pythie philippise. » Cicéron s'en est servi pour prétendre que la pythie était soupçonnée d'avoir été corrompue par Philippe, et que l'on pouvait en conclure que les autres oracles n'étaient pas à l'abri du soupçon.

Mais, d'abord, cette conclusion de Cicéron est injuste; car, une prêtresse, un prêtre pouvaient se laisser séduire, sans que les autres dussent être tenus de suivre leur exemple.

Quant à la corruption de la pythie, elle était bien facile à concevoir. Était-il possible qu'un roi qui faisait trembler la Grèce n'eût pas de l'influence sur les prêtres? Et malgré la force de l'exhalaison qui ne laissait pas la pythie maîtresse d'elle-même, ne devait-elle pas, avant d'être inspirée et de monter sur le trépied, être dominée elle-même par l'idée de ne rien dire qui pût compromettre la république? La pythie, en définitive, n'était qu'une femme; ce n'était pas cette fois pour des intérêts particuliers qu'elle était consultée, mais dans ceux de la république; elle pouvait donc être influencée jusque dans la fureur prophétique par une pensée aussi importante que celle de la crainte de nuire à son pays.

D'ailleurs les hommes n'abusent-ils pas de tout?

Quand Cléomène, roi de Sparte, voulut dépouiller Démarate de sa royauté, sous prétexte qu'il n'était pas fils d'Ariston, et qu'Ariston lui-même s'était plaint qu'il lui était né trop peu de temps après son mariage, on fut à l'oracle pour résoudre une question aussi difficile. Mais Cléomène avait pris les devans, et la Pythie déclara que Démarate n'était point fils d'Ariston (¹). La fourberie fut reconnue quelque temps après, et la prêtresse privée de sa dignité (²).

Que résulte-t-il de cet exemple? Sinon que les oracles, rendus aux rois ou sollicités contre eux, furent souvent suspects. La prudence retenait la vérité, ou la crainte faisait préférer le mensonge. C'était toujours Crésus demandant s'il détruira l'empire des Perses, Pyrrhus s'il vaincra les Romains, Achab voulant s'assurer de la victoire avant de se mettre en campagne.

Un dernier exemple va le prouver encore :

Alexandre-le-Grand, étant à Delphes, voulut consulter le Dieu. La prêtresse, ne se trouvant point purifiée pour le jour qu'il avait plu au roi de choisir, refusait d'entrer dans le sanctuaire et de monter sur le trépied; mais Alexandre la prit par le bras pour l'y mener de force, et celle-ci s'écria : « Mon fils, on ne peut te résister! » « Je n'en veux pas davantage, dit le roi, cet oracle me suffit. »

(¹) Hérodote, liv. 6.
(²) Plutarque. — Des oracles de la Pythie, p. 152.

CHAPITRE III.

Des oracles nouveaux considérés comme cause de la décadence des oracles anciens.

A peine l'oracle de Delphes fut-il établi, que partout où il s'exhala une vapeur qui pût exciter les sens, là surtout où il y eut des fontaines dont l'eau excitait au délire, à l'extase, ou au sommeil, il s'éleva des oracles; les uns se turent bientôt, d'autres se maintinrent, et parmi eux l'oracle d'Apollon Pythien fut toujours le plus célèbre, autant parce qu'il était le plus véridique, que parce qu'on ne rencontra, dans aucun autre lieu, d'exhalaison souterraine semblable à celle qui inspirait la pythie.

Les destinées de la Grèce ayant commencé à changer, par le sort des armes qui la soumit à Alexandre et plus tard aux Romains, les oracles devaient être pour des peuples étrangers un sujet d'étonnement, d'admiration ou de mépris; et l'expérience prouve, en effet, qu'ils furent tout cela, en même temps.

Les rois vainqueurs, après avoir vu célébrer et diviniser leurs aïeux, voulurent aussi se diviniser eux-mêmes, et ils trouvèrent des prêtres assez lâches, assez flatteurs, pour les y encourager. Non contens de leur prétendue divinité, ils tombèrent bientôt dans un tel excès de folie qu'ils voulurent aussi diviniser leurs favoris; et enfin, ce qui est encore plus absurde et presqu'incroyable, c'est *qu'ils leur firent rendre des oracles!*

Après la mort d'Ephestion, Alexandre, ne pouvant se consoler de la perte de ce favori, imagina de le faire adorer. Il ordonna de lui ériger deux temples, l'un dans Alexandrie et l'autre dans l'île du Phare; de consacrer ces monumens sous le

nom d'Ephestion, et d'apposer même ce nom à toutes les
transactions particulières ([1]).

L'empereur Adrien, ayant perdu en Egypte son favori Antinoüs, suivit l'exemple d'Alexandre. Antinoüs eut un temple
à Mantinée, en Arcadie, avec une fête et des jeux solennels
en son honneur ([2]). On lui donna des prêtres et des prophètes,
et il *rendit des oracles* ([3]).

Ces nouveaux oracles ne manquèrent pas de faire faire des
réflexions à tous les hommes en général, même à ceux qui en
étaient les moins capables. Ne suffisait-il pas de voir l'origine
des oracles d'Antinoüs et d'Ephestion pour croire que les anciens oracles, ceux d'Amphiaraüs, de Trophonius et celui même
d'Apollon Pythien, devaient être de même nature ([4])?

CHAPITRE IV.

Des oracles sibyllins, de leur décadence et de leur cessation.

L'existence des sibylles paraît remonter aux premiers âges
de la Grèce et de l'Italie. Son origine se perd dans la nuit des
temps; on sait seulement que la sibylle de Cumes vint à Rome
sous Tarquin. Cicéron en parle comme d'une chose très ancienne ([5]), et Plutarque ([6]) ainsi que Pausanias ([7]) se bornent
à indiquer la roche où la sibylle de Delphes avait rendu ses
oracles.

Suivant Varron et saint Augustin, ce fut sous Romulus que

([1]) Arrien. — Exped. d'Alex., liv. 7, ch. 7. — ([2]) Pausanias. — Arcadie,
liv. 8, ch. 9. — Spartien. — Vie d'Adrien. — ([3]) Spartien. — Id. — ([4]) Ces
réflexions sont de Fontenelle, Hist. des oracl., pag. 136. — ([5]) Cicéron. — Div.,
liv. 1, § 36, p. 99, et liv. 2, § 54, p. 277. ([6]) Des oracles de la Pythie, p. 127.
— ([7]) Pausanias, liv. 10, ch. 12.

parut la sibylle Erythréenne ([1]), à laquelle on attribua la prédiction de la venue de Jésus-Christ; mais Pausanias explique qu'il a existé deux sibylles, portant toutes deux le nom d'HÉROPHILE, et qu'elles vivaient avant la guerre de Troie.

Hérophile, que les Erythréens réclament pour être née parmi eux, passa une grande partie de sa vie à Samos. Son tombeau subsistait encore du temps de Pausanias; on y lisait :

JE SUIS CETTE SIBYLLE FAMEUSE
QU'APOLLON VOULUT AVOIR
POUR INTERPRÈTE DE SES ORACLES.
AUTREFOIS JUGÉE ÉLOQUENTE,
MUETTE AUJOURD'HUI SOUS CE MARBRE.

Après Hérophile, il y eut une autre sibylle à Cumes; Hypérochus la nomme DÉMO.

Après Démo, les Hébreux, dit encore Pausanias, ont mis au nombre des prophétesses une certaine SABBA qu'ils prétendent fille de Bérose et d'Erymanthe. C'est elle que les uns appellent la sibylle Babylonienne, et les autres la sibylle d'Égypte ([2]).

La sibylle Samienne, à laquelle on a également attribué les vers qui annoncèrent la venue de Jésus-Christ, fut contemporaine de Numa et du prophète Isaïe ([3]).

Plutarque cite, comme une exception, la sibylle Syrienne qui accompagna Marius dans la guerre des Cimbres ([4]).

Il y eut en Italie, on ne sait pas à quelle époque, une sibylle appelée *Tiburtine,* parce qu'elle rendait ses oracles à Tibur. On découvrit un jour sa statue près de l'Anio. Elle était représentée ayant un livre à la main ([5]).

Pline dit que, de son temps, il y avait trois statues de sibylles devant la tribune aux harangues ([6]).

([1]) Saint Augustin. — Cité de Dieu, t. 2, l'v. 18, ch. 25, p. 1038. — ([2]) Pausanias, liv. 10. — Phocide. — ([3]) Saint Augustin, ch. 24, p. 1043. — ([4]) Plutarque. — Vie de Marius. — ([5]) Lactance. — Institutions divines, liv. 1. — ([6]) Pline. — Histoire naturelle, liv. 34.

Sous Dioclétien, il n'était plus question de Sibylles, de Pythies, de Druidesses ; d'autres femmes leur avaient succédé sous divers noms, et attiraient l'attention de l'Église chrétienne ([1]).

CHAPITRE V.

De la décadence successive de tous les oracles.

On apprend par Cicéron, que, de son temps, l'oracle d'Apollon Pythien ne donnait déjà plus de réponse *par la pythie en délire* ([2]) ; la force souterraine qui excitait la prêtresse s'était évanouie à la suite d'un tremblement de terre ([3]).

Mais cent ans après du temps de Plutarque, l'exhalaison prophétique avait reparu, et l'oracle attirait à lui une foule plus considérable que jamais ([4]).

Il en était de même de l'oracle d'Amphiaraüs : Hérodote rapporte que Crésus, roi de Lydie, le tenait pour un des plus véridiques de ceux qu'il avait fait consulter ([5]). Au Bas-Empire il était tombé en discrédit. Il reprit cependant faveur à cette époque, et l'on a retrouvé à Orope, où était situé le temple, une inscription qui constate que « les hiérar-» ques ont été autorisés à faire raccommoder les vases sacrés » et les autres ustensiles d'or et d'argent destinés à l'usage du » temple, et à employer, à cet effet, les offrandes brisées ou » tombées. » Vient ensuite l'énumération de ces offrandes, parmi lesquelles se trouvent beaucoup de figures représentatives de diverses parties du corps humain ([6]).

([1]) Concile de Bâle. — Saint Irénée. — Adv. hæres. — ([2]) Cicéron. — Div., liv. 1, § 19, p. 59 ; liv. 2, § 57, p. 281. — ([3]) Plutarque. — Des oracles abandonnés, p. 393. — ([4]) Id. — Des oracles de la Pythie, p. 184. — ([5]) Hérodote, liv. 1. — ([6]) Clavier. — Mémoire sur les oracles anciens, — 1818.

Plutarque dit que, sans parler des autres pays, la Béotie, qui retentissait autrefois de la voix de tant d'oracles, en était de son temps si dépourvue, qu'il semblait qu'un vent brûlant eût soufflé sur toute la contrée, et y eût tari les sources de la divination. La seule où l'on pouvait encore puiser, était celle de Lébadie. Tous les autres oracles, ou gardaient le silence, ou étaient réduits à la plus affreuse solitude (1).

L'oracle de Jupiter Ammon, qui avait eu une si grande célébrité, la perdit presqu'aussitôt que les Romains furent les maîtres du monde.

Néron, pour satisfaire à ses prodigalités, enleva du temple de Delphes plus de cinq cents statues de Dieux et d'hommes, toutes de bronze, et il ôta aux prêtres du Dieu les champs de Cyrrhe, pour les donner à ses soldats (2).

Sous Trajan, il n'y avait qu'une pythie au lieu de trois (3).

Sous Antonius et sous Sévère on affirmait que les fontaines sacrées, celles de Castalie et de Colophon, avaient perdu leurs vertus prophétiques (4).

Enfin, le temps approchait où les hommes devaient couvrir de leur mépris ce qu'ils avaient le plus respecté jusqu'alors; le peuple, allait, selon son usage, briser de ses propres mains ce que des écrivains imprudens avaient déjà ruiné dans l'esprit général.

---

(1) Plutarque. — Des oracles abandonnés, p. 281. — (2) Pausanias. — Phocide, ch. 7. — (3) Plutarque. — Des oracles abandonnés, p. 293. — (4) Clément Alexandrin. — Straumates.

LIVRE NEUVIÈME.

DES EXTASES, DES SONGES ET DES ORACLES, CHEZ LES PAÏENS ET LES JUIFS DANS LES PREMIERS SIÈCLES DE L'ÈRE CHRÉTIENNE.

CHAPITRE PREMIER.

De l'existence des oracles après la mort de Jésus-Christ.

On a cru longtemps parmi les modernes que les oracles avaient cessé à la venue de Jésus-Christ.

Un grand nombre d'écrivains ayant démontré le contraire, ce serait aujourd'hui une chose inutile à redire et à remettre en question, s'il ne s'agissait de prouver l'existence des songes et des oracles eux-mêmes.

L'histoire des oracles étant, malgré de graves erreurs, un peu mieux connue depuis cent ans, c'est le cas de continuer l'esquisse du grand tableau de leur existence. On aura ainsi la preuve écrite que les choses ne se passèrent pas ainsi qu'on a voulu le faire croire, et que ce n'est vraiment qu'à la destruction des temples païens, ou à leur transformation en églises, que l'on cessa de consulter les Dieux, soit en songe, soit par les oracles.

Cicéron, dans son traité de la divination, avait dit : « Ce qui mérite surtout notre attention, c'est de savoir comment il

, se fait qu'il ne se rende plus d'oracles *de cette sorte*, non seu-
, lement aujourd'hui, mais depuis longtemps. Pourquoi, long-
, temps avant nous, le trépied de Delphes était-il si méprisé? »
Il est donc évident qu'il ne parlait que d'un genre d'oracles
et que d'un oracle, celui de Delphes.

Plutarque, à son tour, écrivait, dans le siècle qui suivit la
mort de Jésus-Christ, son *Traité des Oracles abandonnés.*

Il résultait donc, de ces deux ouvrages, la preuve que les
oracles avaient pu cesser temporairement, mais qu'ils n'en
existaient pas moins encore du temps de Plutarque.

Porphyre, philosophe païen du 3e siècle, et qui écrivit un
Traité *de la philosophie par les oracles*, dit, en faisant parler
Apollon à son prêtre :

« Je t'apprendrai la vérité sur les oracles de Delphes et de
» Claros. Autrefois, il sortit du sein de la terre une infinité
» d'oracles, de fontaines et d'exhalaisons qui inspiraient des
» fureurs divines. Mais la terre, par les changemens conti-
« nuels que le temps amène, a repris et fait rentrer en elle-
» même fontaines, exhalaisons et oracles. Il ne reste que les
» eaux de Micale dans les campagnes de Didime, celles de
» Claros, et l'oracle du Parnasse (¹). »

Eusèbe, écrivain chrétien, ne se fonda pas moins sur ce passage de Porphyre pour conclure que tous les oracles avaient
cessé, quoiqu'il rapporte lui-même la preuve que trois d'entre
eux étaient exceptés. « Il ne songea, dit Fontenelle, qu'au com-
» mencement de la citation de Porphyre qui était favorable à
» son système, et ne s'inquiéta pas du reste (²). »

Dion, dans son Histoire romaine, écrite sous le règne d'A-
lexandre Sévère, dit que, de son temps (230 ans après Jésus-
Christ), Amphilocus de Cilicie rendait encore des oracles en
songe (³).

_____

(¹) Porphyre, par Eusèbe. — Préparation évangélique, liv. 5. — (²) Fontenelle. — Hist. des oracles, p. 222. — (³) Dion Cassius, liv. 55.

Sous Aurélien (an 272), les Palmyréniens révoltés consultèrent un oracle d'Apollon Sarpédonien, en Cilicie, ainsi que celui de Vénus Aphaca près d'Héliopolis (¹).

Sous Domitien, Apollonius de Thyanes visita tous les oracles de la Grèce, celui de Dodone, celui de Delphes, et celui d'Amphiaraüs (²).

Sous Constantin, on consultait encore l'oracle d'Apollon de Didime (³). Sous Arcadius et Honorius, Macrobe parle encore des fortunes d'Antium, du Dieu d'Héliopolis et de son oracle (⁴).

CHAPITRE II.

Des extases, des songes et des oracles chez les païens et les Juifs, pendant les premiers siècles du christianisme.

§ 1ᵉʳ. — Extases dans l'Inde.

On a vu Damis, disciple d'Apollonius qui était contemporain de Jésus-Christ, aller jusques dans l'Inde et s'entretenir avec Jarchas qui lui demande, si, comme Apollonius, il a la faculté de prévoir l'avenir (⁵).

§ II. — Extases en Egypte.

Vespasien eut une vision dans le temple de Sérapis (⁶); Antonin éleva un temple à ce Dieu en remerciement de ses utiles avis (⁷). Voici, au troisième siècle, un exemple nouveau de vue à distance :

(¹) Zozime, liv. 1. — (²) Philostrate. — Vie d'Apollonius. — (³) Ammien Marcellin, liv. 2. — (⁴) Macrobe. — Saturnales, liv. 1, ch. 23. — (⁵) Philostrate. — Vie d'Apollonius, liv. 3, ch. 12. — (⁶) Voir p. 14. — (⁷) Voir p. 16.

Sosypatre, femme d'Edésius et qui fut si célèbre par ses prévisions, étant un jour à disserter sur l'âme, s'arrête tout à coup,
comme si la voix lui manquait. Puis un moment après elle
s'écrie : « Qu'est-ce?... Mon ami Philométor, monté sur un
» char, est tombé dans un lieu inculte et plein d'aspérités;....
» il est en danger de se rompre les jambes...... Cependant
» on le retire et il n'a d'autre mal que de s'être écorché le cou
» et les mains..... le péril est passé.... on le ramène porté
» sur une chaise. »
Il en était ainsi, dit Eunapius, et le tout était vrai ([1]).

Un célèbre philosophe égyptien, qui vécut du temps de Galien, et qui a été le maître de Porphyre, Plotin, avait une faculté divinatrice qui rappelle l'avertissement reçu en songe par
Sophocle :
Plotin logeait chez lui une veuve fort respectable avec ses
enfans. Cette dame perdit un collier. Plotin fit venir tous
les domestiques et après les avoir examinés attentivement,
désignant l'un d'eux : « Voilà le voleur, dit-il. » Celui-ci nia
longtemps, malgré les coups de fouet qu'on lui donna, mais
il finit par avouer son crime et rendit le collier ([2]).

§ III. — Extases et songes en Judée.

Les extases et les songes sont aussi frappans de vérité chez
les Juifs que chez les Hébreux.

« Il y avait à Damas, dit Saint Luc, un homme nommé Ana-
» nias, auquel le Seigneur dit, en vision :
» Ananias, lève-toi, et va dans la rue qui est à ta droite
» chercher dans la maison de Judas un nommé Saül, qui est
» de Tharse, et qui prie en ce moment.
» Or, Saül avait aussi vu, en vision, un personnage nommé

---

[1] Eunapius, in Edesio, 1616, p. 59. — [2] Porphyre. — De vita Plotini.

» Ananias, entrant, et lui imposant les mains pour qu'il re-
» couvrât la vue qu'il avait perdue.

» Ananias partit donc, entra dans la maison où était Saül,
» et imposant les mains sur lui, il lui dit : « Frère, le Seigneur
» Jésus, qui t'est apparu *en chemin*, m'a envoyé afin que tu re-
» couvres la vue. » Soudain, chûrent des yeux de Saül des
» espèces d'écailles, et il recouvra la vue ([1]). »

On trouve d'abord dans cet exemple une vision, *dans l'ex-*
tase, en chemin, d'Ananias par Saül : « *Il advint, qu'en chemin,*
» dit le texte, *et comme il approchait de Damas, une lumière*
» *resplendit tout à coup autour de lui et il entendit une voix* ([2]).
» Et de son côté Ananias, qui connaissait Saül et s'occupait
» journellement de lui pour des causes de religion ([3]), eut aussi
« une vision pour aller le trouver. »

Ces deux hommes s'occupaient donc l'un de l'autre, et ils
s'étaient rapprochés dans l'extase.

Josephe, juif et historien célèbre, combattit vaillamment
contre les Romains; pendant le siège de Jotapat (an 66 de Jésus-
Christ), il prédit aux habitans que leur ville serait prise après
une résistance de quarante-sept jours, et que lui même tomberait au pouvoir des Romains ([4]).

Jotapat fut prise, comme Josephe l'avait dit, et cependant
lui-même ne voulut pas se rendre aux Romains. Il se fit descendre dans un puits qui communiquait par une caverne à une
ouverture latérale et il y trouva une quarantaine de Juifs, des
plus braves, qui s'y étaient refugiés avant lui; mais bientôt ils
furent trahis et leur retraite découverte.

Vespasien, qui estimait Josephe à cause de son courage, lui
fit proposer de se rendre; il refusa par deux fois. Cependant
ébranlé par Nicanor, son ami, il réfléchit sur les songes qu'il
avait eus précédemment, et dans lesquels Dieu lui avait révélé
les malheurs que devaient éprouver les Juifs et le triomphe des
Romains; alors, comme plein de Dieu, et fixant son esprit sur

(1) Actes des apôtres, ch.10 à 18. — (2) Id., v. 2, 3 et 4. —(3) Id., v. 13 e
14. — (4) Josephe. — De la Guerre contre les Juifs, liv. 8, c. 14.

les affreux tableaux que lui avaient présentés ses derniers songes, il dit : « Créateur suprême, puisqu'il t'a plu d'aban-
» donner la nation juive, puisque tu as choisi mon esprit pour
» prédire l'avenir, je cède aux Romains et je vis. Je te prends à
» témoin que je n'irai pas à eux comme un traître, mais comme
» ton ministre (¹). »

Cependant il trouva une résistance énergique chez ses compagnons d'infortune. Ceux-ci préféraient mourir plutôt que de se rendre, et ils voulurent immoler Josephe, pour en avoir fait, le premier, la proposition. Déjà les épées étaient levées sur lui, lorsqu'éclairé par une inspiration soudaine, il dit à ses compagnons qu'il adhère à leur projet de se donner la mort, mais qu'une mort réciproque doit terminer leur vie et qu'il faut que ce soit le sort qui détermine successivement qui donnera et qui recevra la mort jusqu'à que tous aient succombé, afin qu'au moins on n'eût à reprocher à aucun d'avoir porté sur soi-même une main criminelle.

Cette proposition fut acceptée ; tous périrent par la main les uns des autres, à l'exception de Josephe et l'un de ses compagnons auquel il persuada de vivre, après lui avoir donné sa parole de le sauver (²).

Josephe s'étant rendu à Vespasien, celui-ci résolut de l'envoyer à Néron ; Josephe, l'ayant appris, lui fit demander une audience pour lui déclarer des choses qu'il ne pouvait révéler qu'à lui seul. Cette audience lui fut accordée : «Vous voulez m'en-
» voyer à Néron, dit-il à Vespasien, et pourquoi ? puisque ceux
» qui lui succéderont jusqu'à vous *ont si peu de temps à vivre.*
» C'est vous seul que je dois regarder comme mon em-
» pereur, et Titus votre fils, après vous, parce que *vous mon-*
» *terez tous les deux sur le trône.* C'est de la part de Dieu que
» je vous parle ; faites-moi jusques-là retenir en prison, pour
» me punir, comme imposteur, si j'ai abusé de nom de Dieu
» et de votre crédulité (³). »

(¹) Id. — (²) Id. — (³) — Id.

Ces paroles ne firent pas, d'abord, une grande impression
sur Vespasien ; mais lorsqu'il eut connaissance des prédictions
de Josephe aux Juifs et de leur accomplissement, il prit pour
lui plus d'estime.

En fait, Galba, Othon et Vitellius moururent dans le court
espace d'une année.

§ IV. — Extases, songes et oracles en Grèce.

Les oracles se font encore entendre, et Plutarque, sur la fin
du premier siècle de l'ère chrétienne, se félicite de ce que celui de Delphes voit arriver à lui une foule plus considérable
qu'elle n'a jamais été [1].

« Pendant que j'étais dans la Cilicie, mon pays, dit Démé-
» trius à Lamprias, les oracles de Mopsus et d'Amphiloque
» avaient la plus grande réputation. Je vais vous raconter, au
» sujet du premier, un événement qui vous étonnera beau-
» coup et dont j'ai été le témoin.

» Le gouverneur qui commandait alors en Cilicie, homme
» méchant et emporté, ne savait que croire des Dieux. Il flot-
» tait dans une incrédulité mal assurée, obsédé qu'il était par
» ces Epicuriens, qui, pleins d'une philosophie arrogante,
« se moquent de tout ce qui a rapport à la religion.

» Il députa donc un de ses affranchis à l'oracle, comme on
» envoie un espion dans un camp ennemi. Il lui donna un
» billet cacheté dans lequel il avait écrit la question qu'il pro-
» posait et qu'il n'avait dite à personne.

» L'affranchi ayant, selon l'usage, passé la nuit dans le
» temple, vit en songe pendant son sommeil un homme
» très bien fait, qui lui dit ce mot : *Noir*, et qui disparut aus-
» sitôt. Cette réponse nous parut ridicule, et nous ne savions
» qu'en penser, lorsque le gouverneur, frappé d'étonnement

[1] Plutarque. — Des oracles de la Pythie, p. 184.

» et de respect, ouvrit le billet, et nous montra ces mots qu'il
» y avait écrits : « T'immolerai-je un taureau *blanc* ou *noir*? »
» Les épicuriens furent confondus et le gouverneur, ayant
» sacrifié à Mopsus, eut depuis pour ce Dieu la plus grande
» vénération (¹)! »

Les songes d'Aristide, philosophe grec, qui vivait sous le
règne de Marc-Aurèle Antonin (an 177 de J.-C.), sont d'un
très grand intérêt sous le rapport médical, comme pour la
physiologie :

« Je vais vous rendre compte, dit-il, d'une affection que j'eus
» au bas-ventre, et du traitement que j'ai suivi jour par jour.
» Nous étions en hiver, au mois de décembre ; j'avais, toutes
» les nuits, un mal d'estomac affreux ; je ne pouvais rien di-
» gérer ; je ne dormais pas ; j'avais un froid continuel que les
» briques échauffées ne pouvaient surmonter, et cependant
» j'étais dans un état de sueur habituelle qui ne s'arrêtait que
» lorsque j'entrais dans le bain. Le douzième jour du mois le
» Dieu m'ordonna de m'abstenir du bain. Même défense le
» lendemain et le surlendemain. Pendant ces trois jours, la
» sueur me quitta, et je me trouvai mieux qu'auparavant. Je
» me promenais dans la maison. J'eus un songe où il me
» semblait que j'étais dans un bain chaud, et qu'en avançant
» ma tête pour me regarder, je voyais mon bas-ventre ma-
» lade. Je pris un bain le soir. Le lendemain, dès le point du
» jour, je sens des douleurs au bas-ventre. Elles se portaient
» vers la droite et s'étendaient jusqu'à l'aîne. Le 17, un songe
» me défendit ce bain. Le 18, même défense. Le lendemain,
» dans un autre songe, il me semblait être aux prises avec des
» barbares. L'un me mettait le doigt dans le gosier ; notez
» que j'avais mal à la gorge et que je ne pouvais boire quand
» j'avais soif. Il me désignait qu'il fallait vomir et suspendre
» les bains. J'obéis ; je ne pris pas de bain, je vomis avec suc-
» cès. »

Une fois, et en songe, Aristide se croyait dans le temple

_____

(¹) Plutarque. — Des oracles abandonnés, p. 393.

d'Esculape, et près de la statue du Dieu, lorsqu'un taureau fond tout à coup sur lui; Aristide veut l'éviter; mais le taureau le frappe sous le genou droit. A son réveil, il sentit sous le genou droit une petite tumeur (¹).

Son état de maladie lui ayant souvent procuré des songes utiles, il y prêtait plus d'attention que jamais; et songeant un jour qu'il prenait un bain froid près de la porte Ephésienne, il s'y fit porter le soir, prit son bain et s'en trouva bien.

Un autre jour, il fut averti par un songe de ne pas manger. Le lendemain il ne prit pas de bain, et le surlendemain il se mit à la diète.

Un soir il vomit; il songe dans la nuit qu'il doit se faire saigner au talon, et il exécute cette prescription à son réveil (²).

Toutes ces précautions, cette obéissance aux avertissemens reçus en songe se trouvent justifiées par l'exemple suivant :

Après un vomissement, Aristide se trouva si mal qu'il crut ne pas aller jusqu'au lendemain. Il fit une diète absolue prescrite par un songe. Comme il doutait s'il devait continuer, il demanda conseil au Dieu. Le Dieu lui envoya un songe dans lequel le médecin Théodote venait le visiter. Sur ce qu'Aristide lui disait de son état, Théodote lui prescrivait une saignée, parce que sa douleur venait des reins. Il confirmait la diète comme très convenable en pareille occurrence.

A son réveil, il était précisément l'heure à laquelle, en songe, le médecin Théodote était venu le visiter, et celui-ci arriva en effet. Aristide lui raconta le songe qu'il avait eu, le médecin dit qu'il fallait obéir à Esculape, et ce que le songe avait prédit fut exécuté avec succès (³).

Aristide avait des extases, et il les dépeint comme des momens de bonheur :

(¹) Aristide. — Discours sacrés, t. 1, p. 482. — (²) Id., p. 500 à 501. — (³) — Id., p. 502.

« Tout le reste du jour, dit-il, après avoir raconté ce qu'il
» avait fait dans une certaine occasion, et une partie de la
» nuit, je restai dans le même état. Mon corps ne devenait ni
» plus sec, ni plus humide, et la chaleur n'augmentait ni ne di-
» minuait, et cette chaleur avait quelque chose de plus qu'une
» chaleur naturelle : c'était une chaleur douce, perpétuelle,
» qui répandait par tout mon corps une chaleur égale. Mon
» esprit n'était pas affecté moins agréablement : c'était une
» tranquillité, un calme ineffable, dont je n'aurais pas voulu
» sortir pour tout au monde. Cet état de quiétude était tel,
» qu'à peine je croyais voir ce que j'avais devant les yeux, tant
» j'étais plein du Dieu et livré à son influence (¹). »

Un jour le Dieu lui prescrit en songe un remède à une dose
inusitée et extraordinaire. Il fait venir son médecin et lui raconte le songe qu'il a eu. Théodote était plein d'admiration,
mais ne se trouvait pas plus habile pour rien décider.

« Je crus donc à propos, dit Aristide, d'appeler le gardien
» du temple d'Esculape, auquel j'avais coutume de communi-
» quer la plupart de mes songes.

» A peine avais-je commencé à lui parler, qu'il me dit qu'il
» quittait au moment même un de ses collègues appelé Phila-
» delphe, lequel avait eu un songe cette nuit à mon sujet. Il
» me raconta ce songe. Philadelphe me le confirma lui-même.
» Or, ce songe concordait parfaitement avec le mien, de ma-
» nière que je ne fis pas de difficulté de prendre le médi-
» cament que ce Dieu m'avait ordonné. La dose était si con-
» sidérable, que personne n'en avait encore pris autant.
» Cependant j'avalai le remède avec la plus grande facilité, et
» je m'en trouvai bien (²). »

Au milieu d'un été, une maladie pestilentielle se déclare et
enlève beaucoup de monde. Tous les gens d'Aristide en sont
frappés et meurent ; lui-même en est atteint et se sent une

(¹) Aristide. — Id., p. 521. — (²) Aristide. — Id., p. 525.

grande ardeur au foie. Le mal fit de si rapides et si terribles progrès que les médecins l'abandonnèrent ; mais il ne perdit pas tout espoir.

Il vit bientôt en songe Esculape et Minerve. « J'eus, dit-il, » un entretien avec la Déesse, et comme je criais aux assistans » d'écouter la Déesse et de regarder son égide que je leur » montrais, ceux-ci, ne sachant où se tourner, crurent que » j'étais en délire, jusqu'à ce qu'ils virent sensiblement la force » du mal diminuer, et qu'ils entendirent les paroles que je di- » sais avoir reçues de la Déesse. Ce fut ainsi que m'apparut » Minerve, qu'elle me consola et me sauva. Il me vint ensuite » dans l'esprit de prendre un lavement avec du miel du mont » Hymète, pour évacuer la bile ; j'y joignis quelques remèdes » et un régime que je me prescrivis. Je recouvrai ainsi, peu à » peu, mes forces et la santé (1). »

Il voyait quelquefois, en songe, les choses qui devaient se passer loin de lui, et il était fort étonné de les trouver telles à son réveil.

« Étant à Pergame, dit-il, je logeai dans l'appartement même » du gardien du temple ; j'étais extrêmement échauffé ; j'avais » la bouche et le palais tout en feu. Le Dieu m'ordonna une » saignée au front, et m'enjoignit ensuite d'aller au Caïque, » en ajoutant qu'à mon arrivée je verrais un cheval se bai- » gnant et que le gardien du temple serait sur le rivage.

» Quelle fut ma surprise, en approchant du fleuve, de trou- » ver les choses telles qu'elles m'avaient été prédites : le cheval » qui se baignait, et sur le rivage, le gardien du temple qui était » à regarder ! Quel soulagement j'en éprouvai, et quelle con- » fiance ce spectacle ne me donna-t-il pas en la toute puis- » sance du Dieu (2) !

» Le Dieu m'ordonna une seconde fois, continue-t-il, d'aller » me baigner au milieu du fleuve qui passe dans la ville. J'é- » tais si faible, que depuis longtemps je ne sortais pas. Le

(1) Aristide. — Id., p. 529. — (2) Id., p. 532.

» fleuve était considérablement grossi par les pluies. Le Dieu
» me prédit que j'avais trois bains à prendre. Je fus chercher
» le fleuve un peu au-dessus de la ville, afin d'avoir l'eau plus
» pure. J'étais accompagné de plusieurs de mes amis.

» En chemin nous essuyâmes une ondée considérable : ce fut
» le premier bain prédit. Arrivés au bord du fleuve, les eaux
» étaient tellement grosses que personne n'osait m'exhorter à
» m'y exposer. Pour moi, plein de confiance aux ordonnances
» du Dieu, je me dépouille de mes vêtemens, et en l'invoquant
» je me jette au milieu du fleuve. Les pierres, les bois qu'entraî-
» nait le fleuve roulaient autour de moi. Les flots faisaient un
» bruit épouvantable ; mais ces pierres, ces bois passaient
» comme des feuilles légères autour de moi. L'eau me sem-
» blait plus douce que l'eau la plus pure. J'y restai donc assez
» longtemps. Au sortir du fleuve, une chaleur bénigne se ré-
» pandait tout autour de mes membres ; il s'en exhalait des
» vapeurs ; mon corps était rouge. Nous chantâmes une
» hymne à la louange d'Esculape. En nous en retournant la
» pluie tomba de nouveau ; et ce fut mon troisième bain (¹).

» A Elée, dit-il encore, le Dieu m'envoya prendre un bain
» de mer, en m'assurant que je trouverais, à l'entrée du port,
» un vaisseau portant le nom d'Esculape ; que je n'avais qu'à
» me jeter dedans, que j'entendrais de la part des matelots des
» paroles qui concorderaient avec les événemens du jour.
» Après que je fus arrivé à Elée, je trouvai le bâtiment ap-
» pelé l'*Esculape* et les matelots qui chantaient les louanges
» de ce Dieu (²). »

Dans le récit que fait Aristide de sa maladie, il a soin de
bien spécifier qu'il n'a eu recours au Dieu qu'après avoir
épuisé les secours de la médecine à Rome et à Pergame ; secours qui, au lieu de guérir son mal, l'avaient considérablement augmenté ; ce fut lorsque les médecins lui déclarèrent
qu'ils ne pouvaient expliquer sa maladie, qu'il se détermina à
recourir au Dieu qui, par les bains et les remèdes commandés

(¹) Aristide. — Id., 534. — (²) Id., p. 541.

dans les songes, le tira de danger et le guérit complètement de
ses douleurs et de ses maux ([1]).

Aristide, comme on le voit, n'entendait rien en médecine,
et la confiance remplaçait chez lui le savoir. Mais un des
plus célèbres médecins de son temps n'agit pas d'une autre
manière, et engage lui-même ses malades à recourir aux songes :

« Un homme riche de la Thrace, dit Galien, étant attaqué
» d'une maladie qui ne pouvait se guérir, vint à Pergame pour
» consulter Esculape, ainsi qu'il y avait été engagé en songe.
» Le Dieu lui conseilla de prendre tous les jours d'un remède
» où il entrait des vipères, et de s'en frotter le corps extérieu-
» rement. Peu de temps après la maladie prit un caractère
» déterminé; la lèpre se déclara; et il fut parfaitement guéri
» par le remède indiqué ([2]).

» Nicomachus, de Smyrne, dit encore le même médecin,
» était devenu si gros qu'il ne pouvait plus se remuer; il con-
» sulta Esculape, qui le guérit ([3]). »

Pythagore, Socrate, Platon recommandaient de vivre sobre-
ment si l'on voulait obtenir des songes; les prêtres d'Esculape
étaient du même avis :

« Un jeune homme, qui était hydropique, dit Philostrate,
» alla dans le temple d'Esculape pour y recevoir, en songe,
» l'indication du remède qui devait le guérir.

» Accoutumé à boire et à manger à sa fantaisie, il continuait
» ce genre de vie, et s'enivrait même alors qu'il désirait avoir
» un songe. Ses désirs, ses prières n'aboutirent à rien, le
» songe ne vint pas. Enfin, un jour, après s'être emporté con-
» tre Esculape, il songea que le Dieu le renvoyait à Apollo-

([1]) Tous les morceaux cités d'Aristide ont été traduits du latin par M. le
comte Abrial. — Bibliothèque du magnétisme, t. 3.

([2]) Galien. — De subfig. Empyricor. — De Simplic. medicam. facult.,
liv. 2.

([3]) Id. — De different. morb., c. 9.

« nius de **Thyanes**, lui assurant qu'il se trouverait soulagé s'il
» suivait son conseil.

» Il fut donc trouver Apollonius à Ephèse, et se plaignit à
» lui d'Esculape, qui promettait la santé sans la donner.
» Apollonius lui fit alors comprendre que le Dieu n'accordait
» la santé qu'à ceux qui tenaient vraiment à guérir, et non pas
» à ceux qui, vivant comme lui, semblaient avoir du plaisir à
» entretenir leur mal (¹). »

§ V. — Extases, songes et oracles chez les Romains.

On a vu, en Egypte, Marc-Aurèle Antonin rendre grâces au
Dieu Sérapis, pour les remèdes qu'il lui avait indiqués en
songe et qui l'avaient guéri (²); cet empereur ne voulut pas
s'en tenir à des paroles fugitives, et résolut de transmettre à
la postérité les preuves de sa reconnaissance, en même temps
que le souvenir des bienfaits du Dieu. Il lui fit donc élever un
temple à Rome avec cette inscription :

SÉRAPI DÉO
M. AURÉLIUS ANTONINUS.
PONTIFEX MAX. TRIBUNIC.
POT. X.
ÆDEM.

Plus tard, il fit encore élever à Sérapis une statue, avec cette
autre inscription :

SÉRAPI SACR.
IMP. CÆSAR M. AUREL.
ANTONINUS AUG.
PIUS, FELIX COS III
P. P. (³)

Adrien, successeur de **Trajan**, affaibli par une maladie
grave, eut le projet de se donner la mort; mais une femme se

(¹) Philostrate. — **Vie d'Apollonius, liv. 1, ch. 6.** — (²) Voir pag. 16. —
(³) Gruter. — **Inscrip., p. 85.**

présenta et lui dit : qu'elle avait été avertie, *en songe*, de lui
faire connaître qu'il ne se donnât pas la mort, parce qu'il devait recouvrer la santé (¹).

Apollonius vit à Ephèse l'assassinat de Domitien qui avait
lieu à Rome : un prêtre de Padoue vit le combat qui se passait entre César et Pompée : Nycéphore rapporte maintenant
un autre fait :

Lorsque l'empereur Valens, après avoir été battu par les
Goths, se fut réfugié dans une grange, les ennemis qui le pour-
suivaient y mirent le feu, et ce prince expira au milieu des
flammes. Dans le même moment, à Constantinople, un solitaire appelé Paul, étant tombé en extase, s'écria, en présence
de ceux qui étaient avec lui prisonniers : « C'est maintenant
que Valens brûle (²). »

Licinius, ayant dessein de recommencer la guerre contre
Constantin, consulta l'oracle de Didyme, mais il en reçut cette
réponse contraire à son projet : « Malheureux vieillard, ce
» n'est point à toi à combattre contre des jeunes gens ; tu n'as
» point de force et ton âge t'accable (³). »

§ VI. — Extases, songes et oracles chez les Gaulois.

Aurélien, qui fut empereur en 270, s'étant mis en marche
pour conquérir l'empire d'Orient, arriva auprès de la ville de
Thyanes en Cappadoce ; les habitans ayant refusé de lui ouvrir
les portes, il jura de n'y pas laisser un chien vivant. Mais
Apollonius, si célèbre sous Domitien, lui apparut en songe et
le pria de ne rien faire contre les habitans de sa ville na-
tale (⁴). Or, la même chose arrive à un prince barbare devant
les murs d'Athènes :

Alaric, roi des Goths et Visigoths, étant entré en Grèce avec
ses hordes barbares, ravagea toutes les provinces qui ne purent lui opposer de résistance. Thèbes lui échappa, par la

(¹) Spartien. — In Adriano. — (²) Ammien Marcellin, liv. 31. — (³) Id. —
⁴) Vopiscus. — Vie d'Aurélien.

bonté de ses murailles et parce qu'il était pressé d'arriver à Athènes dont il voulait particulièrement s'emparer. Mais, à son approche de la ville, il vit Minerve qui en faisait le tour, armée de la même manière qu'elle paraît dans ses images, et Achille au haut des murailles, tel qu'il a été décrit par Homère, lorsque emporté par la colère il marchait contre les Troyens pour venger la mort de Patrocle. Alaric, épouvanté de ce spectacle, perdit l'envie d'attaquer les habitans et leur offrit la paix (¹).

Alexandre avait vu en songe la racine qui pouvait guérir un de ses lieutenans, blessé par une flèche empoisonnée, et chez les Gaulois du moyen âge un fait identique se présente :

Clovis, roi des Francs, était fort attaché à un de ses lieutenans nommé Lanicétus. Cet officier, cruellement tourmenté par des écrouelles (*scrofules*), avait essayé, sans succès, tous les remèdes de la médecine. Il était si honteux de son état, qu'il n'osait se montrer.

Clovis eut alors un songe : il lui sembla toucher la gorge de Lanicétus et voir celle-ci se guérir aussitôt, sans qu'aucune cicatrice rappelât la trace du mal qu'il avait éprouvé.

Dès qu'il fut jour, le roi se rendit chez le malade, et fit avec un plein succès ce qui lui avait été indiqué en songe. Lanicétus fut entièrement guéri aux applaudissemens de tous ceux qui étaient présens (²).

(¹) Zozime, liv. 5. — (²) Laurent. — Des écrouelles, p. 13.

LIVRE DIXIÈME.

DE LA CESSATION GRADUELLE DES ORACLES, DEPUIS L'ÈRE CHRÉTIENNE, JUSQU'A LA RUINE DU PAGANISME.

CHAPITRE PREMIER.

De l'état des oracles depuis l'ère chrétienne jusqu'à l'abjuration de Constantin (an 337).

Vespasien venait de mourir (an 79) après un règne glorieux et avec la réputation d'un grand prince, lorsque Titus lui succéda. Mal accueilli par le peuple romain, qui rendit néanmoins une prompte justice à ses qualités, Titus, inquiet de cette défaveur imméritée, consulta le célèbre Apollonius de Thyane, et il en reçut cette réponse : « Imitez votre père! (¹)»

Vespasien et Titus avaient vaincu les Juifs et ruiné leur empire, mais ils respectèrent leur religion. Vespasien fit plus, et après son triomphe il ne voulut pas s'approprier ni dénaturer les dépouilles sacrées des temples juifs ; il bâtit donc un temple à la Paix, et elles y restèrent déposées. Quant à la loi des Juifs et aux voiles de pourpre du sanctuaire, il les fit garder soigneusement dans son palais (²).

Domitien, qui leur succéda, fut loin de leur ressembler. La

(¹) Philostrate. — Vie d'Apollonius, liv. 6.
(²) Josephe. — Guerre des Juifs contre les Romains, liv. 7, ch. 19.

plupart des princes qui étaient un fléau pour l'empire redou-
taient alors les oracles, parce qu'on s'informait toujours s'il
y avait espoir d'être bientôt délivré d'eux. Lucain, qui vivait
sous Néron (an 64 de J.-C.), avait dit : « L'oracle qui ne parle
» plus à Delphes *depuis que les grands redoutent l'avenir...*(¹). »

Domitien, agité par le souvenir de ses crimes, était dans un
état de méfiance continuel. Les prédictions des devins, qu'on
nommait alors Chaldéens et Astrologues, lui annonçaient une
mort prochaine. Celle de l'astrologue Asclétarion le troubla
étrangement :

On accusait Asclétarion d'avoir prédit la mort du prince.
Dioclétien l'ayant interrogé, il convint du fait. « Mais toi, lui
» dit l'empereur, qui sais ma destinée, connais-tu celle qui t'at-
» tend? — Oui, répartit l'astrologue, je serai dévoré par des
» chiens. » Domitien crut qu'il était aisé de le faire mentir ; il
le fit mettre à mort, et ordonna que son corps fût brûlé. Mais
un orage épouvantable ayant éloigné du bûcher les exécuteurs
de l'arrêt, des chiens s'approchèrent du corps, le mirent en
pièces et le mangèrent (²).

Domitien fut bientôt assassiné à Rome (an 96); et j'ai rapporté plus haut (³) qu'Apollonius, en extase, vit cet assassinat, pendant qu'il discourait *à Ephèse* avec ses élèves : Adrien,
son successeur, ne persécuta ni ne favorisa les chrétiens,
mais n'en porta pas moins atteinte à l'existence des oracles :

Avant d'être empereur, il avait voulu, comme Vespasien au
temple de Sérapis, consulter l'oracle d'Apollon à la fontaine de
Castalie, près Antioche, et il en avait obtenu cet avis :
« SONGE A L'EMPIRE ! »
Parvenu au trône, il craignit que l'oracle ne donnât le même
conseil à un autre prétendant, et il fit jeter, dans la fontaine
sacrée, une grande quantité de pierres qui la comblèrent entièrement (⁴).

(¹) Lucain, liv. 5, v. 165. — (²) Suétone. — Vie de Domitien. — (³) Voyez
p. 38. — (⁴) Ammien Marcellin, liv. 22, ch. 11.

A son passage à Athènes, (an 176) Marc Aurèle, fort attaché à la religion païenne, imita Cicéron, et se fit initier aux grands mystères de Cérès, appelés les mystères d'Eleusis ([1]).

Septime Sévère étant arrivé au trône (an 200) défendit à tous les sujets de l'empire romain de se faire juifs ou chrétiens; et ce fut à cette occasion que Tertullien publia sa célèbre apologie de la religion nouvelle. Les païens étaient encore tout-puissans et la haine du nom chrétien était si grande, selon Tertullien, que même en louant un chrétien, ils lui faisaient un crime de son nom. « C'est un homme vertueux que Caïus Seius, » disait-on, mais il est chrétien. » « Il est fort étonnant. disait » un autre, qu'un homme aussi sage que Lucius se soit fait » tout d'un coup chrétien. »

« On dit, ajoute Tertullien, que dans nos mystères *nous* » *égorgeons* un enfant, que *nous le mangeons*, et qu'après cet » horrible repas nous nous livrons à des plaisirs incestueux. » Mais depuis si longtemps qu'on le dit, vous n'avez pas pensé » à vous informer de ces crimes. Si vous les croyez, infor-» mez-vous en donc; si vous ne le faites pas, ne les croyez » donc point ([2]). »

Sous Alexandre Sévère (an 222) on trouve réunies les croyances aux Divinités païennes, juives et chrétiennes :

L'Empereur avait dans son palais un lieu où étaient placées les statues des bons empereurs, et celles de Jésus-Christ, d'Abraham, d'Apollonius de Thyane, d'Orphée, et d'Alexandre-le-Grand. Il proposa même au sénat de mettre Jésus-Christ au nombre des Dieux et de lui faire élever un temple ([3]).

Ce fut à lui qu'une Druidesse dit pendant son séjour dans les Gaules : « Ne compte pas sur la victoire, ni sur tes soldats. » Prédiction qui fut justifiée par sa mort violente ([4]).

([1]) Marc Aurèle, liv. 1, ch. 14. — ([2]) Tertullien. Apologétique, § 6. — ([3]) Eusèbe. — Préparation évangélique, liv. 6, ch. 28. — ([4]) Lampridius. In Alexandro.

Ce prince avait protégé les chrétiens. Valérien (an 253) fit d'abord comme lui pendant quelques années; mais ensuite il les persécuta, et l'ancien culte fut le seul permis ([1]).

Sous Dioclétien (an 303), on renversa les églises des chrétiens, on brûla leurs livres. Des édits ordonnèrent de sacrifier aux idoles, à peine des plus affreux supplices. Le nombre des victimes fut si grand, que les païens proclamèrent qu'ils avaient aboli le nom et la superstition des chrétiens et rétabli l'ancien culte des Dieux ([2]).

CHAPITRE II.

De l'état des oracles après l'abjuration de Constantin.

Les choses étaient en cet état (an 311), lorsque Constantin offrit aux novateurs d'appuyer leur religion en l'embrassant lui-même.

Devenu chrétien, et obligé de tolérer le culte païen dans Rome même, parce qu'elle en était le centre, il se dispensa d'abord d'assister aux cérémonies et aux sacrifices. Puis il construisit des églises et assigna des fonds pour les frais du nouveau culte.

Le jour d'une fête solennelle où l'armée devait monter au Capitole, il défendit, en des termes piquans, que l'on observât cette cérémonie selon la coutume, et par ce mépris injurieux de la religion, dit Zozime, il s'attira la haine du sénat et du peuple ([3]).

Quatre ans après, ne pouvant abolir les usages païens, il en restreignit l'exercice, sous prétexte de le régler. Il permit de

([1]) Saint Cyprien. — Lettre à Némésien. — ([2]) Eusèbe, liv. 6. — ([3]) Zozime, liv. 2.

consulter les aruspices, mais seulement dans les temples et dans les lieux publics ; il défendit aux prêtres aruspices d'entrer dans les maisons particulières, même sous prétexte de rendre service à leurs amis; et ce, à peine de mourir par le feu. Il menaça ceux qui les recevraient de les punir par l'exil et la confiscation de leurs biens. A l'égard des consultations qui se feraient en public, il ordonna qu'on lui envoyât les réponses des aruspices et des devins (¹).

En 323, il exhorta le peuple à embrasser la religion chrétienne ; il bâtit des églises, et n'osant attaquer ouvertement dans Rome, le culte païen, il porta néanmoins la main, le premier, sur le temple d'Esculape, à Egée en Cilicie : temple célèbre, par les guérisons qui s'y opéraient en songe :

« Ce temple, dit Origène, était toujours plein d'une mul- » titude de Grecs et de Barbares qui, tous, attestaient avoir » vu le Dieu, non pas en apparence, mais *lui-même*, en réa- » lité, marquant sa présence par des oracles et des guéri- » sons (²). »

« Constantin, dit Eusèbe, abattit ce temple, où des hommes » qui passaient pour les sages de la Cilicie venaient donner » des preuves éclatantes d'erreur, en adorant un *démon* qu'ils » regardaient comme un médecin et un sauveur, et qu'ils » avaient en admiration, de ce qu'il leur apparaissait quelque- » fois pendant leur sommeil, et les avait guéris de leurs ma- » ladies (³). »

Ainsi Dioclétien renversait les églises, Constantin les relève et détruit les temples païens; et après eux d'autres empereurs agiront de même : les uns, devenus chrétiens, feront leurs efforts pour détruire le paganisme, puis seront remplacés par d'autres qui voudront encore remettre ce dernier culte en honneur.

Mais à partir du règne de Constantin, il n'était plus temps d'arrêter les progrès du christianisme; les supplices, les bour-

---

(¹) Eusèbe. — Vie de Constantin, liv. 3, ch. 56. — (²) Origène. — Contr. Celse, liv. 3. — (³) Eusèbe. — Vie de Constantin, liv. 3, ch. 56.

reaux, les proscriptions n'avaient point effrayé les **propagateurs** de la foi.

Cent ans auparavant, sous Septime Sévère, Tertullien rapportait que le nom chrétien était un reproche ; sous Constantin, c'est le contraire : les chrétiens attaquent, et les païens sont réduits à se défendre.

A partir de ce moment, il s'établit donc une lutte dont l'issue est connue à l'avance, mais dont les détails à l'égard des songes et des oracles n'avaient jusqu'à ce jour offert aucun intérêt. On croit, généralement, que le culte chrétien a remplacé celui des païens en quelques centaines d'années ; mais trois siècles sont écoulés, et Constantin n'ose pas abattre un temple dans Rome. C'est dans les provinces qu'il essaie les forces de la religion naissante, et, après le temple d'Esculape en Cilicie, il fait détruire celui de Vénus à Aphaca (1). Puis s'enhardissant peu à peu, il défend par un édit les sacrifices publics et particuliers et abolit les fêtes et solennités païennes (2).

Bientôt des événemens tragiques lui fournissent l'occasion de fonder une Rome chrétienne :

En horreur à tous ses sujets, à la suite des meurtres de son fils Crispus, de son neveu Licinien et de sa femme Fausta, mais encore plus aux païens qu'aux chrétiens, il transporte le siége de l'empire à Bysance, sur le détroit de l'Hellespont, entre l'Europe et l'Asie. Bysance change alors de nom, de figure, de religion. Cette ville était remplie et environnée de temples consacrés aux Dieux païens : Constantin lui donne une face nouvelle, bâtit des églises, et défend le culte ancien.

Plus hardi, contre la religion païenne, depuis qu'il en a quitté le foyer, il cède aux sollicitations des chrétiens et se prépare à lui porter un coup fatal :

Ici, il est très important de retracer, en quelques lignes, l'état de la divination et des temples à oracles pendant les premier et deuxième siècles :

(1) Zozime, liv. 1. — (2) Eusèbe, vie de Constantin, liv. 3.

CHAPITRE III.

Des insultes des païens et des chrétiens du deuxième siècle, et de la destruction du temple de Delphes, considérés comme signes précurseurs de la cessation des oracles.

En l'an 60, Néron, ayant besoin de payer ses troupes et de satisfaire à ses prodigalités, avait ôté aux prêtres du temple d'Apollon Pythien à Delphes la propriété des champs de Cyrrha pour les donner à ses soldats, et enlevé du temple cinq cents statues de bronze (¹). Suétone dit que Néron ayant fait consulter, pour lui-même, l'oracle de Delphes, en avait reçu cette réponse : « *Qu'il se méfiât des soixante-treize ans* (²). » Néron, très jeune encore, se trouva heureux de cette réponse; il ne pensait point alors à son successeur Galba, qui monta sur le trône à *soixante-treize ans*. Il faut cependant qu'elle l'ait inquiété et mécontenté plus tard, car il profana l'oracle et essaya de le détruire en faisant égorger des hommes à l'ouverture de la caverne que surmontait le trépied sacré et d'où sortait la vapeur qui inspirait la pythie (³).

Depuis ce moment l'oracle avait continué de déchoir; puis, la vapeur elle-même avait disparu pour la seconde fois.

Lucain (an 64) déplore le silence de l'oracle et en parle comme d'une perte irréparable : « L'oracle de Delphes qui a » gardé le silence, depuis que les grands ont redouté l'ave- » nir, est la plus considérable de toutes les faveurs du ciel » que *notre* siècle ait perdue (⁴). »

« Appius, dit-il encore, voulant savoir quelle serait la des- » tinée de l'Italie, eut la hardiesse d'aller interroger cette

---

(¹) Pausanias. — Phocide, ch. 7. — (²) Suétone, liv. 6. — (³) Lucain. Pharsale, liv. 5. — (⁴) Id.

, caverne depuis si longtemps muette et d'aller remuer le
, trépied oisif (¹). »

Juvénal, qui vivait encore dans les premières années du
règne d'Adrien, confirme ce silence en disant : « Puisque l'o-
, racle ne parle plus à Delphes.... (²). »

Il arriva alors ce qui s'était déjà vu du temps de Cicéron ;
le temple existait toujours, mais la vapeur inspiratrice l'ayant
abandonné, il n'y avait plus de pythie, et les oracles se rendaient
par des prêtres extatiques ou songeurs, qui n'offraient point ce
prestige imposant d'une femme en fureur divine, et n'étaient
d'ailleurs pas aussi purs et aussi véridiques, ainsi que l'avaient
remarqué Cicéron et Plutarque.

A ces causes matérielles de décadence se joignaient non
seulement les insultes des chrétiens triomphans, mais encore,
ainsi que cela arrive toujours, celles des païens mêmes ; les
unes et les autres ne manquèrent pas aux oracles expirans :

C'est d'abord Œnomaüs, poète païen du deuxième siècle,
qui, prétendant avoir été trompé par la pythie, fait un recueil
d'oracles intitulé : *Mensonges d'Apollon!* Eusèbe nous en a
conservé, avec intention, de longs fragmens (³) :

« Tu t'étais vanté, dans un oracle, dit Œnomaüs à Apollon,
, que tu savais le nombre des grains de sable ; tu t'étais bien
, fait valoir sur ce que tu voyais, de Delphes, cette tortue que
, Crésus faisait cuire en Lydie, dans le même moment. *Voilà*
, *de belles connaissances* pour en être si fier !

» Quand on vient te consulter sur le succès qu'aura la guerre
» de Crésus et de Cyrus, tu demeures court : car si tu lis dans
» l'avenir ce qui en arrivera, pourquoi te sers-tu de façons de
, parler qu'on ne peut entendre ? Ne sais-tu pas qu'elles seront
, incomprises ? Si tu le sais, tu te plais donc à te jouer

(¹) Lucain, id.
(²) Juvénal. — Satire 6.
(³) Œnomaüs. — Recueil des mensonges d'Apollon, par Eusèbe. — Préparation évangélique, liv. 4 ; — passage traduit par Fontenelle dans son *Histoire
des oracles.*

» de nous; si tu ne le sais pas, apprends de nous qu'il faut
» parler plus clairement, et qu'on ne t'entend pas. Je te dirai
» même, si tu as voulu te servir d'équivoques, que le mot grec
» par lequel tu exprimes que Crésus renversera un grand
» empire n'est pas bien choisi et qu'il ne peut signifier que
» la victoire de Crésus sur Cyrus. S'il faut nécessairement que
» les choses arrivent, *pourquoi nous amuser avec tes ambi-*
» *guités?* »

　　« Que fais-tu à Delphes, *malheureux*, occupé comme tu l'es,
» *à nous chanter des prophéties inutiles?* pourquoi tous ces sa-
» crifices que nous te faisons, et quelle fureur nous pos-
» sède(¹)? »

　　Les Athéniens ayant consulté Apollon, lorsque Xercès fon-
dit sur la Grèce avec toutes les forces de l'Asie, la pythie leur
avait répondu que Minerve protectrice d'Athènes tâchait, en
vain, d'apaiser la colère de Jupiter; que cependant Jupiter
voulait bien souffrir que les Athéniens se sauvassent dans des
murailles de bois; qu'enfin, Salamine verrait la perte de beaucoup d'enfans chers à leurs mères, soit quand Cérès serait dispersée, soit quand elle serait ramassée.

　　Cette réponse ambiguë et peu consolante excite OEnomaüs
contre l'oracle :

　　« Ce combat entre le père et la fille, dit-il, sied bien à des
» Dieux! il est beau qu'il y ait, dans le ciel, des inclinations et
» des intérêts si contraires! »

　　« Jupiter est courroucé contre Athènes, et il a fait venir
» contre elle toutes les forces de l'Asie! mais s'il n'a pas pu
» la ruiner autrement, s'il a été réduit à emprunter des forces
» étrangères, comment a-t-il eu le pouvoir de faire venir contre
» cette ville toutes les forces de l'Asie?

　　» Après cela, cependant, il permet qu'on se sauve dans des
» murailles de bois! sur qui donc tombera sa colère? sur des
» pierres? »

　　« Beau devin, tu ne sais pas à qui seront ces enfans dont

(¹) Eusèbe. — Préparation évangélique. — Traduction de Fontenelle.
Histoire des oracles, p. 84.

» Salamine verra la perte, s'ils seront Grecs ou Perses. Il
» faut bien qu'ils soient de l'une ou de l'autre armée; mais ne
» sais-tu pas du moins qu'on verra que tu l'ignores?

» Tu caches le temps de la bataille sous ces belles expres-
» sions poétiques, quand Cérès sera dispersée, soit quand
» elle sera ramassée; tu veux nous éblouir par ce langage
» pompeux; mais, ne sait-on pas bien qu'il faut qu'une bataille
» navale se donne au temps des semailles ou de la moisson?
» Nul doute que ce ne sera pas en hiver.

» Quoi qu'il arrive, tu te tireras d'affaire par le moyen de
» ce Jupiter, que Minerve tâche d'apaiser. Si les Grecs per-
» dent la bataille, Jupiter a été inexorable; s'ils la gagnent,
» Jupiter s'est enfin laissé fléchir. »

« Tu dis, Apollon, qu'il faut fuir dans des murailles de bois?
» Tu conseilles, tu ne devines pas. Moi qui ne devine pas,
» j'en eusse bien fait autant; j'eusse bien jugé que l'effort de
» la guerre serait tombé sur Athènes, et que les Athéniens
» ayant des vaisseaux, le meilleur parti à prendre était d'a-
» bandonner leur ville et de se confier à la mer (1). »

Clément, évêque d'Alexandrie, n'est pas plus avare d'injures
que l'écrivain païen :

« Vante-nous donc, dit-il, ces oracles pleins de folie et
» d'impertinence, ceux de Claros, d'Apollon Pythien, de Di-
» dyme, d'Amphiaraüs, d'Amphilocus? Tu peux encore y
» ajouter les augures et les interprètes des songes et des pro-
» diges. »

« Fais-nous paraître aussi ces gens qui devinaient par la
» farine et par l'orge, et ceux qui ont été si estimés parce
» qu'ils parlaient du ventre. »

« Que les secrets des temples des Egyptiens et que la né-
» cromancie des Etrusques demeurent dans les ténèbres!
» Toutes ces choses ne sont, *certainement*, que des impostures

(1) Eusèbe. — Id. — Fontenelle. — Id.

» extravagantes et de pures tromperies pareilles à celles des
» jeux de dés.

» Les chèvres qu'on a dressées à la divination et les cor-
» beaux que l'on a instruits à rendre des oracles ne sont, pour
» ainsi dire, que les associés de ces charlatans qui trompent
» tous les hommes (¹). »

Ainsi, au deuxième siècle, païens et chrétiens ignorent ou
méprisent les leçons de Socrate, de Platon et de Xénophon.
Suivant ces philosophes, « il fallait avoir recours aux oracles
» quand on doutait de quelque chose, *parce qu'ils avaient*
» *rendu aux états, comme aux citoyens, mille importans ser-*
» *vices. Personne ne l'ignorait, et c'était perdre du temps que*
» *de le redire* (²); » mais cinq cents ans plus tard leurs opinions ne sont plus rien pour des Chrétiens aveugles et des
Grecs dégénérés

Constantin profita de cet état de choses :

En 330, il permit le pillage et la destruction du temple de
Delphes, et l'on apporta jusques dans la capitale du nouvel empire romain les débris du temple le plus illustre et le plus
respecté de l'ancien monde.

« Alors, dit Eusèbe, on vit étalées sur les places publiques
» et à tous les yeux, dans le palais du prince et jusque dans le
» cirque, ces statues dont l'erreur des hommes avait fait si
» longtemps des objets de culte et de vénération; ici l'Apol-
» lon Pythien, là le Smynthien; les trépieds sacrés et les sta-
» tues des muses restèrent exposés au mépris de tout le
» monde. . . . . (³).

(¹) Clément Alexandrin. — Tapisseries, liv. 3. — (²) Platon. — Phèdre.
Xénophon. — Choses mémorables, liv. 4. — (³) Eusèbe. — Vie de Constantin.

CHAPITRE IV.

Du schisme entre les Ariens et les Catholiques, et des calomnies respectives des païens et des chrétiens, considérés comme cause de la continuation temporaire des oracles.

Constance, l'un des successeurs de Constantin, protégea les chrétiens. Il déclara leurs prêtres exempts d'impôts nouveaux, de logement des gens de guerre, et il déchargea entièrement ceux qui exerceraient un métier ou un commerce qui les aidât à vivre sans s'éloigner du lieu de leur résidence.

Sous son règne, la religion ne fit, du reste, aucun progrès; au contraire, Constance ayant nommé César le prince Julien son cousin (an 355), à peine celui-ci fut-il arrivé dans les Gaules, pour prendre commandement de l'armée, qu'aux portes de Vienne, une femme aveugle s'écria, sur son passage : « Que ce prince relèverait un jour les temples des Dieux (¹). » Prédiction qui s'accomplit quand Julien fut sur le trône.

Les circonstances étaient quelquefois favorables au culte païen, c'est-à-dire que les chrétiens naissans ne s'entendaient déjà plus eux-mêmes : l'hérésie avait fait de grands progrès, et Constance était devenu arien. Il résolut d'employer la force pour faire triompher ses croyances. Saint Athanase et d'autres évêques furent chassés de leurs siéges; les temples des catholiques furent inondés de sang, les vases sacrés abandonnés au pillage, les autels renversés et mis en pièces. Mais, d'un autre côté, Constance défendit bientôt aux païens d'adorer les idoles; et il rendit une loi pour punir du dernier supplice

(¹) Ammien Marcellin, liv. 15, ch. 8.

ceux qui seraient convaincus d'avoir consulté les magiciens et les devins; enfin, il fit abattre l'autel de la victoire qui était élevé près du Capitole (¹).

Julien fit tout le contraire de son prédécesseur. Ce ne fut pas en montant sur le trône, comme on l'a dit, qu'il changea soudainement de religion, mais lorsqu'il était César. Dans la guerre contre les Allemands (an 360), il sacrifia aux Dieux et particulièrement à Bellone pour se la rendre favorable (²).

Empereur, il renonça publiquement à la religion chrétienne; il rétablit, observa les cérémonies du culte païen, et prit le titre de grand pontife (³).

Constantin avait fait de Bysance une ville chrétienne; Julien voulut qu'elle devînt le siége nouveau de la religion qu'il protégeait. Il fit dresser la statue de la Fortune dans la principale basilique, et lui sacrifia publiquement comme au génie tutélaire de cette ville (⁴).

Il visita les temples, les bois sacrés, et offrit partout des sacrifices. Il ordonna, par un édit, de réparer, rebâtir ou rouvrir les temples dans tout l'empire, et enjoignit à toutes les villes de renouveler les fêtes et les cérémonies (⁵).

« Je ne veux pas, disait-il à ce sujet, qu'on traîne les Galiléens aux autels, ni qu'on leur fasse le moindre tort. Tâchons, s'il est possible, de leur faire entendre raison et de les gagner par la douceur. Nous ne devons pas les haïr, mais les plaindre (⁶). »

Constance avait confisqué les biens des chrétiens et chassé les évêques de leurs siéges, Julien les y rappela. Il réunissait quelquefois les Catholiques et les Ariens, et après leurs discussions, il leur disait : « Écoutez-moi, les Allemands et les Francs m'ont bien écouté (⁷). »

Du reste, il ne s'intéressait à ces discussions que parce

(¹) Ammien Marcellin, liv. 22, ch. 5. — Saint Ambroise, épître 31. — (²) Id. — Libanius, or., 10, p. 291. — (³) Libanius. — Id. — Grégoire de Nazianze, or., 4, p. 121. — (⁴) Id. — Théodoret, liv. 111, ch. 6. — Ammien, liv. 22, ch. 5. — (⁵) Id. — (⁶) Grégoire de Nazianze, liv. 53, ch. 5. — (⁷) Ammien Marcellin, liv. 22, ch. 5.

qu'elles favorisaient le culte païen. Le souvenir des cruautés
commises sous Constance contre les chrétiens catholiques, par
les ariens, fait dire à Ammien Marcellin : « Julien savait très
« bien que les bêtes féroces étaient moins acharnées contre les
« hommes, que la plupart des chrétiens contre les chrétiens
« qui ne pensaient pas comme eux (¹). » Saint Athanase est
de cet avis : « Les Ariens, dit-il, sont plus cruels que les
« Scythes (²). »

Julien fut à Antioche : [assez] près de la ville, il y avait
dans un lieu appelé Daphné un temple d'Apollon, célèbre
dans tout l'Orient par son antiquité, sa magnificence, ses
priviléges, et les oracles qui s'y étaient rendus. Le roi Sé-
leucus en avait été le fondateur. Sous Constance, Gallus étant
César, et voulant empêcher les désordres qui se commettaient
dans un bois voisin du temple, avait fait transférer, dans le
bourg de Daphné, le corps de Saint Babylas et construit une
église au Dieu des chrétiens sous l'invocation du Saint. Par
ce moyen le lieu se trouva moins fréquenté par les païens,
et à l'arrivée du corps, Apollon cessa de rendre des oracles :
« Soit que Dieu, dit l'historien de la vie de Julien, imposât
« silence au démon, soit que les prêtres du temple se vissent
« surveillés de trop près par les chrétiens; » soit, ce qui paraît plus juste, « parce que le lieu était moins fréquenté par
« les païens, » et que les chrétiens n'y allaient pas consulter le
Dieu (³).

Onze ans s'étaient écoulés depuis la cessation de l'oracle,
lorsque Julien arriva à Antioche, le jour même où l'on célébrait la fête de Daphné. Il accourut, comme il le dit lui-même,
l'imagination remplie de victimes, de libations, de danses, de
parfums, de jeunes gens habillés de blanc et magnifiquement
parés. Mais quelle fut sa surprise, en entrant dans le temple,

(¹) Ammien Marcellin, liv. 22, ch. 5.
(²) Athanase. — Hist. Arianorum ad monachos, p. 381 et 980.
(³) Vie de l'empereur Julien, par l'abbé de la Bletterie, liv. 5, p. 339.

de ne trouver ni victimes, ni encens, ni offrandes! Il crut que
toute la pompe était au-dehors et que l'on attendait qu'il donnât le signal comme souverain pontife. N'apercevant rien, de
quelque côté qu'il tournât les yeux, il demanda ce que la ville
devait sacrifier, dans un jour aussi solennel. « Rien, lui dit le
» sacrificateur, j'apporte *une oie* de ma maison (¹)! »

Alors Julien, s'adressant au sénat qui n'était venu que par
considération pour lui :

« C'est un grand scandale, dit-il, qu'une ville comme la
» vôtre traite les Dieux avec plus de mépris que ne ferait la
» plus chétive bourgade des extrémités du Pont. Une ville
» qui possède un territoire si vaste, dans un temps où les
» Dieux ont dissipé les ténèbres de l'athéisme, voit tranquille-
» ment arriver la fête du Dieu de ses pères, sans faire la dé-
» pense d'un oiseau; elle qui devrait immoler un bœuf par
» tribu. Si l'on craignait la dépense, la ville entière ne devait-
» elle pas sacrifier un taureau? ne le pouvait-elle pas?

» Quand vous donnez un festin, et en d'autres occasions, vous
» répandez l'argent à pleines mains. Aujourd'hui que l'on
» doit faire des vœux pour le salut public et pour celui des
» particuliers, nul sacrifice au nom de la ville, nulle offrande
» au nom des citoyens! Le prêtre, au lieu d'emporter sa part
» des offrandes, est le seul qui ait sacrifié.

» Mener une vie irréprochable, pratiquer la vertu, s'acquit-
» ter dignement des fonctions du ministère, c'est tout ce que
« les Dieux exigent des prêtres : le devoir des peuples est
» d'offrir des victimes.

» Mais vous, vous aimez mieux permettre à vos femmes de
» vous ruiner en faveur des Galiléens, et de faire admirer leur
» impiété à une foule de misérables qu'elles nourrissent à vos
» dépens (²). »

Plus tard, les magistrats et le peuple se rendirent au temple,

_____

(¹) Julien. — Mysopogon, trad. de M. de la Bléterie, t. 2, p. 66, édit. de
1748.
(²) Id.

mais toujours les mains vides, et loin de participer aux sacrifices, ils les troublaient par des applaudissemens et des acclamations en l'honneur de Julien. Celui-ci ne prenait pas le change,
dit l'historien français; il traitait leurs acclamations de flatteries profanes : « Ce n'est point pour les Dieux, c'est pour moi,
» disait-il, que vous venez dans les temples. Vous les rem-
» plissez de tumulte et de confusion par vos indignes flatteries.
» Vils mortels, que nous sommes, vous nous mettez à la place
» des Dieux, vous nous prostituez un encens que vous déro-
» bez à leurs autels. Mais les Dieux, eux-mêmes, ne demandent
» qu'un culte sage et modeste; ils ne veulent point qu'on les
» honore par des adulations ([1]). »

On conçoit combien Julien devait être en horreur à Antioche
devenue chrétienne. Aussi les chrétiens de son temps lui im-
putaient tous les crimes que les païens reprochaient quelques
siècles auparavant à Tertullien et à ses frères en Jésus-
Christ ([2]) : ils prétendaient que Julien, dans les cérémonies noc-
turnes, faisait périr de jeunes enfans *pour consulter leurs entrailles* ou *pour évoquer les âmes des morts.* Le temps, ajoutè-
rent-ils plus tard, révéla ces affreux mystères ; et, après la
mort de Julien, on trouva *des coffres* remplis de têtes, des cadavres *dans les puits, dans les égouts et dans les endroits écartés
de son palais* ([3]).

A Carres, en Mésopotamie, il se serait, suivant eux, enfermé
dans le temple, serait sorti en faisant seller les portes pour
n'être ouvertes qu'à son retour ; et ceux qui entrèrent dans
le temple sous le règne de son successeur (*deux ans après*)
virent une femme *pendue par les cheveux,* les mains étendues
et *le ventre ouvert;* Julien ayant voulu chercher *dans son foie*
quel serait le succès de la guerre ([4])!

[1] Vie de Julien.— Trad. de la Bletterie, pag. 343.
[2] Voir page 84.
[3] Théodoret, liv. 3, ch. 26 et 27. — Vie de Julien, p. 349. — Théodore t,
qui rapporte ces mensonges, se sert du mot *on dit* (φασι). — Peut-on rapporter des atrocités pareilles sur des *on dit?*
[4] Théodoret. — Id. — Grégoire de Naz., or. 111, p. 1). — Ici Théodoret et

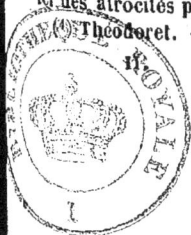

7

Ces calomnies étaient de part et d'autre également absurdes; il est seulement certain que l'exemple de Julien, rétablissant le culte ancien partout l'empire, fut d'un fâcheux effet pour la religion chrétienne, et entraîna les gouverneurs de province à des excès auxquels le souverain resta étranger, mais qui n'en souillèrent pas moins son règne (1).

Adrien, trop heureux que l'oracle de Daphné lui eût prédit l'empire, ne voulut pas que ce bonheur arrivât à un autre; et la fontaine à laquelle on attribuait l'inspiration prophétique fut comblée : le César Gallus avait fait inhumer Saint Babylas au même lieu, et Apollon avait cessé d'y rendre des oracles (2); mais Julien la rétablit dans son premier état, en même temps qu'il ordonna d'exhumer Saint Babylas et tous les corps qui avaient été enterrés par les chrétiens. Alors, après les sacrifices d'usage et la réinstallation des prêtres païens dans le temple, Apollon rendit de nouveau des oracles (3).

A Julien succéda Jovien, prince chrétien, qui déclara ne point accepter l'empire pour commander à des païens. Julien avait fait ôter, des étendards romains, la croix que Constantin y avait fait placer. Jovien fit reparaître ce signe cher aux chrétiens. Tous les édits portés contre ces derniers furent rapportés, et les temples païens encore une fois fermés ou démolis, sans qu'il y eût toutefois aucune persécution (4).

Sous Valentinien et Valens (an 371), la tolérance devint universelle, et il fut permis aux catholiques, aux hérétiques, au x juifs, aux païens, de suivre tel culte, telles cérémonies qu'il leur plairait. Ainsi, dans Antioche on rétablit les idoles, on offrit de l'encens, des libations, des victimes, on célébra les fêtes de Jupiter et de Cérès (5).

affirme que cela est vrai, Quant à Grégoire de Nazianze, il dit qu'on jeta dans l'Oronte un si grand nombre de corps des victimes que Julien faisait mourir la nuit, que *le lit de ce fleuve en était resserré !!!*

(1) Libanius. — Menod., p. 185. — (2) Voir pag. 95 et Ammien Marcellin, liv. 22, c. 11. — (3) Grégoire de Nazianze, or. 4, p. 127. — Théodoret, liv 3, ch. 21, p. 10. — (4) Id. — (5) Théodoret, liv. 3, ch 16. — Zozomène, liv. 5, ch 17. — Hist. Romaine, par Echard, t. 7.

D'un autre côté, la persécution se tourna contre les philosophes, les magiciens, les astrologues, qui cherchaient toujours à deviner à qui les destins préparaient l'empire ; le secret de leurs préparations magiques vint à transpirer ; et l'un d'eux, nommé Pallade, ayant été arrêté, avoua, dans les tourmens, que le nom de celui qui devait succéder à Valens commençait par THÉOD. Aussitôt Valens fit rechercher tous les magiciens ; sous ce prétexte, on fit mourir un nombre considérable de philosophes et de savans ; et ensuite parmi les personnes de distinction, celles dont le nom commençait par les deux syllabes THÉOD, tels que les Théodores, les Théodoses, les Théodotes et les Théodosioles (¹).

On jugeait sur de simples soupçons, sans vouloir entrer dans aucune discussion. Ainsi, on condamna à la mort une dame qui se vantait de guérir la fièvre quarte en prononçant quelques paroles (²).

Vespasien se frictionnait l'estomac, la poitrine et successivement tous les membres, c'est à cela qu'il prétendait devoir la conservation de sa santé (³) : mais, sous Valens, on fit mourir un jeune homme qui, se trouvant incommodé au bain, crut pouvoir se guérir en portant ses doigts l'un après l'autre sur son estomac, et en nommant autant de fois les voyelles (⁴).

Enfin, Valens fut obligé de faire trêve à ces cruautés par suite de la guerre qu'il eut à soutenir contre les Goths (an 375). Vaincu, obligé de fuir et de se mêler aux soldats qui fuyaient comme lui, blessé d'un coup de flèche tiré par des barbares errans, il tomba de cheval et fut porté par quelques-uns de ses domestiques dans la maison la plus voisine. Bientôt une troupe de Goths vint en désordre pour piller ; et ne pouvant forcer les

(¹) Ammien, liv. 29. — Zozomène, liv. 4. —Lactance.
(²) Ammien, liv. 29.
(³) Suétone. — Sur Vespasien. — Introduction au magnétisme, pag. 58.
(⁴) Ammien, liv. 29.

portes de la maison, ils y mirent le feu, sans s'inquiéter de ce qu'elle contenait, et l'empereur se trouva ainsi brûlé vif.

Or, dans le même moment, à Constantinople, un homme nommé Paul tombe en extase, et de même qu'Apollonius vit d'Ephèse l'assassinat de Domitien à Rome; celui-ci s'écrie, au milieu d'un grand nombre de personnes : « C'est maintenant » que Valens brûle ([1]). »

Sous le règne de Gratien (an 375), la religion chrétienne s'agrandit et le paganisme fit un pas de plus vers sa chûte :

Depuis l'an 300, on s'occupait de la question des *sabbats* ou assemblées composées de prétendus sorciers et sorcières, et qui étaient alors désignées sous le nom d'assemblées de Diane ou d'Hérodias. Ceux qui prétendaient les fréquenter faisaient, il est vrai, mille extravagances; mais on leur en prêtait encore davantage.

L'empereur Gratien et l'église chrétienne naissante eurent le bon esprit de ne voir là qu'une illusion de l'esprit; circonstance fort heureuse pour les acteurs de ces orgies auxquelles les femmes particulièrement prenaient part. Cependant, cette illusion manifeste présentait certains phénomènes réels et tout-à-fait inexplicables.

Ainsi, on avait la preuve que les séances de sabbat ne se passaient véritablement que dans l'imagination des prétendus sorciers, puisqu'on gardait à vue, dans leurs lits, ceux qui, à leur réveil, prétendaient avoir été au sabbat. Malgré cette preuve, les prétendus sorciers soutenaient avoir vu au sabbat telles et telles personnes, leur avoir parlé, avoir dansé avec elles, etc....; et quand les tribunaux faisaient arrêter les personnes inculpées comme complices, qu'arrivait-il?... Celles-ci *en convenaient* et racontaient les mêmes circonstances que le principal accusé.

Cependant l'absence de ce dernier au sabbat et son alibi étaient incontestables; le fait de sa présence dans sa chambre, dans son lit, était prouvé; la déclaration des prétendus complices se trouvait donc évidemment fausse. Mais comment la

---

([1]) Nicéphore, liv. 2, ch. 50.

croire fausse, quand cet aveu entraînait leur propre supplice, et que la bonne foi et la simplicité respiraient dans tout le cours de leur déposition ?

L'empereur Gratien rendit, à ce sujet, un décret qui dit, entre autres choses : « qu'il ne faut pas omettre ce que certaines » femmes criminelles, séduites par les illusions du démon et » par les fantômes de leur imagination, croient et débitent. » C'est-à-dire que, pendant la nuit, elles monteraient à cheval » sur certaines bêtes, avec Diane, Déesse des païens, avec » Hérodias, ou avec une multitude d'hommes et de femmes, et » traverseraient des espaces immenses. »

« . . . . . Quel serait donc l'homme assez stupide et assez » borné, est-il ajouté, pour croire que ces rêveries, qui n'ont » lieu qu'en esprit, arrivent corporellement et effectivement ? » Cela ne peut pas être. En tous cas, il faut annoncer, en tout » lieu et à tout le monde, que celui qui croit de telles choses » et des choses semblables perd la foi. »

L'autorité religieuse, sanctionnant cet édit impérial, en fit l'objet d'un de ses premiers canons (¹).

Mais cette tolérance contre les sorciers ne s'étendait pas aux oracles et au culte païen ; car il y avait à Rome, ainsi qu'on l'a déjà dit, un autel de la Victoire sur lequel on prêtait les sermens solennels et où l'on offrait des sacrifices aux Dieux. Constance l'avait détruit en 357 ; Julien l'avait rétabli ; Gratien le fit encore enlever.

Un peu plus tard, il trouva l'occasion de se signaler ouvertement contre le culte païen, en refusant le titre de *grand pontife*, dont, jusqu'à lui, tous les princes s'étaient honorés.

Enfin, pour ôter tout prétexte de faire des sacrifices, il supprima les revenus et les privilèges des sacrificateurs (²).

_____

(¹) Canon, 12, cap. episcopi, caus. 26, quest. 5. — (²) Symmaque, liv. 5, epist. 11.— Zozime, liv. 4.

CHAPITRE V.

Du zèle et de la fermeté des chrétiens, et de la suppression des revenus et privilèges attribués au culte païen, considérés comme indice de l'abandon et de la clôture des temples.

Théodose, chrétien fervent, arrivé enfin au trône après avoir été lieutenant de Gratien (an 380), se promit d'achever la grande œuvre de la destruction du paganisme. Il commença par se déclarer catholique, et enjoignit à Démophile, évêque arien, de quitter son siége ou d'abjurer; Démophile sortit de la ville, et Théodose mit à sa place Grégoire de Nazianze. Bientôt après il chassa tous les évêques ariens.

Ainsi, d'un côté, les ariens chassés, de l'autre les revenus des prêtres païens, ainsi que les frais de leur culte, supprimés par Gratien, Constantinople et Rome allaient se trouver chrétiennes. Mais Maxime ayant prétendu à l'empire, et trouvant les païens disposés à la révolte, leur promit, bien que chrétien lui-même, de relever leur culte et de rétablir leurs privilèges.

Symmaque, qui tenait alors le premier rang dans le sénat, et dont l'éloquence et la probité étaient en grande réputation, saisit l'occasion d'une famine qui se déclara dans Rome pour demander le rétablissement de l'ancien culte; et de même que les chrétiens rejetaient sur les païens favorisés les malheurs qui pouvaient survenir, Symmaque, par attachement pour sa religion, prétendit que la famine était une punition des Dieux. Il supplia donc Valentinien associé au trône avec Théodose et Gratien de rétablir l'ancienne religion, et de relever l'autel de la Victoire, cette Déesse qui n'avait jamais abandonné les Romains dans leurs expéditions militaires. Dans sa requête, il montrait Rome éplorée redemandant à ses empereurs ce culte dans lequel elle avait vieilli, et sous lequel elle avait conquis le monde. Il engageait Valentinien à souffrir, au moins, ce que l'on voulait empêcher, ajoutant qu'il était croyable que chrétiens et païens respirant tous le même air, et étant enveloppés du même ciel, ils adoraient, dans le fond, la même chose; qu'il y avait diverses philosophies, et qu'il n'importait pas par quelle voie on arrivait à la vérité, pourvu qu'on arrivât [1].

Valentinien allait se trouver entraîné, et Symmaque était sur le point de réussir, lorsque l'évêque Ambroise en est averti, et l'illustre sénateur trouve en lui le plus redoutable des adversaires :

« Il n'y a qu'un Dieu, dit Ambroise à Valentinien, à qui les
» empereurs sont obligés d'obéir comme les plus humbles de
» leurs sujets. C'est renoncer à la foi que de consentir à des
» cultes profanes.

» Les revenus des prêtres païens ayant été confisqués, ce
» ne serait pas leur rendre leur bien, mais leur donner le sien
» propre......

» Ils ont bonne grace de se plaindre de quelques privi-
» léges retranchés, eux qui n'ont épargné, ni les églises,
» ni le sang même des chrétiens ! Il est juste d'avoir égard
» aux demandes des personnes de qualité et de mérite;
» mais dans les affaires de religion, il ne faut regarder que Dieu
» seul. Leur zèle à soutenir le mensonge est un exemple qui
» devait animer l'empereur à protéger la vérité. Ce n'est pas
» entreprendre sur la liberté de Rome que de se réserver la
» liberté de ne pas commettre un sacrilége. Il y a de quoi s'é-
» tonner que des gens d'esprit demandent à un prince chrétien
» le rétablissement des idoles [2]. »

Sur cette proposition de laisser simultanément subsister les cultes payen et chrétien, Ambroise fait observer à l'empereur :

[1] Symmaque. — Relat. ad imp. — Histoire de Théodose, liv. 3, p. 288.
[2] Saint Ambroise, épitre 30, ad. Valentin.

« Que répondrez-vous à un évêque qui vous dira : « L'é-
» glise n'a que faire de vos présens, puisque vous en faites
» aux Dieux des païens? Allez porter vos offrandes ailleurs,
» vous qui relevez les autels des idoles; Jésus-Christ n'a que
» faire de vos hommages, puisque vous en rendez autant à
» ses ennemis. Les vierges chrétiennes n'ont aucun privilège
» et vous en donnez aux vestales; croyez-vous donc que
» les prêtres prient pour vous qui préférez les prières des
» Gentils aux leurs (1) ? »

Symmaque faisait parler Rome redemandant les Dieux qui
l'avaient si souvent conduit à la victoire; mais Ambroise répond : « Rome a vaincu le monde par la valeur de ses guer-
» riers et non par le culte de ses Dieux; elle ne rougit point
» de changer puisqu'elle se corrige. Elle ne fonde pas la bon-
» té de sa religion sur les années, mais sur les mœurs; elle
» aime mieux entendre la volonté de Dieu par la parole de
» Dieu que par les entrailles des animaux égorgés. Personne
» ne peut mieux parler de Dieu que Dieu même, et les hom-
» mes qui n'ont pas assez de lumières pour le connaître n'en
» peuvent avoir assez pour connaître celui qui les a créés (2).»
Il se rit d'abord de cet empressement des païens à relever
sans cesse l'autel de la Victoire; mais plus loin il s'y oppose de
toutes ses forces et en donne les motifs : « Ne suffit-il pas aux
» païens, dit-il à Symmaque, d'avoir les places publiques, les
» portiques, les bains, remplis de leurs simulacres, et faut-il
» donc encore que leur autel de la Victoire soit placé dans
» le Capitole qui est le lieu de la ville où s'assemble le plus de
» chrétiens, afin que ceux-ci reçoivent, malgré eux, la fumée
» des sacrifices dans les yeux, la musique dans leurs oreilles,
» les cendres dans leurs joues, et l'encens dans leur nez (3). »

Valentinien ne voulut rien résoudre sans le conseil de Théodose; le projet de Symmaque échoua, et lui valut même un

----

(1) Id. — (2) Saint Ambroise, épit. 31, ad Valentin. — (3) Id. — Et contre
Symmach.

exil : ce qui fit dire plus tard à Ennodius, « que la Déesse de
, la Victoire était bien ingrate et bien aveugle, puisqu'elle
, avait abandonné son défenseur pour favoriser ses enne-
, mis([1]). »

CHAPITRE VI.

**De la clôture des temples et de la destruction des idoles par les païens
mêmes, considérées comme cause de la cessation des oracles.**

Pendant que ces choses se passaient ainsi en public (an 384),
les païens, malgré les lois contre les idoles, les sacrifices, les
augures et les aruspices, n'en étaient que plus ardens pour
pratiquer leur culte dans des assemblées particulières et dans
l'intérieur de leurs maisons.

Libanius, que son esprit, son éloquence et son savoir avaient
introduit auprès de l'empereur, eut la hardiesse d'écrire en
faveur du culte païen, et, prenant un terme moyen, il entreprit d'expliquer les lois rendues par Théodose.

Suivant lui, ces lois n'empêchaient pas d'ouvrir les temples et d'y aller; elles ne défendaient pas qu'on allumât les
feux sacrés sur les autels et qu'on y brûlât de l'encens; elles
interdisaient seulement les sacrifices et les immolations d'animaux, qui néanmoins étaient tolérés à Rome et en Égypte.

Il se plaignit amèrement de ce que *certaines gens vêtus de
noir* (termes de mépris par lequel il désignait les moines) couraient, en troupes, faire la guerre aux temples, en abattre les
toits et les murailles, briser les idoles, renverser les autels, et,
quelquefois, tuer les prêtres qui voulaient s'y opposer. Il dit

([1]) Ennodius. — Lettres sur l'histoire.

que cela se faisait dans les villes et encore plus dans les campagnes où les païens étaient fort attachés à leurs temples [1].

Théodose, loin d'avoir égard aux déclamations de Libanius, ordonna à son préfet Cynége d'abolir partout le culte et les cérémonies des païens. Cynége parcourut l'Asie et l'Égypte, et défendit, sous des peines très sévères, d'adorer les idoles de quelque manière que ce fût ; il interdit tous les sacrifices et toutes les cérémonies du paganisme sans épargner les plus anciennes ; enfin, pour être plus sûr de l'exécution des édits impériaux, il fit murer l'entrée des temples, et osa en agir ainsi jusqu'au sein d'Alexandrie, à l'égard du temple de Sérapis [2].

La force soutint d'abord un pareil coup d'éclat. Puis Théodose ne négligea rien pour augmenter le nombre des chrétiens, et afin même de convaincre qu'il agissait sans passion, il récompensa chacun selon ses mérites, sans distinction de religion, par des charges et des dignités :

« On vit alors, dit Prudence, les grands et les petits courir
» en foule au baptême. Ceux dont les ancêtres avaient fait la
» gloire de la république n'aspirèrent plus qu'à être chrétiens.
» Les Gracques, surtout, usèrent de leur pouvoir sénatorial
» pour faire arracher les simulacres des Dieux. L'un d'eux
» renversa, brisa et mit en cendres un grand nombre d'i-
» doles [3]. »

Saint Jérôme, témoin de ce changement, assure que les lieux destinés au culte des Dieux païens étaient devenus des déserts au milieu de cette ville si peuplée :

« Ces Dieux, autrefois rév rés de toutes les nations, dit-il,
» n'ont présentement d'autre compagnie dans leurs niches que
» celle des chauves-souris et des hiboux. Toutes les dorures
» du Capitole sont couvertes de poussière ; les autres temples
» ne subsistent que pour être des objets de mépris, d'horreur,

[1] Libanius. — De vita suâ, or. 10.
[2] Zozomène, liv. 4.
[3] Prudence. — Adv. Symmach, liv. 1. — Saint Jérôme, ép. 7.

, et d'indignation; ils sont l'opprobre des grandes divinités
, qu'on y encensait. On voit toute la ville aller aux tombeaux
, des martyrs et regarder avec indifférence ces anciens édi-
, fices qui se détruisent chaque jour. Rome laisse le Capitole
» se remplir d'ordures, elle abandonne Jupiter, ses autels,
, ses cérémonies et son culte (¹). »

La guerre ou les querelles des chrétiens, entre eux, retar-
daient toujours la ruine du paganisme.

En 388, les Ariens cherchèrent à se venger de ce qu'on leur
avait enlevé leurs églises, ils sortirent de leurs maisons, des
torches en main, mirent le feu au palais du patriarche Nec-
taire et le réduisirent en cendres (²).

Tantôt la querelle et les excès avaient lieu entre les Juifs et
les chrétiens : lors d'une procession de ces derniers à la fête
des martyrs, les Juifs sortirent de leur synagogue, se jetèrent
sur les chrétiens et les outragèrent. Les chrétiens se plaigni-
rent, leur évêque eut le malheur de les exciter ; et ils allèrent,
d'un même coup, brûler non seulement la synagogue des Juifs
dont ils avaient à se plaindre, mais encore un temple de chrétiens ariens. Théodose désapprouva ces excès; il ordonna que
le temple et la synagogue seraient rebàtis aux dépens de l'é-
vêque, et fit punir les incendiaires (⁵).

Cette conduite ne fut point approuvée par Ambroise, qui
entreprit d'en faire voir à Théodose les conséquences :

« Vous réduisez, lui dit-il, un évêque à vous désobéir ou à
» trahir son ministère; vous allez faire un prévaricateur ou un
» martyr, ce qui n'est pas d'un règne comme le vôtre; les en-
» nemis de l'église triompheront dans ces édifices bâtis des dé-
» pouilles des chrétiens ou du patrimoine de Jésus-Christ; il
» doit suffire, pour vous détourner de rebâtir des synagogues,
» de vous rappeler que Julien l'a voulu faire, et que le feu du

---

(¹) Saint Jérôme, ép. 7. — (²) Hist. de Théodose, p. 376. — (³) Paulin. —
In vita Ambrosii, — et Hist. de Théodose, p. 380.

» ciel peut tomber aujourd'hui comme alors ; le palais du pa-
» triarche de Constantinople vient d'être brûlé et une infinité
» d'églises réduites en cendres fument encore, sans qu'on en
» tire vengeance, puisqu'on ne se met en peine que de relever
» des temples profanes ([1]). »

Faisant ensuite parler Dieu lui-même, il ajoute :

« C'est de moi que tu tiens le diadème ; je t'ai fait Empe-
» reur de simple particulier que tu étais ; je t'ai livré l'armée
» de ton ennemi ; j'ai fait passer dans ton parti les troupes
» qu'il avait levées contre toi ; j'ai mis sa personne entre tes
» mains ; je t'ai donné des enfans qui règneront après leur
» père ; je t'ai fait triompher sans peine, et par l'ordonnance
» que tu as rendue, tu vas faire triompher mes ennemis ([2]). »

CHAPITRE VII.

De la cessation générale des oracles par la destruction de tous les temples païens (an 389).

Théodose, ayant vaincu son compétiteur Eugène et mis fin à
la guerre qui troublait le repos de l'empire, vint à Rome pour
y recevoir les honneurs du triomphe (an 389).

Rome était encore païenne par ses temples et ses monumens,
mais Théodose profita de son séjour pour abolir les restes du
culte que ses prédécesseurs avaient toléré.

« Ayant assemblé le sénat qui était demeuré ferme dans la
» religion de ses pères et ne s'était jamais joint à ceux qui mé-
» prisaient les Dieux, dit Zozime, il fit un discours pour les
» exhorter à renoncer à leur vieille erreur, comme il l'appe-

([1]) Id. — ([2]) Id.

, lait, et à embrasser la foi chrétienne par laquelle les hom-
, mes sont lavés de toutes leurs taches et délivrés de tous
, leurs crimes.

, Personne ne s'étant rendu à ses persuasions, et n'ayant
, voulu préférer un nouvel établissement à un culte aussi an-
, cien que la ville, et qui l'avait rendue florissante l'espace de
, mille deux cents ans, pour en prendre un autre dont on ne
, savait pas quel serait le fruit, l'empereur annonça qu'il ne
, voulait plus faire une dépense dont il n'approuvait pas le
, sujet, et que les fonds qu'elle consommait lui étaient néces-
, saires pour subvenir aux frais de la guerre (¹). »

Il interdit, comme à Constantinople, les fêtes et les sacrifices,
fit dépouiller les temples de leurs ornemens, ordonna de briser
toutes les idoles, hors celles qui mériteraient d'être admises
dans des galeries, et publia des lois très sévères contre les magiciens et ceux qui entreprendraient de les recueillir et de les
receler (²).

Il y avait à Alexandrie, en Égypte, un temple de Bacchus que
l'empereur Constantin avait autrefois donné aux ariens pour
en faire une église, et que l'évêque Théophile obtint de Théodose pour le consacrer au culte catholique. Les païens s'y op-
posèrent, s'emparèrent du temple, et finirent, devant la force
armée, par s'y retrancher. La raison, les menaces furent employés sans succès, et les magistrats en rendirent compte à
Théodose qui répondit : « Que pour éviter à l'avenir de sem-
, blables désordres, il fallait en supprimer la cause, c'est-
, à-dire ABATTRE LES TEMPLES (³). »

A peine la lettre de l'empereur fut-elle reçue, que l'évêque
Théophile, accompagné d'Evagre, préfet d'Egypte, et assisté
d'une force imposante, se mit en devoir de faire abattre tous
les temples païens. Il commença par celui de Sérapis, à

(¹) Zozime, liv. 4. Traduction du président Cousin.
(²) Prudence. — Adv. Symmach, liv. 1. — Saint Jérôme, ép. 7.
(³) Ruffin, liv. 5, ch. 22. — Hist. de Théodose, pag. 391.

Orope, près Alexandrie, regardé comme la merveille du paganisme.

L'émotion fut d'abord extrême chez les assaillans, qui semblaient redouter la colère des Dieux païens, et personne ne se présenta pour commencer cette œuvre de destruction. Cependant un soldat, encouragé par Théophile, s'arme d'une coignée, s'approche de l'idole et frappe au hasard en détournant la vue : la tête du dieu tombe sur les degrés du trône et roule de marche en marche avec un fracas épouvantable. Aussitôt le peuple jette un cri de stupeur, et chacun demeure un instant dans un effrayant silence. Mais bientôt le soldat, animé par ce premier succès contre le Dieu, frappe d'un second coup les genoux de l'idole et finit par la mettre en pièces [1].

Sérapis, brisé, fut bientôt traîné par les rues pour être l'objet d'un feu de joie et réduit en cendres. Théophile exhorta les chrétiens à traiter le temple de la même manière; ils le détruisirent jusques dans ses fondemens, et en dispersèrent les ruines. On fit le même traitement à toutes les divinités païennes et à leurs temples; on brisa les vases sacrés, et Théophile bâtit une église à Saint Jean-Baptiste sur la place où avait été le temple de Sérapis [2].

Ainsi finit le culte des païens, en Grèce et en Égypte, à Rome et à Constantinople; les adorateurs des Dieux furent réduits à maudire les chrétiens et à leur rendre toutes les insultes qu'ils en avaient reçues :

Les chrétiens d'Antioche, mécontens de Julien, avaient dit que les hommes qui entouraient ce prince, et qu'il plaçait dans les temples de ses dieux « étaient des scélérats qui, pour divers maléfices, avaient langui dans les mines et dans les cachots; de vils artisans qui ne pouvaient vivre de leur métier, et qui se trouvèrent tout-à-coup érigés en prophètes et en pontifes vénérables [3], » les païens font de même, et

[1] Id.—Échard. Hist. romaine, t. 8, p. 96.
[2] Ruffin, liv. 5, ch. 22. — Hist. de Théod. — Hist. rom.
[3] Grégoire de Nazianze, or. 111. — Théodoret, liv. 111, ch. 26.

leur rage, à jamais impuissante, s'exhale par des injures semblables :

« Oui, dit Eunapius, les chrétiens placèrent, dans ces lieux
» sacrés, une espèce d'hommes appelés *moines*, qui passaient
» leur vie dans une saleté égale à celle des pourceaux... Car,
» dans ce temps-là, celui qui portait un habit noir et qui ne
» refusait pas de paraître en public avec un costume sale et
» déchiré obtenait une autorité tyrannique. »

« Au lieu des Dieux qu'on avait vus jusqu'alors par les yeux
» de la raison, ces moines s'efforcèrent de rendre les honneurs
» divins à des misérables ; et ils montraient avec ostentation,
» comme des choses sacrées, des têtes de scélérats punis du
» dernier supplice pour leurs crimes, et qu'ils avaient fait saler
» pour les conserver (1). »

(1) Eunapius Sardianus. — De vita philosophorum et sophistarum. — Traduction latine de Junius Hornanus, 1548, p. 83, — trad. de l'auteur.

CHAPITRE POST-LIMINAIRE.

Sur la ruine du paganisme.

————◆————

L'erreur fait tôt ou tard place à la vérité, c'est une loi juste et naturelle, et chacun doit concourir avec zèle à détruire les racines de la superstition. Mais les opinions des hommes sur les choses elles-mêmes sont souvent si outrées, leurs moyens d'exécution sont presque toujours si extrêmes, qu'il reste au fond des cœurs, après l'événement, un sentiment involontaire de regret et de peine.

Ainsi, voir insulter bassement, et par ceux-là mêmes qui l'avaient le plus honorée, une religion qui, pendant quatre mille ans, a gouverné une grande partie du monde; voir le peuple, toujours aveugle dans ses fureurs, porter ses mains vandales sur des emblêmes consacrés; aider lui-même à détruire les temples dont il a usé jusqu'aux marches en venant y adorer les Dieux dont il implorait si souvent l'appui; fondre les statues des divinités, parce qu'elles sont d'or, d'argent ou de bronze; vendre à l'encan les vases sacrés; fermer les temples, les transformer en salles de spectacle; souiller des lieux sacrés par des sépultures humaines, c'est toujours, pour l'homme philosophe, un triste et douloureux spectacle.

La religion païenne était pleine de superstitions, et celle qui lui a succédé est infiniment préférable, chacun est forcé d'en convenir. Mais, de ce que celle-ci est meilleure, induire ou conclure que la première n'était qu'erreur et impiété, ce serait imiter la folie de cet écrivain du dix-septième siècle qui, traduisant la *Cité de Dieu*, de Saint Augustin, se permet de supprimer les épithètes honorables que ce grand homme ajoute aux noms des philosophes platoniciens : « On ne doit les louer, dit le traducteur, qu'autant qu'il le faut pour les élever au-dessus des autres philosophes païens, *mais non pas pour les comparer aux chrétiens* ([1]). »

Avec de semblables raisonnemens, les connaissances de l'antiquité deviendraient inutiles, et tout se résumerait dans le monde nouveau; non pas, pour ses propres mérites, mais pour ceux du fondateur de la religion actuelle. S'il en était ainsi, s'il suffisait de naître chrétien, pour se croire au-dessus des anciens, il y aurait, au moins, nécessité de convenir que les modernes sont bien au-dessous de ce qu'ils devraient être, en raison de leur divine origine.

Mais quel est l'homme sensé qui pourra croire que le Créateur ait abandonné le monde à lui-même pendant quatre mille ans?

N'est-il pas plus naturel de penser que si la religion païenne n'a été ni plus simple ni plus pure, c'est que Dieu, dont la miséricorde est infinie, attendait que les hommes fissent un retour sur eux-mêmes, et que, comme le peuple Hébreu, ils l'adorassent partout, sans le placer nulle part? Si, enfin, cette antique religion a été réformée par Moïse et Jésus-Christ,

---

([1]) Lombert. — Traduction française de la Cité de Dieu de Saint Augustin, édition Pralard, 1675, t. 1, p. 423.

Saint Augustin avait dit : « . . . . . *Ces philosophes qu'on préfère avec raison,* A CAUSE DE LEUR RÉPUTATION ET DE LEUR SAVOIR, *ont bien vu qu'aucun corps n'était Dieu, et c'est pourquoi ils se sont élevés au-dessus de tous les corps . . . . .* »

Le traducteur a dit : « . . . . Ces philosophes qu'on préfère avec raison à tous les autres ont bien vu . . . . . »

Et il ajoute en marge.

Le texte porte : « PAR LEUR RÉPUTATION ET PAR LEUR SAVOIR, mais *c'est assez de ce que je mets,* car bien que ces philosophes soient louables en quelque chose, ils sont dans beaucoup d'erreurs, c'est pourquoi on ne doit les louer qu'autant qu'il le faut pour les élever au-dessus des autres philosophes, mais non pas pour les comparer avec les chrétiens. »

n'est-ce pas une éclatante preuve que l'Être Suprême veilla toujours sur l'univers, et que les hommages adressés AU DIEU INCONNU (¹) étaient parvenus jusqu'à lui?

Où trouver un langage plus noble que celui des anciens sur Dieu et les Dieux?

On a dit qu'ils adoraient des statues! Mais, Saint Augustin a prouvé le contraire, Pausanias nomme les artistes qui les ont faites, et Pythagore avait dit : « Ne prêtez pas votre ressem- » blance à Dieu, ne lui attachez pas de figure. »

Apollon aurait rendu lui-même ses oracles! Quelle erreur: « Ce n'est pas, dit Plutarque, la voix d'Apollon qu'on entend, » ni ses expressions, ni ses vers, mais ceux de la Pythie. »

En divinisant leurs grands hommes, ils ont fait abus du nom de Dieu, c'est vrai; mais ils croyaient l'honorer en rapprochant de lui ce qu'il y avait eu de plus pur et de plus illustre sur la terre. C'était mieux que de le méconnaître ou de ne pas lui rendre hommage?

S'ils aimaient les fictions! hélas! c'est que le monde ne peut vivre sans elles : l'homme a toujours eu peur de la mort, et il devait être bien doux de prêter la vie au soleil bienfaisant dont les rayons fécondent les campagnes, la voix plaintive d'une femme à l'écho qui suit fidèlement le voyageur solitaire, et la timide pudeur d'une jeune fille à la fontaine limpide qui laissait errer ses eaux pures sous les ombres verdoyantes des bois qu'habitait le Dieu du silence.

Non, de telles images n'étaient pas de l'impiété et de l'idolâtrie : la nature est assez belle pour que les anciens, dans l'ignorance de ses effets mystérieux, aient pu diviniser les corps qui la composent; la puissance majestueuse d'un Créateur n'en domina pas moins le monde, et l'encens, brûlé sur les autels de Jupiter Tonnant, fut toujours le tribut d'un respect sincère envers Celui qui règle les destinées humaines.

(¹) Actes des Apôtres, ch. 17, v. 23.

CINQUIÈME PARTIE.

EXTASES, VISIONS ET SONGES PENDANT ET APRÈS
LE MOYEN-AGE.
SOMNAMBULISMES NATUREL ET SYMPTOMATIQUE.

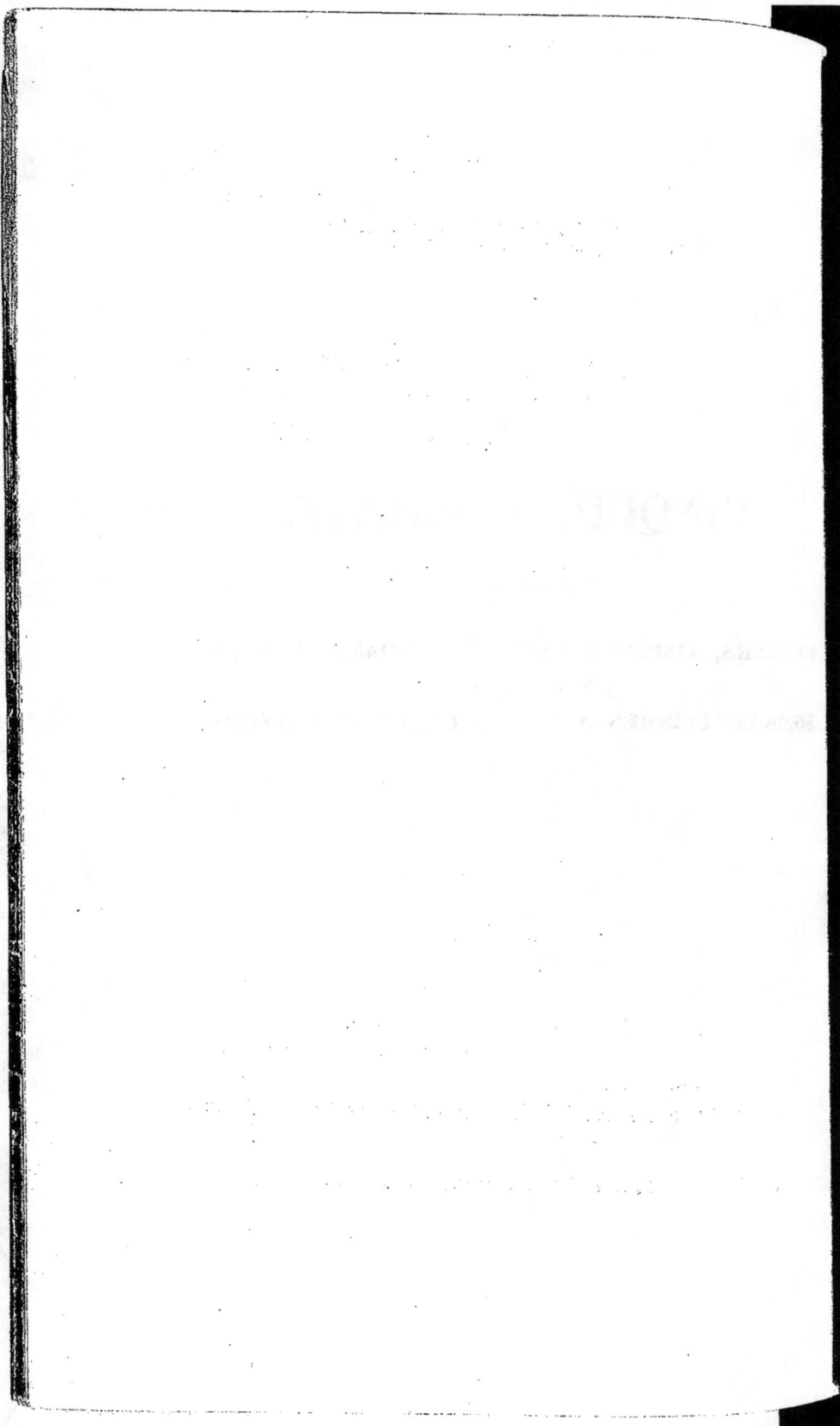

CINQUIÈME PARTIE.

—

**EXTASES, VISIONS ET SONGES PENDANT ET APRÈS
LE MOYEN-AGE,
SOMNAMBULISMES NATUREL ET SYMPTOMATIQUE.**

LIVRE ONZIÈME.

DE L'EXTASE, DES VISIONS ET DES SONGES DEPUIS LES PRE-
MIERS SIÈCLES DU CHRISTIANISME, JUSQU'A L'OBSERVATION
DU SOMNAMBULISME NATUREL PAR LE MÉDECIN VANHELMONT.

CHAPITRE PREMIER.

De l'extase et des songes pendant les premiers siècles du christianisme
et le moyen âge, jusqu'à Jeanne d'Arc (1400).

« Tu peux, disait Anaxarque à Nicocréon, roi de Chypre
» qui le faisait piler dans un mortier, tu peux briser le corps
» qui renferme Anaxarque, mais tu ne toucheras jamais
» Anaxarque même (¹). »
Il en est de la faculté divinatrice comme de l'âme d'Anaxar-

(¹) Cicéron, liv. 3, de la Nature des Dieux.— Pline, liv. 7, ch. 24.

que : on avait pu abattre les temples où les oracles se rendaient, détourner les sources qui excitaient la faculté prophétique, empêcher certains hommes de songer pour d'autres : mais la faculté elle-même, étant naturelle à toute l'humanité, ne pouvait pas se perdre entièrement; et si elle fut moins remarquée, parce qu'au lieu d'être regardée comme une faveur céleste, elle devint aux yeux des chrétiens un signe de réprobation, elle n'en exista pas moins sous le christianisme comme avant lui.

S'il n'y a plus de sibylles et de pythies qui montent sur un trépied ou sur une roche, si les femmes qui prédisent l'avenir sont quelquefois obligées de se cacher à tous les yeux ou au moins de ne pas prophétiser en public, la faculté prophétique ne les accompagne pas moins partout où elles vont.

Marc, hérétique, disciple de Valentin hérétique lui-même, avait créé (an 160 de Jésus-Christ) une secte qui, de son nom, s'appelait *la secte des Marcosiens*. Saint Irénée, qui fut élu évêque de Lyon l'an 157 de J. C., écrivit contre cette secte (¹). Il paraît qu'il y avait dans son sein plusieurs prophétesses. Or, voici, suivant St-Irénée, comment s'y prenait Marc pour leur donner le don de prophétie :

« *Voilà que la grâce descend sur nous, ouvrez la porte et pro-* » phétisez. Et lorsque la femme répondait : *Je n'ai jamais* » *prophétisé, et je ne sais pas prophétiser,* » Marc faisait cer- » *taines invocations au point de jeter la sœur dans la stupeur.* » Alors il lui disait : *Ouvrez la bouche, parlez hardiment, et* » *vous prophétiserez.* La sœur, séduite par ces paroles, sent sa » tête exaltée; son cœur palpite extraordinairement. Elle se » croit inspirée: elle se hasarde de parler; elle parle comme » une personne en délire; elle dit tout ce qui se présente à son » esprit; beaucoup de choses vides de sens, mais dites avec un » ton d'assurance, parce que son esprit est échauffé. Enfin, » elle prophétise aussi bien qu'aucun des prophètes de ce

(¹) Saint Irénée. — Contre l'hérésie.

, genre. D'après cela, elle se croit véritablement prophé-
, tesse (¹). »

Tertullien était un des plus grands apologistes et défenseurs
de la religion chrétienne (an 200), lorsqu'un nommé Montanus, hérétique, prétendit être le canal direct par lequel le
Saint Esprit annonçait de nouvelles lumières tendantes à perfectionner le christianisme.

Ce Montanus avait avec lui deux femmes, nommées Prisca
et Maximilla, qui, toutes deux, avaient des extases et prédisaient l'avenir. Deux papes, Saint Zéphirin et Saint Victor,
convaincus par les prophéties de Montan, de Prisca et de
Maximilla, leur donnèrent des lettres de paix (²).

Tertullien traita d'abord ces trois personnages d'illuminés
et de possédés par l'esprit d'erreur; mais tout à coup, et sur
ce qu'il voit et entend par lui-même, cet homme, le premier
et le plus célèbre entre tous les chrétiens, va s'instruire à l'é-
cole d'un homme et de deux femmes réprouvés. Comme le dit
M. de Joannis (³), il dut avoir, pour en agir ainsi, une conviction bien ferme, et cela était en effet :

« Il y a maintenant parmi nous, dit Tertullien, une sœur
qui est favorisée du don des révélations.

» Elle les reçoit, dit-il, *dans l'église, au milieu de la célé-
» bration de nos mystères*, étant toute ravie en extase. Elle
» converse, alors, *avec les anges*, quelquefois même *avec le
» Seigneur Jésus-Christ*.

» Elle voit, elle entend, dans ses ravissemens, des secrets
» célestes, connaît *ce qu'il y a de caché* dans le cœur de plu-
» sieurs personnes et *enseigne des remèdes salutaires* à ceux qui
» en témoignent le désir (⁴). »

(¹) Saint Irénée. — Contre l'hérésie. — (²) Tertullien. — Adversus praxeas.
— (³) Bibliothèque du magnétisme, t. 2, p. 156. — (⁴) Tertullien. — De l'âme,
ch. 26.

Ainsi, dans cette femme, on retrouve Isis indiquant des remèdes aux Égyptiens (¹), la pythie qui devine, dans Proclès, un hôte assassin (²), et tous les caractères des *inspirés* païens, qui entendaient des voix divines ou causaient avec les Dieux.

Déjà, à cette époque, les extases ont lieu dans les églises, comme autrefois dans les temples païens, et on se comporte comme chez ces derniers vis-à-vis du peuple :

« C'était, dit Tertullien, quand le peuple était congédié et
» après la célébration des mystères, que la sœur racontait ce
» qu'elle avait vu, afin que nous l'examinions et que nous la
» jugions (³). »

Tertullien, convaincu par des hérétiques, devint l'objet des anathèmes des autres chrétiens. Il n'en persista pas moins, avec courage, dans ce qu'on appelait *son erreur*, et ce qui était, pour lui, la vérité la plus pure :

« Je me réjouis, dit-il, de me voir plus éclairé que jamais.
» Cette joie ne souffre aucune confusion: Nul ne rougit de se
» perfectionner et de s'avancer. La science a ses âges et ses
» accroissemens différens, par lesquels le grand apôtre a passé
» lui-même. » « Lorsque je n'étais qu'un enfant, dit Saint Paul,
» je parlais comme un enfant et j'avais les sentimens d'un en-
» fant. Mais lorsque je suis devenu homme, je me suis dépouillé
» de tout ce qui tenait à l'enfance. »

« Ainsi cet apôtre, ajoute Tertullien, a renoncé à ses pre-
» miers sentimens. Il ne s'est pas rendu prévaricateur, en
» abandonnant les traditions de ses pères, pour s'attacher aux
» maximes chrétiennes, souhaitant même que ceux-là fussent
» retranchés qui prétendent soutenir la nécessité de la cir-
» concision (⁴). »

« Pendant que tous les fidèles prenaient la fuite et fuyaient

---

(¹) Voyez p. 11. — (²) Voyez p. 37. — (³) Tertullien. — De l'âme, ch. 26. — (⁴) Id., ch. xi

, la persécution, dit Firmilianus à Saint Cyprien (an 260), on
, vit paraître, tout à coup, une femme qui, *tombant en ex-*
» *tase, s'annonçait pour prophétesse.*

, Elle était mue par l'impulsion [des principaux démons,
, *au point qu'elle faisait des choses merveilleuses, de véritables*
» *prodiges.* Elle se vantait même de pouvoir, à sa volonté,
, exciter un tremblement de terre.

» Par ces jactances, par ces mensonges, elle était venue à
bout de subjuguer tous les esprits, *au point qu'on lui obéis-*
, *sait et qu'on exécutait tout ce qu'elle prescrivait.* Le mauvais
, esprit qui la possédait *la faisait marcher pendant l'hiver*
» *le plus rigoureux, nu-pieds au milieu des glaces et des nei-*
» *ges, sans en être blessée, et sans qu'il lui arrivât pendant ces*
, *courses aucune espèce d'accidens.* Elle séduisit un des prêtres,
, appelé Rusticus, et un diacre. On reconnut bientôt *qu'il y*
, *avait un mauvais commerce entre eux.* On lui opposa, pour
, l'exorciser, un exorciste, homme extrêmement recomman-
, dable. Mais, chose étrange ! ne s'était-elle pas avisée, peu de
, temps auparavant, *de prédire qu'il viendrait* pour la combat-
» tre un homme ennemi et un tentateur infidèle ? Cette femme
, était si audacieuse, qu'elle n'avait pas craint de profaner les
, sacremens d'une manière étrange, en disant elle-même la
, messe et en administrant le baptême.

» De là une grande question : le baptême administré par le
, diable, au nom du père, du fils et du saint esprit, pouvait-
, il être valable (¹) ? »

« Qui ne voit, déjà, dans cette prétendue prophétesse, dit à
, ce sujet M. Abrial, une femme tourmentée par l'hystéri-
, cisme ? Son commerce avec le prêtre Rusticus et le diacre
, n'en laisse pas douter. L'hystéricisme l'avait jetée dans un
, état d'extase qui la mettait à même de prévoir l'avenir et de
» faire des choses surprenantes. Qu'elle se persuadât ensuite,
, comme hérétique, qu'elle avait le droit de dire la messe et
» d'administrer le baptême, ceci ne tenait plus à l'extase, elle

---

(¹) Saint Cyprien, épitre 75.

» était alors éveillée, et c'est ce qui aurait dû prouver que ce
» ne pouvait être le démon qui la possédait, ou qui adminis-
» trait lui-même le baptême; car certainement le diable ne
» baptisa jamais au nom du père, du fils et du saint esprit.
» Nous ne voyons donc, ici, que l'hystéricisme pur, lorsqu'elle
» était en extase, et l'extravagance, quand elle était réveil-
» lée (¹). »

En 393, Théodose-le-Grand, ayant donné ses ordres pour
livrer bataille le lendemain, se retira dans une chapelle voisine
du camp. Vers le point du jour, il se laissa aller au sommeil et
pendant qu'il dormait, il vit en songe deux hommes vêtus de
blanc et montés sur des chevaux de même couleur, qui l'encou-
ragèrent à combattre et lui promirent un heureux succès (²).

A peine éveillé, on lui amena un soldat de son armée qui
venait d'avoir, dans la même nuit, une vision semblable à la
sienne (³).

Cet empereur qui avait détruit les temples à oracles, et qui regardait comme une impiété d'aller consulter les prêtres de
Sérapis, se trouvant lui-même fort embarrassé sur le parti
qu'il devait prendre vis-à-vis de son compétiteur Eugène, *envoya en Égypte* consulter le solitaire Jean, à qui il s'adressait,
dans les circonstances critiques, comme à un homme en qui
l'esprit de Dieu résidait d'une manière spéciale (⁴).

Jean lui fit réponse : « Qu'il pouvait marcher contre l'usur-
» pateur, qu'il en serait victorieux, non toutefois sans effusion
» de sang, comme dans la guerre contre Maxime, mais qu'il
» ferait mourir ce tyran; qu'ensuite *il mourrait lui-même en
» Italie*, et qu'il laisserait à son fils l'empire d'Occident (⁵). »

(¹) **Réflexions de M. Abrial, Bibliothèque du magnétisme, t. 5, p. 180.**
(²) **Théodoret, liv. 5, c. 24.**
(³) **Théodoret, liv. 5, ch. 24.**
(⁴) **Fléchier dit que Jean était comme l'*oracle* de son siècle. — Hist. de
Théodose, liv. 3, p, 361.**
(⁵) **Zozomène, liv. 7, c. 22. — Théodoret, liv. 5, c. 24.**

Au moment où la bataille se donna entre Eugène et Théodose, Évagre et d'autres Romains parcouraient les monastères de la Thébaïde. Ils visitèrent le solitaire Jean, et cet homme pieux, se trouvant lui-même dans l'état d'extase où le prêtre Cornélius vit de Padoue la bataille qui décidait entre César et Pompée ([1]), leur dit quand ils prirent congé de lui :

« Allez en paix, mes enfans, et sachez qu'on apprend *aujourd'hui, dans Alexandrie*, que l'empereur Théodose a défait le tyran Eugène. » « Puis, comme Calanus à Alexandre, comme Jérémie à Phassur et Hananias, il prédit la mort de l'empereur : « mais ce prince, ajouta-t-il, ne jouira pas long-temps du fruit de sa victoire et Dieu le retirera bientôt de ce monde ([2]). »

Toutes ces prédictions furent reconnues exactes ([3]).

Saint Augustin rapporte, au sujet de ce moine Jean, qu'il était doué du don de prophétie, et qu'un jour une femme, très impatiente de le voir, lui fit demander avec instance par son mari cette satisfaction. Ce religieux, qui ne l'avait jamais accordée à aucune personne du sexe, répondit au mari : « Allez et dites à votre femme qu'elle me verra la nuit prochaine, mais *pendant son sommeil*; » ce qui arriva effectivement. Et il lui donna des avis qui convenaient à une épouse fidèle.

Celle-ci dit à son mari qu'elle avait vu l'homme de Dieu. Elle le lui dépeignit *tel qu'il le connaissait*, et lui fit part des avis qu'elle en avait reçus.

« Je tiens le fait, dit Saint Augustin, d'un homme aussi distingué par sa naissance que par son esprit et tout-à-fait digne de foi ([4]). »

De Delphes, la pythie vit, à 200 lieues distance, Crésus

([1]) Voir ce fait, p. 44.

([2]) Evagre, p. 1, ch. 1.

([3]) Pallade, in Lanfiac, c. 4. — Hist. de Théodose, par Fléchier, liv. 4, p. 491.

([4]) Saint Augustin. — Du soin que l'on doit prendre des morts, ch. 17, v. 21.

qui faisait cuire une tortue; Apollonius, à Éphèse, vit assassi-
ner Domitien dans Rome; Paul s'écria de Constantinople que
Valens brûlait en Allemagne; les exemples chrétiens concor-
dant avec les faits païens ne seront pas rares, et en voici un de
la plus haute importance :

« Le jour du décès de Saint Martin *à Tours* (an 400), Saint
» Ambroise en fut averti *dans l'église de Milan*, au moment
» où il célébrait la messe :

» Il était d'usage que le lecteur vînt se présenter au célé-
» brant avec le livre, et ne lût la leçon que lorsqu'il en avait
» reçu l'ordre du célébrant. Or, il arriva que le dimanche dont
» il s'agit, pendant que celui qui devait lire l'Épître de Saint
» Paul était debout devant l'autel, Saint Ambroise, qui était
» à célébrer, s'endormit lui-même sur l'autel.

» Deux ou trois heures se passent sans qu'on ose le réveil-
» ler. Enfin, on l'avertit du long temps que le peuple attendait :
» *Ne soyez pas troublés*, répondit-il, *c'a été pour moi un grand
» bonheur de m'endormir, puisque Dieu a voulu me montrer un
» si grand miracle; car sachez que l'évêque Martin, mon frère,
» vient de mourir. J'ai assisté à ses funérailles, et après le ser-
» vice ordinaire, il ne me restait plus à dire que le capitule;
» lorsque vous m'avez réveillé.* »

Les assistans furent dans une grande surprise. On nota le
jour et l'heure, et il fut reconnu, « que l'instant du trépas du
» bienheureux confesseur fut précisément celui où l'évêque
» Ambroise avait dit avoir assisté à ses funérailles [1]. »

Saint Augustin rapporte le fait suivant, qui rappelle ceux
de Saül et d'Ananias [2], d'Aristide et de son père nourricier
Zosime [3], de Théodose et d'un soldat de son armée [4], c'est-
à-dire de personnes communiquant entre elles pendant leur
sommeil, ou recevant les unes des autres des pensées réciproques :

[1] Grégoire de Tours. — De miraculis S. Martini, liv. 1, c. 5. — [2] Voir
p. 69. — [3] Aristide, discours sacrés, p. 525. — [4] Voir p. 126.

« Un homme instruit, qui s'occupait beaucoup de la lecture
» de Platon, assurait qu'une nuit, dans sa maison et avant de
» se livrer au sommeil, il avait vu venir à lui un philosophe
» qu'il connaissait intimement et qui lui développa des propo-
» sitions platoniques, chose qu'il avait jusqu'alors refusé de
» faire. Le lendemain, ayant demandé à ce philosophe com-
» ment il se faisait qu'il lui expliquât dans une maison étran-
» gère ce qu'il avait refusé dans la sienne propre : Je n'en ai
» rien fait, répondit ce philosophe, mais *j'ai songé* que je l'a-
» vais fait (¹). »

« Ainsi, ajoute Saint Augustin, l'un voit et entend au moyen
» d'une image fantastique, étant parfaitement réveillé, ce que
» l'autre a vu en songe.

» Pour nous, dit-il encore, si la chose nous était racontée
» indifféremment, par toutes sortes de gens, nous croirions
» indigne de nous d'y ajouter foi; mais nous pouvons assurer
» que la personne de qui nous tenons le fait n'est pas capable
» de nous en avoir imposé (²). »

Une femme apparut en songe à Aspasie, et lui indiqua le
remède qui pouvait la guérir d'une tumeur qu'elle avait à la
joue (³); Aristide vit en songe un esculape qui lui ordonna de
se baigner au milieu d'un fleuve (⁴); des exemples semblables
vont se retrouver aussi fréquemment chez les chrétiens que
chez les païens :

Ainsi, un jeune homme d'Hippone était tombé malade et
souffrait beaucoup; mais au milieu de douleurs atroces, il était
pris d'extase et se trouvait privé de l'usage de ses sens. On le
pinçait et on le secouait sans qu'il se réveillât. Quand il revenait
à lui, il disait avoir vu deux personnages, l'un vieux, l'autre
jeune. Ces personnages lui conseillèrent un jour de prendre
un bain dans la mer, jusqu'à la ceinture, ce qui ferait cesser
ses douleurs. Il suivit ce conseil et fut effectivement guéri (⁵).

On voit par quelques unes des citations qui ont été faites

(¹) Saint Augustin.— Cité de Dieu, liv. 18, ch. 18. — (2) Id.— (³) Voir p. 28.
— (⁴) Voir page 76. — (⁵) Saint Augustin. — De Genes., liv. 12, ch. 11.

que tous les extatiques chrétiens présentent les mêmes phénomènes que les païens, le langage seul a changé; les uns
croyaient voir le Dieu Esculape, ou Apollon, et les autres
voient souvent des saints, des saintes ou des personnages
respectables, dans lesquels ils ont confiance.

Esculape, Sérapis et Isis guérissaient les malades, et les
païens reconnaissans leur avaient élevé des temples superbes;
néanmoins, chaque prince chrétien se fit gloire de fermer
ou d'abattre ces temples, parce qu'ils étaient fréquentés
par des hommes *qui croyaient y voir un démon qui guérissait
leurs maladies* (¹); mais en l'an 560, l'empereur Justinien fut
attaqué d'un mal au genou qui menaça de le mettre au tombeau. Arrivé à un état de faiblesse extraordinaire, et tourmenté par de violentes douleurs, Saint Côme et Saint Damien
*lui apparurent et lui conseillèrent d'avoir recours aux reliques
des martyrs!* La châsse fut apportée et par son attouchement
Justinien fut guéri.

En reconnaissance, *il bâtit une église en l'honneur de Côme
et Damien* (²).

« Ces deux saints, dit Grégoire de Tours, qui furent méde-
» cins de leur vivant, continuèrent après leur mort d'être d'un
» grand secours à ceux qui les invoquaient. Car, ajoute-t-il,
» si quelqu'un étant malade priait, plein de foi, auprès de
» leurs tombeaux, aussitôt il *obtenait la guérison de ses maux.*
»   Plusieurs personnes rapportent même *qu'ils apparaissent*
» la nuit en vision *aux malades* et *leur indiquent ce qu'ils ont à
» faire.* Lorsqu'ils le font, *ils obtiennent la santé.*
»   J'ai entendu à ce sujet, dit Grégoire, beaucoup de choses
» qu'il serait trop long de raconter (³). »

Un homme de Tours, privé de la vue depuis vingt-cinq ans,
est averti en songe par une vision, *admonitus per visum*, de se
rendre au tombeau de Saint Martin. Après s'être livré sans

(¹) Voir p. 86. — (²) Procope. — De Ædific., liv. 1, ch. 6, p. 17. — (³) Grégoire de Tours. — De gloria martyrum, cap. 110.

relâche à la prière, il recouvre la vue le troisième jour, mais d'un œil seulement; encouragé par cette première guérison il redouble ses prières; et l'autre œil qui avait été beaucoup plus malade s'ouvrit également, seulement encore il n'en vit pas aussi bien que de l'autre [1].

Une pauvre femme du territoire d'Urbin était dans un état déplorable, paralysée d'une partie de son corps. Ses doigts adhéraient au bras et sa cuisse raccourcie tenait son pied suspendu en l'air. Avertie par une vision nocturne, elle se rend au tombeau de Saint Fortuné. Là, comme elle était à prier, tout-à-coup une grande stupeur s'empara d'elle, au point que, privée de sentiment, elle restait étendue par terre et quoiqu'elle eût les yeux ouverts, elle ne voyait absolument rien. Cependant, dans cet intervalle, ses os contournés font entendre une sorte de craquement. Les nerfs déssechés reprennent leur vigueur. La malade revient à elle; elle se relève, s'appuie sur ses jambes, marche sans un bâton, mais elle boite encore. C'est que Dieu, ajoute le narrateur de ce fait, dispense ses faveurs comme et dans quelle étendue il lui plaît [2].

Dans l'Anjou, depuis douze ans environ, un homme était privé de la vue et de l'usage des pieds et des mains. Il se rend à Tours, dans l'église du bienheureux Saint Martin; il n'y eut pas fait ses prières, que par les mérites du saint confesseur il recouvra la vue. Restait la paralysie des pieds et des mains. *Mais la nuit suivante, il fut averti en songe* de se rendre à Paris, que par les mérites de Saint Germain il obtiendrait la guérison de tout le corps. Cette vision ayant augmenté sa confiance, il arrive à Paris, *va passer la nuit* dans l'église de Saint-Germain, et le lendemain il est guéri [3].

Cicéron ne comprenait pas que les Dieux rôdassent chaque

---

[1] Id. — De miraculis S. Martini, liv. 2, ch. 41. — [2] Bollandistes, t. 2, p. 110. — [3] Acta ordinis Sancti Benedicti, sœculi 3, par. 2, p. 98.

nuit auprès des hommes pour leur offrir des songes [1]. Plutarque dit que les Dieux n'avaient pas besoin de monter sur les vaisseaux quand ils voulaient calmer les tempêtes [2]; chez les chrétiens, Amolon, archevêque de Lyon (an 840), ne veut pas de ces renvois d'une église à une autre, et dit que les saints peuvent assister les hommes en tous lieux :

« Chacun, dit-il, doit demeurer paisible dans son église et
» dans sa paroisse, où le baptême lui a été donné, où il est
» nourri du corps et du sang de Notre-Seigneur, où il a accou-
» tumé d'entendre la messe solennelle, où il reçoit de son curé
» la pénitence de ses péchés, etc.

» C'est là que les fidèles doivent présenter leurs offrandes et
» leurs vœux avec dévotion et avec joie ; c'est là qu'ils doivent
» faire leurs prières à Dieu, *et qu'ils doivent rechercher l'inter-*
» *cession des saints, qui peuvent assister en tous lieux ceux qui*
» *les invoquent fidèlement, parce qu'ils suivent l'agneau partout*
» *où il va, selon le témoignage de l'Écriture; ou plutôt c'est Dieu*
» *Tout-Puissant qui nous assiste par eux et en eux* [3]. »

Une femme noble, affligée d'une paralysie, ayant appris que le vénérable abbé Adalgaire avait apporté de France plusieurs reliques et qu'elles opéraient des miracles, se fit porter sur la route au devant des reliques et dès lors elle commença à se trouver mieux. Mais plusieurs jours après, ayant obtenu *de passer deux nuits* dans l'église du monastère où les saintes reliques avaient été déposées, elle fut entièrement guérie [4].

Une religieuse de Ferrare avait une luxation au genou, et elle en ressentait des douleurs insupportables. Elle a recours à Sainte Catherine de Boulogne, la prie et la supplie avec instance.

La cinquième nuit elle est prise de sommeil; *la sainte lui apparaît* et la bénit. La religieuse se réveille et reconnaît aussi-

---

[1] Voir tom. 1, p. 192,— [2] Voir id. p. 193. — [3] Lettre de l'archevêque Amolon à Thibaut, évêque de Langres. — [4] Acta ordini S. Benedicti, quart. part. 1, p. 6.

tôt que son genou est remis en place, et lorsqu'elle eut le bonheur de faire toucher son genou aux reliques de la sainte, elle recouvra une santé parfaite (¹).

Un bûcheron de Bourges, après une maladie qui l'avait rendu presque fou, s'était fait ermite et se livrait à la prière :
« Pour le tromper, dit Grégoire de Tours, le démon lui
» transmit la faculté de deviner. Il prédisait l'avenir, il annon-
» çait aux uns des maladies, aux autres des pertes ; disant qu'il
» y aurait bien peu de sauvés. Il faisait tout cela, ajoute l'his-
» torien, par des arts diaboliques, et par *je ne sais* quels pres-
» tiges (²). »

Dans un temps où les empereurs vaincus avaient les yeux crevés par ordre des vainqueurs, l'empereur Isaac l'Ange (an 1190) fit crever ceux du jeune Constantin, l'un de ses lieutenans, qui avait usurpé le titre impérial. Plus tard, il eut le même sort, mais il lui avait été annoncé à Rodoste, d'une manière bizarre, par un nommé Basilace, qui avait la réputation de prédire l'avenir ; » ce qui attirait près de lui, dit Ni-
» cétas Choniate, historien chrétien, une foule incroyable de
» personnes qui le consultaient, *comme autrefois on consultait*
» *Ammon et Amphiaraüs.*
» Basilace ne reçut point l'empereur avec les honneurs dus
» à son rang ; il ne répondit pas une seule parole à la saluta-
» tion qu'il lui fit en ces termes : « Je vous salue, père Ba-
» silace ! » Et il ne l'en remercia pas par le moindre signe et
» par la moindre inclination de tête. Sautant de côté et d'autre,
» comme un insensé, il chargea d'imprécations ceux qui s'ap-
» prochèrent de lui. Enfin son agitation s'étant calmée, *il creva,*
» *avec la baguette* qu'il avait à la main, *les yeux d'une image*
» *de l'empereur* qu'il avait dans sa cellule, et s'efforça de faire
» tomber le bonnet qui était sur sa tête.

» L'empereur le prit pour un fou et se retira avec mépris;

(¹) Bollandistes, mart., t. 2, p. 47. — (²) Grégoire de Tours, liv. 10.

» mais les assistans n'augurèrent rien de bon de ce qu'ils
» avaient vu ; et lorsque l'événement eut confirmé la pré-
» diction, que l'empereur fut détrôné et qu'il eut *les yeux*
» *crevés*, on prit de Basilace une tout autre idée qu'aupara-
» vant ([1]). »

« Parmi les choses les plus remarquables que j'ai pu con-
» naître et citer, pour avoir été, annoncées d'avance par les
» songes, dit Alexander ab Alexandro, jurisconsulte napolitain
» (1400), en voici une qui, pour moi, est d'autant plus digne
» de mon admiration et de mon souvenir que j'en ai été le té-
» moin :

» Marius, mon élève et mon client, dont j'admire souvent
» l'esprit et l'heureux caractère, était couché dans son lit,
» lorsque tout-à-coup il fit entendre des gémissemens affreux
» et des plaintes lugubres, et cela parce qu'il aurait vu en cet
» état sa mère rendre le dernier soupir et ses funérailles se
» préparer.

» Je commençai à le réveiller et à lui demander l'explication
» de ces plaintes immodérées, lorsqu'il me répéta de nouveau
» que sa mère était morte, qu'il l'avait vue pendant son som-
» meil, et que ses funérailles étaient déjà faites.

» Je pris note du jour et du moment où cette prévision avait
» été observée par moi. Quelque temps après, un messager
» vint m'annoncer la mort de sa mère ; je lui demandai le jour
» où cet événement était arrivé, et j'en obtins la confirmation
» que c'était bien le jour même où elle était apparue à son
» fils pendant son sommeil ([2]). »

([1]) Nicétas. — Hist. Byzantin, t. 12, liv. 3, ch. 19.
([2]) Alexander ab Alexandro. — Genialium Dierum, liv. 1, ch. xi, p. 17,
trad. de l'auteur.

CHAPITRE II.

Des extases, des visions et des songes, depuis Jeanne d'Arc jusqu'aux Possessions (1400 à 1600).

Ce sont les noms que les hommes donnent aux choses qui changent suivant leurs caprices, leurs habitudes ou leurs besoins, mais non les choses mêmes. Ainsi les songes des anciens se sont perpétués après la chûte du paganisme ; mais les chrétiens, en parlant d'eux-mêmes diront qu'ils ont des *visions* ; si quelque homme prévoit l'avenir, on ne dira pas que c'est un devin, mais qu'il a *l'esprit de Dieu* ou qu'il est *possédé du démon*, selon le caractère de cet homme. On dira la même chose d'une femme, sans la nommer *prophétesse* ou *sibylle*, et enfin si son état présente le caractère d'une aliénation d'esprit, on n'y trouvera pas de ressemblance avec la pythie ou la sibylle en fureur. On se contentera de dire que c'est une extatique. Néanmoins l'observateur n'en retrouvera pas moins dans les extases et les visions chrétiennes les songes et les oracles païens.

Si l'on se reporte aux temps les plus éloignés et qu'on descende ensuite l'échelle des temps postérieurs, on voit Socrate soutenir qu'il entendait une voix divine ; plus tard Aristide, dans ses discours sacrés, s'étendre aussi longuement que Socrate sur les conseils qu'une voix ne cessait de lui donner. Il en est encore de même chez une jeune fille chrétienne, l'illustre Jeanne d'Arc.

« Dès l'âge de treize ans, dit Jeanne, une voix se fit entendre à moi dans le jardin de mon père. Elle était à droite, du côté de l'église, et accompagnée d'une grande clarté. J'en eus peur dans les commencemens. Mais je reconnus que c'était la voix *d'un ange* qui m'a bien gardée depuis et qui m'a appris à bien me conduire et à fréquenter l'église. *C'était Saint Michel* ([1]). »

Cinq ans après, étant à garder des bestiaux, une certaine voix lui dit « que Dieu avait grand pitié du peuple de France et qu'il fallait qu'elle allât pour le sauver. » Sur quoi s'étant mise à pleurer, la voix lui dit « d'aller à Vaucouleurs et qu'elle y trouverait un capitaine qui la conduirait sans obstacle au roi ([2]). »

Le 12 février 1428, *jour même* du funeste combat de Rouvray-Saint-Denis, Jeanne dit à messire Robert de Baudricourt, gouverneur de Vaucouleurs, « que le roi avait eu grand dommage devant Orléans, et aurait encore plus si elle n'était menée devant lui. » L'exactitude de cette nouvelle anticipée décida Baudricourt à envoyer Jeanne au roi ([3]).

Le lendemain, au moment de son départ, quelques personnes demandèrent à Jeanne comment il était possible qu'elle entreprît ce voyage, vu le grand nombre des gens armés qui battaient le pays; elle répondit *qu'elle trouverait le chemin libre.* En effet, il ne lui arriva aucun accident ni à ceux qui l'accompagnaient, et elle ne rencontra que peu de difficultés dans ce voyage, qui dura onze jours en pays ennemi, à la fin de l'hiver, et sur une route de cent-cinquante lieues coupée d'une quantité de rivières profondes ([4]).

Au moment où elle entrait chez le roi, un homme à cheval qui la vit passer demanda à quelqu'un : est-ce pas là la pucelle? Comme on lui répondit affirmativement, il dit, en reniant Dieu (Jarnidieu), que s'il l'avait seulement une nuit, elle ne le quitterait pas vierge. Jeanne l'entendit, et tournant la tête : « ha, en mon Dieu, tu le renyes, dit-elle, et si près de ta mort! » environ une heure après, cet homme tomba dans l'eau et se noya ([5]).

([1]) Notice des manuscrits de la Bibliothèque du roi, t. 3, p. 36. — ([2]) Id., p. 309. — ([3]) Hist. de Jeanne d'Arc, par Lebrun des Charmettes, t. 1, p. 339. — ([4]) Id., p. 346-360. — ([5]) Id., p. 374.

Le mois suivant, Jeanne, étant à Poitiers, dit aux docteurs qui étaient chargés de l'examiner.

1° Que les Anglais seraient détruits, qu'ils lèveraient le siège qu'ils avaient mis devant Orléans et que cette ville serait délivrée des Anglais ; 2° que le roi serait sacré à Reims ; 3° que la ville de Paris serait rendue à l'obéissance du roi ; 4° que le duc d'Orléans reviendrait d'Angleterre (1).

Le roi et son conseil s'étant enfin déterminés à envoyer Jeanne à Orléans, on la chargea d'y conduire un convoi de munitions et de vivres dont la place avait le plus grand besoin. Un maître des requêtes de l'hôtel du roi lui dit : « que ce serait forte chose, vu les bastilles qui étaient devant, et les Anglais qui étaient forts et puissans. « En mon Dieu, répondit-elle, nous les mettrons dedans Orléans, à notre aise, et il n'y aura Anglais qui sorte, qui ne fasse semblant de l'empêcher. »

Après avoir introduit le convoi de vivres et de munitions dans Orléans, Jeanne prédit aux habitans de cette ville que dans cinq jours il ne resterait pas un Anglais devant leurs murs (2).

Lors du siège d'Orléans, il avait été résolu qu'on attaquerait le fort du pont d'Orléans occupé par les Anglais. Jeanne assura qu'il serait pris et qu'on rentrerait dans Orléans *à la nuit, par le pont.*

Elle ordonna à tout le monde d'être prêt de bonne heure, et à son confesseur de ne pas la quitter le lendemain. « Car, dit-» elle, j'aurai plus de choses à faire que jamais, et il sortira » demain du sang de mon corps vers mon sein. »

Le lendemain, le fort fut attaqué : dans l'après-midi, Jeanne fut blessée par une flèche qui entra au dessous du cou, près de l'épaule, à la profondeur d'environ six pouces.

Dunois, voyant vers le soir ses troupes harassées, et peu d'espoir pour ce jour-là d'obtenir la victoire, résolut de faire sonner la retraite. Jeanne, ayant été pansée, survint et le supplia d'attendre encore quelque temps. Aussitôt qu'elle l'eut obtenu, elle monta à cheval et alla gagner une vigne où elle

(1) Id., p. 399. — (2) Id. p. 413.

se mit seule en prière pendant environ un quart-d'heure. A son retour, elle vole au fossé du boulevard, elle saisit son étendard et le brandit en criant : « A mon étendard! à mon étendard! » Les soldats français accourent, ils reprennent vigueur. Les Anglais perdent courage. Le boulevard est pris, le fort n'est plus défendu, les Français s'en saisissent. On rentre dans Orléans *par le pont, dans la nuit*, comme Jeanne l'avait prédit (¹).

Au siège de Gergeau, Jeanne fut d'avis de donner l'assaut. Les hérauts avertirent les troupes. Jeanne dit au duc d'Alençon : « Avant gentil duc à l'assaut! » Le duc trouvant que c'était trop précipiter l'attaque, Jeanne lui dit : « Ne doute pas,
» L'heure qui plait à Dieu est prête. Il faut agir quand Dieu
» veut agir, et Dieu agira (²). »

Pendant qu'on attaquait, elle lui dit tout à coup : «Ah! gen-
» til duc, vous craignez! Ne savez-vous pas que j'ai promis à
» votre femme de vous ramener sain et sauf; » et elle eut bientôt une occasion presque incroyable de tenir sa promesse :

Elle avertit le duc *de quitter la place où il était*; ce que le duc ayant fait, M. de Ludé arriva, prit cette place, et y fut tué raide.

Le duc d'Alençon déclara qu'à cette vue il fut frappé d'une grande surprise mêlée d'un effroi involontaire, et qu'il admira de plus en plus ce que disait Jeanne (³).

Jeanne, en effet, dans cette occasion, pressentit l'événement qui menaçait le prince, et quelques instans avant elle avait lu dans sa pensée.

Après la prise de Beaugency, les Français et les Anglais se trouvant en présence dans les plaines de Janville, quelques officiers n'étaient pas sans inquiétude sur le projet d'engager une action avec des troupes inférieures en nombre à celles des ennemis. Le duc d'Alençon demanda à Jeanne en présence du connétable, de Dunois et autres, ce qu'il fallait faire : « Avez-
» vous de bons éperons? répondit-elle tout haut. — Quoi
» donc! lui dirent-ils, est-ce que nous tournerons le dos? —

_____

(¹) Id., t. 2, p. 5. — (²) Notice citée, p. 322 et 323. — (³) Id., p. 326.

» Non, non, s'écria Jeanne; mais les Anglais ne se défendront
» pas, ils seront vaincus. Il faudra prendre des éperons pour
» courir après eux. Le gentil roi aura aujourd'hui la plus
» grande victoire qu'il a eue *pieça, et m'a dit mon conseil* que
» les Anglais sont tous nôtres.»

Ils furent, en effet, vaincus sans peine et prirent la fuite.
On fit un grand nombre de prisonniers, et Talbot lui-même
fut obligé de se rendre (juin 1429).

Les oracles avaient eu leurs incrédules, comment Jeanne
n'en aurait-elle pas trouvé ?

Il arrivait donc quelquefois qu'on ne croyait pas facilement
ce qu'elle disait annoncer de la part de Dieu. Alors elle se retirait à part pour prier Dieu et pour se plaindre à lui de ce qu'on
n'ajoutait pas foi à ses paroles; et, son oraison faite, elle assurait qu'elle entendait *une voix* qui lui disait : « Fille de Dieu,
» va, va! Je serai à ton aide, va! »

Le caractère le plus certain de l'extase se trouve dans cette
déclaration qu'elle fait elle-même, que « quand elle entendait
» cette voix, *elle était dans une si grande joie qu'elle désirait*
» *être toujours dans cet état.* » En disant ces mots, son visage
brillait d'une douce satisfaction et elle levait les yeux au ciel.

Pendant sa captivité, elle prédit, le 1er mars 1430, « qu'a-
» vant sept ans les Anglais abandonneraient un plus grand
» gage qu'ils n'ont fait devant Orléans et perdraient tout en
» France ; » et Paris fut effectivement repris par les Français
le 14 avril 1436.

« Je n'ai rien fait, disait-elle, qu'en vertu des révélations que
» j'ai reçues et des apparitions que j'ai vues ; et même, dans
» tout mon procès, je ne parle jamais que d'après ce qui m'est
» révélé (1). »

En l'an 200, Montan se prétendait envoyé et inspiré par le
Saint-Esprit pour étendre les lumières du christianisme, et en
1483 Savonarole croit sentir en lui-même une impulsion secrète qui le désigne comme réformateur de l'église chrétienne

(1) Id., p. 326 à 329.

et qui l'appelle à prêcher aux chrétiens le repentir en leur dénonçant par avance les calamités dont l'état et l'église étaient également menacés.

En 1484, à Brescia, il prédit à ses auditeurs que leurs murs seraient baignés un jour par des torrens de sang. Cette menace parut recevoir son accomplissement deux ans après la mort de Savonarole, lorsqu'en 1500 les Français sous les ordres du duc de Nemours s'emparèrent de Brescia et en livrèrent les habitans à un affreux massacre [1].

Savonarole parlait au peuple, au nom du ciel, des calamités qui le menaçaient; il le suppliait de se convertir, il peignait à ses yeux le désordre des mœurs privées et les progrès du luxe et de l'immoralité dans toutes les classes des citoyens; le désordre de l'église, la corruption de ses prélats, la tyrannie des chefs de l'état.

Il prédit alors les calamités nouvelles que des armées étrangères devaient apporter à l'Italie.

Ce fut lui qui fut chargé de porter la parole au roi de France, après la fuite des Médicis, parce que les Florentins le regardaient comme doué du pouvoir des miracles et des prophéties. Savonarole s'adressa à Charles VIII avec ce ton d'autorité qu'il était accoutumé à prendre vis-à-vis de son auditoire. Il dit au roi : « Écoute mes paroles : le serviteur de Dieu, auquel ces
» choses ont été révélées de la part de Dieu..... t'avertit, toi,
» qui es envoyé par sa majesté divine, qu'à son exemple tu
» aies à faire miséricorde en tous lieux, mais surtout dans sa
» ville de Florence.

» Le serviteur inutile qui te parle t'avertit encore au nom
» de Dieu et t'exhorte à défendre de tout ton pouvoir l'inno-
» cence, les veuves, les pupilles, les malheureux, et surtout
» la pudeur des épouses du Christ qui sont dans les monas-
» tères. Enfin pour la troisième fois, le serviteur de Dieu t'ex-
» horte à pardonner les offenses.

[1] Vita di Savonarola, liv. 1. — Extrait de l'Histoire des républiques italiennes du moyen-âge, par M. de Sismondi, t. 12, p. 67.

» Si tu fais toutes ces choses, ô roi ! Dieu étendra ton royaume » temporel et te donnera en tous lieux la victoire (¹). »

Ayant repris vertement le roi des désordres qu'avait commis son armée et de sa négligence à réformer l'église, il l'avertit que s'il ne changeait pas de conduite, Dieu ne tarderait pas à l'en punir sévèrement (²).

Quelque temps après, arriva la mort du dauphin que l'on regarda comme un accomplissement de cette menace ; ce qui fut certain, c'est que Charles, troublé par ces prophéties, abandonna la route de Florence et prit celle de Pise.

La réputation de Savonarole lui attira des envieux et des ennemis. Il fut arrêté, jugé en 1498, *comme sorcier*, condamné au feu, et brûlé vif le 23 mai, avec ses deux disciples Dominique Bonvichini et Silvestre Maruffi (³).

Les plus grandes nouvelles sont connues dans ce siècle (1480), comme dans l'antiquité, par l'extase :

« Angelo Cartho, qui fut d'abord médecin du duc de Bour-
» gogne Charles, ensuite du roi Louis XI, puis évêque de
» Vienne en Dauphiné, raconte que, célébrant un jour la messe
» devant ledit roi, en l'église de Saint-Martin à Tours, distante
» de la ville de Nancy de dix grandes journées, donnant le bai-
» ser de paix audit roi, lui servant ce jour d'aumônier, il lui
» dit ces paroles :

« *Le Seigneur Dieu vous a donné la paix et le repos; vous*
» *l'avez si vous voulez ; car votre ennemi, le duc de Bourgogne,*
» *est mort, il vient d'être tué, et son armée déconfite.* »

« L'heure fut notée et le jour. Le roi y envoya et fut trouvé
» le tout véritable (⁴). »

Sosypatre avait vu son ami Philométor précipité de son char et courant risque de la vie : 1200 ans plus tard, une reine voit son fils tomber de cheval, et annonce une victoire à ceux qui l'entourent :

(¹) Id., p. 151. — (²) Id., p. 472. — (³) Vie de Savonarole, liv. 4, ch. 49, p. 326. — (⁴) Mémoires de Ph. de Commines, liv. 8, ch. 26, p. 433.

« La reine, ma mère, dit la reine de Navarre, était à Metz
» dangereusement malade. Elle rêvant, et étant assistée autour
» de son lit, du roi Charles, son frère, et de ma sœur et mon
» frère de Lorraine, de plusieurs messieurs du conseil, et de
» force dames et princesses, qui, la tenant hors d'espérance,
» ne l'abandonnaient point, s'écria, continuant ses rêveries,
» comme si elle eût vu donner la bataille de Jarnac :
  » *Voyez comme ils fuient! Mon fils a la victoire. Hélas! mon*
» *Dieu! relevez mon fils; il est par terre. Voyez-vous dans cette*
» *haie le prince de Condé mort....*
  » Tous ceux qui étaient là croyaient qu'elle rêvait. Mais la
» nuit après, M. de Losses, lui en ayant apporté la nouvelle :
  « Je le savais bien, dit-elle, ne l'avais-je pas vu avant lui ?...
  » Lors on reconnut que ce n'était point rêverie de la fièvre,
» mais un avertissement que Dieu donne aux personnes il-
» lustres (¹). »

Le plus célèbre des extatiques qui se présente après Jeanne
d'Arc, c'est Cardan (an 1500). Sous quelques rapports il
rappelle Socrate.

Cardan dit, de lui, que la nature lui a fait plusieurs dons
singuliers qu'il n'a jamais voulu faire connaître et qui lui paraissent véritablement dignes d'admiration.

Le premier, c'est de tomber en extase à volonté (*quod quo-
ties volo, extra sensum, quasi in extasim, transeo*).

Le second, c'est de voir, quand il lui plait, des objets étrangers, avec les yeux de l'esprit, et non avec ceux du corps.
Il en attribue la cause à la force de la vertu imaginative et à
la subtilité de sa vue.

Le troisième, est « que, dit-il, je vois *en dormant* tout ce
» qui doit m'arriver et que je puis assurer *qu'il ne m'est rien*
» *arrivé de bien ou de mal, et même d'indifférent dont je n'aie*
» *été auparavant prévenu en songe.* (²) »

(¹) Mémoires de la reine de Navarre, p. 84. — Deleuze. — Histoire du magnétisme, t. 2, p. 233.
  (²) Cardan. — De rerum varietate, liv. 8, ch. 3.

Pendant ces extases volontaires, Cardan ne sentait pas les douleurs violentes de la goutte.

Si l'on parlait près de lui, il entendait un peu le son des paroles, mais ne comprenait pas ce qui se disait.

Il ne pouvait pas rester longtemps en cet état.

Comme Socrate, il croyait avoir un fidèle génie qui ne le quittait pas, quoiqu'il fût devenu un peu tard son compagnon (il était extatique à 53 ans); mais il dit que ce génie s'était fait connaître à lui, avant cette époque, par les avis qu'il lui avait donnés en songe. Il l'avait guéri de maladies graves et désespérées. Cet esprit dirigeait, disait-il, toutes ses actions.

Dans sa solitude, Cardan pensait à Dieu et à son génie, lequel dit-il, le défend, le protège par l'ordre de Dieu, lui donne d'excellens conseils, l'aide et le console dans l'adversité. Il doutait cependant quelquefois de la réalité de ce génie; il ne savait pas s'il était favorisé d'un génie familier, ou si son âme n'était pas d'une nature particulière qui la plaçait sur les confins des immortels (1).

Cardan mourut à soixante-quinze ans, comme il l'avait prédit.

En 1430, on avait condamné, dans Jeanne d'Arc, des révélations et des apparitions, comme étant les œuvres du démon. Cent ans plus tard on canonisait Thérèse pour les mêmes causes.

Dès son enfance Thérèse se plut dans la solitude et la méditation. A l'époque de sa puberté, on la vit souvent pleurer, pâlir, perdre connaissance en éprouvant de violentes palpitations; une fièvre continuelle la dévorait; elle éprouvait des spasmes pendant lesquels les muscles se contractaient au point d'être comme disloqués; lorsqu'elle en sortait elle ne dormait ni jour, ni nuit.

Comme Jeanne d'Arc, Thérèse entendait une voix qui lui disait au plus profond de l'âme: « N'ayez pas peur, ma fille;

---

(1) Cardan. — De rerum varietate, liv. 8, ch. 3.

« c'est moi, je ne vous abandonnerai pas. » Comme Jeanne, elle voyait Saint Pierre et Saint Paul à ses côtés [1].

Quelques personnes étaient si persuadées que Thérèse était la dupe du démon, qu'elles voulaient la faire exorciser. Thérèse n'en voulut rien croire; elle resta au contraire persuadée que les visions venaient d'en haut [2].

Le Démon, en effet, était en grand crédit auprès de certains hommes; ils en voyaient partout :

Il se trouva à Rome en 1554, dit Bodin, *quatre-vingt-deux femmes démoniaques*, qu'un moine de France, de l'ordre de Saint Benoît, voulut conjurer; mais les diables, interrogés sur les causes de cette possession, répondirent que les Juifs les avaient envoyés dans le corps de ces femmes, qui étaient la plupart Juives, *en dépit de ce qu'elles avaient été baptisées*. Satan espérait, ajoute Bodin, que le pape Théatin ferait mourir les Juifs, d'autant qu'il les haïssait à mort [3].

« En 1566, une grande partie des enfans nourris dans l'hôpital d'Amsterdam, tant filles que garçons, au nombre de soixante à soixante-dix, fut attaquée à tel point par le malin esprit, qu'ils grimpaient comme des chats sur les murs et sur les toits. »

Cicéron, dans ses lois divines, veut que les prêtres chargés d'interpréter les réponses des devins soient peu nombreux, parce qu'autrement *les grands desseins publics pourraient être connus hors du collége* [4]; or, Van-Dale rapporte de ces enfans de l'hôpital d'Amsterdam : « Qu'ils rendaient compte de ce qui » se passait, au moment même, *dans le conseil municipal.* »

L'un d'eux dit un jour à une femme nommée Catherine Gérardi que son fils, Jean-Nicolas, *devait partir pour La Haye, et qu'il ne ferait rien de bon.*

----

(1) Vie de Sainte Thérèse, par Boucher, 1710. — (2) Vie de Sainte Thérèse, id., p. 243. — (3) Bodin. — Démonomanie. — (4) Cicéron. — Lois divines, liv. 1.

Celle-ci ayant été voir son fils, membre du conseil municipal. et, en cette qualité, chargé d'une mission secrète, elle lui
demanda s'il était vrai qu'il partait pour La Haye.

Celui-ci, tout troublé, en convint; mais quand il sut que c'é-
tait l'enfant qui l'avait déclaré, il rentra au conseil, en fit part
aux consuls, qui, voyant le projet découvert, prirent le parti
d'y renoncer.

Ces enfans s'échappaient par troupes de dix ou douze, et
couraient par les places publiques. Ils furent chez le préteur
de la ville, auquel ils reprochèrent des choses *secrètes*.

Le bruit public était même qu'ils avaient découvert plusieurs complots tramés contre les protestans (¹).

Le phénomène de la vision à travers les corps opaques se
montre, dans les exemples suivans, avec des caractères qui ne
laissent aucun doute sur sa réalité :

On a vu à Anvers, dit Huyghens, un prisonnier dont la vue
était si perçante et si vive qu'il découvrait, sans aucun secours
d'instrumens et avec facilité, tout ce qui était caché et couvert
sous quelque sorte d'étoffes ou d'habits, *à l'exception seulement des étoffes teintes en rouge.*

La femme du geôlier l'étant venue visiter avec d'autres femmes pour le consoler dans sa captivité, elles furent bien éton-
nées de le voir rire; et le pressant de leur dire ce qui en était
la cause, il répondit froidement : *Je ris de ce qu'il y en a une
de vous qui n'a pas de chemise.* Ce qui était vrai, et ce qui fut
avoué (²).

« On parlait en Espagne, dit Lebrun, qui rapporte le fait
» précédent, de quelques hommes qui voyaient à travers les
» terres à plus de vingt piques de profondeur; ils apercevaient

---

(¹) Van-Dale. — De idololatriâ, p. 18 et 19.
(²) Histoire critique des superstitions, par Lebrun, liv. 1, ch. 6.

» les sources, les métaux, même les cadavres, sans que des
» cercueils fort épais et très enfoncés pussent les en empê-
» cher(¹). »

Le père Martin del Rio rapporte que lorsqu'il était à Ma-
drid (1575), on y voyait un petit garçon qui offrait les mêmes
phénomènes (²).

Antonius Benivenius, médecin de Florence, raconte un fait
extrêmement intéressant :

Un jeune Florentin nommé Gaspar avait été blessé à la poitrine par une flèche ; en voulant faire l'extraction de la flèche,
le bois se détacha du fer et celui-ci resta dans la plaie. Le malade souffrait horriblement et voulait se donner la mort. Ses
amis cherchaient à le consoler, et l'un d'eux, nommé Ma-
riocte, l'engagea à s'adresser à Dieu pour en obtenir sa guérison.

Le malade suivit ce conseil ; il prie nuit et jour, et voilà
que tout à coup il se met à faire des prédictions ; il reconnaît et annonce d'*avance* les personnes qui viennent le voir,
quoiqu'elles soient encore fort éloignées ; il dit qu'*il était certain de sa guérison, et qu'il savait le jour et l'heure auxquels
il devait recouvrer la santé.*

Sa lucidité s'étendit bien plus loin : il annonça son départ
pour Rome et sa mort dans cette ville.

Or, dit l'auteur, le fer de la flèche est sorti de la plaie au
jour et à l'heure indiqués, et, aussitôt que le fer fut sorti, le
don de la prévision n'exista plus (³). Quelque temps après
Gaspar se rendit à Rome, où il mourut ainsi qu'il l'avait annoncé.

Empédocle, Aristée et Hermotyme de Clazomènes passaient,

_____

(¹) Id. — (²) Delrio. — Disquisitiones magic. — (³) Benivenius. — De abditis morborum causis, ch. 10, p. 216.

dans l'antiquité, pour abandonner leurs corps et faire voyager leur âme (¹) ; voici un fait absolument analogue :

Chez les Lapons, dit Gaspar Peucer (1580), si quelqu'un éloigné de sa famille, fût-il à une distance de trois cents milles, désire en avoir des nouvelles, il s'adresse à certaines personnes connues à cet effet.

Après quelques cérémonies, le devin *tombe sans connaissance* et reste étendu, privé de mouvement, *comme si l'âme avait véritablement abandonné le corps.* Après vingt-quatre heures l'âme étant de retour, le corps inanimé se réveille comme d'un profond sommeil, et en poussant un profond soupir, comme s'il revenait de la mort à la vie.

Ainsi rendu à lui-même, le devin répond aux interrogatoires qu'on lui fait, et pour qu'on ne doute pas de ses réponses, il cite et décrit les lieux où il a été, avec des circonstances et des particularités bien connues de celui qui le questionne (²).

Des faits semblables sont attestés chez les peuples du Nord par le grammairien Saxo (³), par Olaüs Magnus (⁴) et par Johnson (⁵).

« Un jeune homme était au service d'un boulanger, dit Lentulus, médecin de Berne (1604). Battu fréquemment par son » maître, il en fut d'abord très malade, puis devint épilepti-
» que. On croyait à chaque instant qu'il allait rendre l'âme. Il
» resta douze jours sans articuler un mot; puis, au grand
» étonnement des spectateurs, il tomba comme en extase. Il
» restait en cet état trois ou quatre heures, quelquefois moins;
» et, pendant tout ce temps, il avait les yeux fermés et res-
» tait privé de tous sens et de tout mouvement.

» Dans son extase, il chantait, et c'était principalement des
» cantiques qu'il avait appris, car il ne savait pas lire. Quand
» la crise était finie, il avait l'air d'un homme qui sort d'un

---

(¹) Hérodote, Melpomène, § 14 et 15.— Pline, liv. 7, ch. 52. — (²) Gaspard Peucer. — Comment. de geomantiâ, p. 132. — (³) Saxo. — Historia Danica, liv. 7.— (⁴) Hist. de gentibus septent., liv. 3, ch. 19. — (⁵) Johnson.— Voyage aux îles Hébrides, dans le nouveau recueil des voyages du Nord, t. 2.

» profond sommeil; et quand on lui demandait d'où il venait,
» il répondait que c'était du ciel, où il avait été conduit par les
» anges devant le Père céleste. On voulut le détromper; on lui
» fit observer qu'il cédait à des insinuations du démon; mais
» il assura positivement que c'était l'esprit et non le diable
» qui parlait en lui ([1]). »

A Pérouse, en 1616, un prêtre nommé Jacques, disant un
jour la messe, se tourna vers le peuple, et au lieu de dire :
Orate, fratres! s'écrie : *Orate pro castris ecclesiæ quæ laborant
in extremis.* « *Priez pour l'armée de l'Eglise, qui est dans un
extrême danger.* » Et au moment où il parlait, l'armée était défaite à vingt-cinq lieues de Pérouse ([2]).

Un jeune gentilhomme, dit le médecin Fernel, avait des
convulsions qui parcouraient successivement toutes les parties
de son corps. Elles étaient si violentes que quatre hommes
pouvaient à peine le contenir. Sa tête restait saine et conservait toute sa raison. Ces attaques le prenaient jusqu'à dix fois
par jour. Les médecins jugèrent que c'était une espèce d'épi-
lepsie; on employa alors les remèdes convenables, mais sans
succès.

Trois mois s'étaient écoulés lorsqu'on fut étonné d'entendre
ce jeune homme tenir des discours extraordinaires, puisqu'il
parlait latin et grec, bien qu'il ignorât cette dernière langue.

Il découvrait les pensées secrètes, surtout celles des médecins, et il les plaisantait sur leur ignorance de sa maladie et
sur la fausse route qu'ils avaient prise pour le traiter. Son
médecin soutint que c'était le démon qui le faisait ainsi parler.

Par le fait, le malade en crise prétendait qu'il n'était pas possédé du démon, mais d'un esprit d'une autre classe; quand il
était réveillé, il désavouait ce qu'il avait dit, et soutenait qu'une
force inconnue l'avait fait parler ([3]).

[1] Dionis. — Recueil sur la mort subite et la catalepsie.
[2] Bodin. — Démonomanie, p. 547.
[3] Fernel. — De abditis morb. causis.

Enfin on retrouve, jusque chez les peuples les moins civilisés, la vision à distance, telle que l'histoire juive la montrait chez Samuel attendant Saül, avec cette seule différence que les Hébreux en attribuaient la cause à Dieu et que les peuples nouveaux disent que *le diable* en est l'auteur :

Le capitaine Jobson (1620) rapporte qu'étant en Afrique et revenant à Poupetane, il trouva sur la rive un Portugais nommé Gaspar Consalvo qui le salua sans aucune marque de surprise de son arrivée inopinée, et le pressa d'aller diner chez lui où tout était préparé pour le recevoir. Jobson, ne concevant pas comment il pouvait être attendu, marquait de l'étonnement et de la curiosité ; mais le Portugais répondit naturellement qu'il avait appris *le jour de son arrivée par un Marbulh* (prêtre du pays) qu'il lui montra, lequel l'avait su de Horey (*le diable*) [1].

CHAPITRE III.

Des Possessions (1650 à 1658).

———

PRÉLIMINAIRE.

Si l'on proscrivait le magnétisme, parce qu'il offre des dangers, il faudrait renoncer à tout ce qui existe ; car tout est bon en principe, et ne devient mauvais que par application. La religion est la consolation du malheureux, et un moyen puissant pour faire le bien ; mais, détournée de son but, on commet, sous son nom, les crimes les plus exécrables. Les bons prêtres semblent être envoyés de Dieu sur la terre pour l'édification de la

[1] Voyage de Jobson.—Dans l'Histoire générale des Voyages, t. 9, p. 131.

société ; faut-il les mépriser parce qu'il se trouve parmi eux des bourreaux ? Non, certainement.

Je vais mettre sous les yeux de mes lecteurs de grands exemples d'atrocité et de folie, commis par de mauvais prêtres. Je voulais d'abord les passer sous silence ; mais le fond de l'histoire que j'ai à rapporter m'a paru trop important pour me borner à n'en dire que quelques mots, et j'aurai d'ailleurs d'heureux contrastes à opposer.

§ Ier. — Origine des Possessions.

En 1625, il s'établit à Loudun, ville située entre les provinces de Poitou, de Touraine et d'Anjou, un couvent de religieuses selon la règle de Ste Ursule. Ces filles étaient pauvres; elles prirent une maison à loyer et reçurent des pensionnaires. Quelques-unes d'entr'elles avaient l'esprit gai, et comme le bruit s'était répandu, à une certaine époque, qu'il était revenu des esprits dans la maison, elles prirent occasion de la mort du prieur Moussaut, leur directeur, pour se lever la nuit, faire du bruit dans les greniers, et, un peu plus tard, entrer dans les chambres des pensionnaires, enlever leurs vêtemens, et effrayer ainsi le couvent.

Jean Mignon, prêtre chanoine de l'église de Sainte-Croix, avait succédé au prieur Moussaut comme directeur des religieuses. Les plus vieilles de ces dernières lui confièrent bientôt le sujet de leur épouvante journalière. Ce prêtre, qui visait à se faire une réputation de sainteté et de piété, laissa continuer le jeu des pensionnaires et y prêta même les mains pour arriver à son but.

Il y avait alors à Loudun un prêtre nommé Urbain Grandier, jeune, beau, de manières distinguées, et d'un esprit supérieur. Grandier dut à ces avantages sa nomination à la cure de Saint-Pierre, et une prébende dans le chapitre de l'église de Sainte-Croix.

Son avancement rapide, ses sermons prononcés avec une

facilité rare que n'avaient pas les moines qui montaient en chaire, lui attirèrent bientôt des envieux. Doux et civil pour ses intimes, il était malheureusement fier et hautain avec ses ennemis, qui furent bientôt en très grand nombre à cause de l'oubli qu'il faisait de ses devoirs religieux, en recherchant ardemment la société des femmes. Sa réputation, à cet égard, devint très mauvaise.

Il eut un procès contre les chanoines de Sainte-Croix. Mignon, confesseur des Ursulines, s'opposa à ses prétentions ; mais Grandier triompha, et insulta Mignon à un tel point que ce dernier résolut de s'en venger. D'un autre côté, un oncle de Mignon eut aussi un procès avec Grandier, et celui-ci l'avait traité avec le dernier mépris. Enfin, Grandier passait pour avoir eu des relations trop intimes avec la fille de Trinquant, procureur du roi, et oncle de Mignon.

Tous ces individus s'entendirent entr'eux pour perdre Grandier ou au moins le faire chasser du pays. Peu de temps après, une plainte fut rendue contre lui. Les délateurs apparens étaient deux hommes de la lie du peuple. Ils l'accusaient d'avoir débauché de jeunes filles, d'être impie et profane, et d'avoir même abusé d'une femme jusques dans son église. Grandier fut décrété de prise de corps par l'évêque de Poitiers et arrêté.

L'instruction de son procès n'amena aucune justification des faits imputés, et cependant par suite des brigues ourdies contre lui, il fut condamné à jeûner tous les vendredis, au pain et à l'eau pendant trois mois. Il appela de cette sentence. Sur l'appel, des témoins avouèrent qu'ils avaient été poussés à déposer ; un des délateurs se désista de l'action qu'il avait intentée. Tous dirent qu'ils avaient été sollicités par Trinquant, et, par jugement du 25 mai 1631, Grandier fut renvoyé absous [1].

L'archevêque de Bordeaux, qui avait de l'estime pour Grandier, à cause de ses belles qualités, lui donna, au sortir de

[1] Histoire des diables de Loudun ou de la possession des religieuses Ursulines, liv. 1, p. 1 à 20. — Amsterdam, 1694.

prison, le conseil de permuter ses bénéfices et de quitter un lieu où il s'était fait une brigue puissante contre lui. Mais Grandier n'était pas capable de suivre un avis aussi salutaire. La haine et l'amour l'avaient trop aveuglé. Il reprit possession de ses bénéfices avec une ostentation extraordinaire, et se vengea le plus qu'il put de tous ses ennemis.

Les choses étaient en cet état, lorsque Mignon et Barré curé de Saint-Jacques de Chinon, conçurent un plan abominable.

§ II. Premiers exorcismes.

Mignon, comme on l'a vu plus haut, loin de rassurer les Ursulines contre la peur qu'elles avaient des *esprits*, entretenait leurs craintes et leurs erreurs. Un peu plus tard, il leur parla des démons et il attribua à ces derniers ce que les religieuses avaient attribué aux esprits. Cette croyance reçue, il les exorcisa ; la tête des religieuses se perdit, et ces pauvres filles tombèrent d'abord en convulsions. Ce premier pas fait, Mignon les dressa à faire des contorsions, à prendre certaines postures singulières, et les engagea ensuite à paraître en public, les assurant que le tout serait *pour la plus grande gloire de Dieu* (¹).

Les choses ainsi disposées, Mignon et Barré firent prier le bailli de Loudunois et le lieutenant civil de se transporter au couvent des Ursulines pour voir deux religieuses *possédées par des esprits malins*. L'une d'elles, suivant eux, répondait en latin à toutes les questions qu'on lui faisait, bien qu'elle n'eût aucune connaissance de cette langue avant cet accident.

Les magistrats arrivés, Mignon, revêtu de son aube et de son étole, leur expliqua que les religieuses avaient été obsédées pendant quinze jours de spectres et de visions épouvantables ; qu'après cela la mère supérieure et deux autres religieuses avaient été possédées pendant huit jours par des esprits malins ; que ces esprits n'avaient d'abord pas voulu se

(¹) Id., pag. 27.

nommer, mais que celui qui possédait la mère-prieure se disait l'ennemi de Dieu et s'appelait *Astaroth*; celui qui possédait la sœur Laïe se nommait *Sabulon*.

On monta dans le dortoir des religieuses, et à peine la supérieure eut-elle aperçu les deux magistrats, qu'elle eut des convulsions, s'enfonça dans son lit, puis en sortit, puis s'y remit, avec des postures et des grimaces qui n'appartenaient qu'à une folle. Mignon se mit à sa gauche, un carme prit place à sa droite, et les conjurations commencèrent.

Le démon, interrogé, répondit à cette question de Mignon adressée en latin : *Pour quelle raison es-tu entré dans le corps de cette fille?* — *Causa animositatis*, par animosité. D. *Par quel pacte?* — R. *Per flores*, par des fleurs...—D. *Qui les a envoyées?* — R. *Urbanus*, Urbain. — D. *Dis son nom propre.* R. *Grandier.* — D. *Sa qualité?* R. *Sacerdos*, prêtre, etc.

L'exorciste ne réussit pas aussi bien avec la sœur Laïe, car après des convulsions et des postures bizarres, elle se contenta de répondre à toutes les questions, en désignant la supérieure: *A l'autre, à l'autre !* (¹)

La possession fit bientôt du bruit; les ames disposées à tout croire au nom de la religion ne purent s'imaginer que des prêtres, des religieux et des religieuses fussent capables d'une fourberie diabolique aussi odieuse. Mais, dans le monde, on s'étonnait que le démon, à peine chassé du corps de la supérieure, eût ensuite l'audace d'y rentrer. On trouvait singulier que le diable de la supérieure parlât en latin, plutôt que celui de la sœur Laïe.

Les magistrats revinrent au couvent pour faire des observations et défendre jusqu'à nouvel ordre d'exorciser en public. Mais Barré leur dit qu'il venait d'apprendre de la supérieure qu'il y avait *sept diables dans son corps*; que Grandier avait donné le pacte *entre lui et les diables* sous un symbole de roses (²).

(¹) Id., p, 32 et 33. — (²) Id., pag. 36.

Sur ce, les magistrats montèrent dans la chambre des possédées, qu'ils trouvèrent remplie d'un grand nombre de curieux. *On célébra la messe. Les diables ne parurent pas. Mais, sur les quatre heures après midi*, la supérieure tomba dans des convulsions violentes : elle tira la langue, bava, écuma, et Barré lui demanda quand le démon sortirait : *Cras mane*, *demain matin*, répondit-elle. Il y eut alors prières, exorcismes, conjuration, mais le diable ne voulut plus parler. Pour l'y contraindre *on mit le ciboire sur la tête de la superieure* (¹), en l'accompagnant d'oraison et de litanies ; mais le diable garda toujours le silence.

On interrogeait quelquefois les possédées sur le nombre des démons qu'elles pouvaient avoir dans le corps. L'une d'elles en eut jusqu'à *six* dont le principal était *Asmodée*.

Toutes les religieuses interrogées sur le nom du magicien avec lequel elles avaient fait un pacte, répondaient qu'il s'appelait *Urbain Grandier*.

La possession aurait sans doute pris de nouvelles forces, sans l'archevêque de Bordeaux. Ce prélat eut, sur les démons, plus de pouvoir que tous les exorcistes, et à ces seuls mots : *l'Archevêque arrive!* tous les démons disparurent.

Le prélat envoya son médecin examiner sévèrement les possédées, leurs convulsions et contorsions. Mais celui-ci ne fut au couvent que pour être témoin d'un prodige : Mignon lui annonça que les religieuses venaient d'être miraculeusement délivrées des malins esprits ; ce dont le médecin se retira convaincu, car il les trouva toutes paisibles, et en bonne santé.

Dès lors l'archevêque prit ses mesures en cas de nouvelle possession : il ordonna la séquestration des possédées, leur visite par des médecins habiles, leur isolement des prêtres suspects, et *il prit tous les frais à sa charge*.

A la vue de cette ordonnance épiscopale, la possession cessa

(¹) Id., pag. 38.

entièrement; les curés retournèrent à leurs églises, les chanoines à leurs chapitres; les diables prirent la fuite devant la croix apposée par le prélat au bas de son ordonnance, et les réligieuses se tinrent en repos (¹).

Il en résulta que le bon sens public se fit voir librement; les *bigots*, seuls, tenaient bon pour la vérité de la possession; mais les pères et mères retirèrent leurs enfans du couvent des Ursulines, la ville n'y envoya plus les enfans à l'école, tout le monde abandonna ces malheureuses filles qui se désespèrent et s'en prirent à Mignon, dont la rage contre Grandier n'en devint que plus grande, sans qu'il pût entrevoir le moyen de l'assouvir. Malheureusement, il se présenta bientôt une occasion favorable.

§ III. — Accusation de magie contre Grandier.

Le cardinal de Richelieu avait fait décider par le Conseil du roi que tous les châteaux forts qui étaient au cœur de la France seraient rasés et qu'on laisserait seulement subsister ceux qui garnissaient les frontières. Des commissaires furent donc nommés pour procéder à leur destruction, et celui qui devait faire abattre la forteresse de la ville de Loudun était le sieur Laubardemont, homme dévoué au cardinal, et qu'il avait souvent employé dans d'autres missions terribles : celle de répandre le sang, en observant néanmoins les formes de la justice.

La supérieure du couvent des Ursulines était la parente de ce commissaire; Mignon se fit présenter à lui; il fut très bien reçu et en prit occasion de lui manifester toute la part qu'il avait prise à l'affront fait à sa parente. Laubardemont crut à la sincérité de ce sentiment; dès ce jour il unit sa haine naissante contre Grandier à celle de son ennemi acharné, et ils organisèrent ensemble un plan infaillible pour le perdre :

Il y avait auprès de la reine mère une femme de Loudun, nommée Hammon. Grandier avait été son curé.

Id., pag. 85 à 94.

Or, on avait publié, sous le nom de cette femme, une satire sanglante contre les ministres et surtout contre le cardinal de Richelieu : plusieurs particularités de sa vie publique et privée avaient été ainsi découvertes, et il en avait conservé un vif ressentiment. Laubardemont s'en souvint.

D'un autre côté, par une circonstance bien fatale pour Grandier, il se trouva que le cardinal, n'étant encore que prieur de Coussay, avait eu avec lui de petits démêlés d'étiquette.

Les conjurés arrêtèrent donc d'attribuer à Grandier, déjà connu pour avoir été en dispute avec le cardinal, la satire publiée sous le nom de la dame Hammon. Laubardemont exécuta la commission qu'il avait reçue du gouvernement ; mais, avant son départ, il assista aux grimaces et aux convulsions des religieuses. Bien édifié à ce sujet, il promit de seconder le projet de Mignon et de ses acolytes.

Ceux-ci n'attendirent pas son retour pour recommencer à montrer *les merveilles de Dieu*, et Loudun apprit avec étonnement que les diables, si facilement chassés par l'archevêque de Bordeaux, étaient revenus au couvent des Ursulines. Bien plus, cette seconde fois, ils n'étaient pas seulement dans le corps de la supérieure et de la sœur Claire, ils s'étaient mis en possession de cinq autres religieuses ; plus encore, six d'entre elles furent *obsédées*, et trois *maleficiées*. Bientôt le couvent fut trop petit pour ces démons, ils en sortirent et arrivèrent jusqu'à Chinon, petite ville voisine, où ils se logèrent dans le corps de deux *bigotes*, et non dévotes, dont Barré était le confesseur à Chinon, comme Mignon l'était à Loudun des religieuses de cette ville.

Les choses étaient en cet état lorsque Laubardemont, s'étant servi à Paris de son crédit auprès du cardinal, se fit donner tous les pouvoirs convenables pour informer contre Grandier, touchant la possession. De retour à Loudun, il fit part de sa commission à ses amis, leur annonça que le cardinal lui avait remis le soin de sa vengeance, et bientôt Grandier fut arrêté comme accusé de magie (¹).

(¹) Id., liv. ii, p. 95 à 105.

Dans ce procès, toutes les formes furent violées, les représentations des amis de Grandier méprisées; et les requêtes de sa vieille mère rejetées ou écartées. Laubardemont déclara qu'il entendait passer outre, sa commission portant *qu'il procédât jusqu'à sentence définitive, nonobstant opposition, appellation ou récusation, sans avoir égard à aucun renvoi demandé.*

Au lieu d'appeler, comme l'avait indiqué l'archevêque de Bordeaux, les médecins les plus estimés, on manda tous gens sans réputation, sans grade dans les facultés, mais qui avaient pour mérite d'être les ennemis de l'accusé. L'apothicaire était cousin-germain du curé Mignon, et le chirurgien beau-frère d'une des religieuses. Toutes les remontrances et protestations de Grandier et de sa mère furent nulles à cet égard.

Le parti était tellement arrêté de faire périr Grandier qu'on lui refusa, dans l'instruction de son procès, un moyen de justification fondé sur un exemple bien célèbre :

On proposait, afin de parvenir à la connaissance de la vérité par la confrontation, de renouveler l'exemple de ce qui était arrivé à Saint Athanase :

Ce grand homme ayant été accusé d'impudicité devant le Concile de Trente, par une femme qui ne le connaissait pas et ne *l'avait jamais vu*, un prêtre nommé Timothée se présenta lorsqu'elle cette femme parut pour soutenir son accusation et lui adressa la parole comme s'il eût été Athanase ; elle le crut ainsi, et manifesta de cette manière à toute l'assemblée et son crime et l'innocence qu'elle avait attaquée (1).

Laubardemont refusa l'épreuve et se contenta d'exercer ses pouvoirs judiciaires; il fit procéder aux exorcismes. Là, commence la série d'infamies qui devait avoir pour résultat la mort de Grandier :

Le père Lactance, voyant que la supérieure savait très peu de

(1) Id., pag. 102 à 123.

latin, lui avait ordonné de répondre en français. On lui objecta
que le diable ne devait ignorer aucune langue; mais il répondit, sans se déconcerter, et en homme versé dans les connaissances infernales : « *qu'il y avait des diables encore plus ignorans que des paysans* (¹). »

Il demanda un jour à la supérieure : « en quelle forme le
démon était entré en elle: » et celle-ci de répondre : en *chat*, en
chien, en *cerf*, et en *bouc* (²) *!!!!*

L'un des diables de la supérieure avait promis de l'enlever à
deux pieds de hauteur ; le père Lactance ayant sommé l'agent
infernal d'exécuter sa promesse, la supérieure essaya, elle s'ex-
haussa en effet, mais....... sur la pointe des pieds, et le diable
ne fit rien de plus que son confrère.

Un démon nommé Cerbère disait qu'il enlèverait une sœur
à la hauteur de *deux pieds*; le démon Éasas avait aussi promis d'enlever la religieuse Nogeret *à huit pieds* ; rien de tout
cela n'eut lieu ; ce qui engagea le démon Béhérit à parier qu'il
tiendrait la calotte de Laubardemont suspendue en l'air au-
dessus de sa tête, *pendant le cours d'un* MISERERE !!!

On croirait peut être que le père Lactance refusa de participer à une telle jonglerie : non. il adjura le démon, avec les
formes requises, de *tenir sa promesse*, ce que celui-ci ne put
pas faire (³).

Tous ces désappointemens agirent sur l'esprit des religieuses, et un jour que l'on avait mené la sœur Claire dans
l'église du château pour l'exorciser, elle déclara publiquement
que tout ce qu'elle avait dit dans les quinze jours précédens
n'était que de pures calomnies et des impostures; qu'elle
n'avait rien fait que par l'ordre de Mignon et autres, et que si
on la séquestrait, il se trouverait que toutes ces choses n'étaient
que feintes et malices. Plus tard, la même religieuse, se voyant
sur le point d'être exorcisée de nouveau, voulut s'enfuir;
mais on courut après elle (⁴).

(¹) Id., p. 124. — (²) Id., p. 127. — (³) Id., p. 132. — (⁴) Id., p. 166

La sœur Agnès, enhardie par l'exemple de la sœur Claire, refusa un jour de communier, assurant son exorciste qu'elle ne se trouvait pas en état de le faire; mais celui-ci *la communia malgré elle*, après toutefois lui avoir persuadé que c'était son démon qui lui inspirait cette répugnance.

La sœur Nogeret protesta aussi qu'elle avait accusé un innocent et qu'elle en demandait pardon à Dieu; et, se tournant, tantôt du côté de l'évêque de Poitiers qui assistait à l'exorcisme, tantôt du côté de Laubardemont, elle leur déclara qu'elle se sentait obligée à faire cette confession pour l'acquit de sa conscience.

Pour toute réponse, Laubardemont se mit à rire, l'évêque et les exorcistes dirent que c'était un nouvel artifice du diable pour encourager les incrédules. De telle sorte que le diable était toujours accusé de mensonge, lorsque ses paroles pouvaient venir à la décharge de Grandier, mais il disait vrai quand il se constituait son accusateur ([1]).

§ IV. — Jugement, supplice, prophétie et mort de Grandier.

La perte de Grandier parut inévitable lorsqu'on apprit qu'au lieu d'être traduit devant des juges, il serait examiné par *des commissaires*.

On reconnut, dans cette mesure, la méthode du cardinal de Richelieu. Les exécutions du maréchal de Marillac et de beaucoup d'autres revinrent à la pensée. Nommer des commissaires, c'était envoyer des accusateurs et non des juges. Cette fois, en effet, là commission eut le pouvoir de procéder, juger et exécuter jusqu'à sentence définitive, *inclusivement*.

Les commissaires, au lieu d'étudier le procès et ses circonstances, imitèrent la conduite des exorcistes: ceux-ci invoquaient Dieu pour chasser les démons, et les commissaires trouvèrent

([1]) Pag. 166 à 168.

plus facile et moins fatigant de s'en rapporter absolument à Dieu pour le jugement du procès. Ils se confessèrent donc, et communièrent plusieurs fois ; ils firent des processions, engageant le peuple à les imiter ; ils visitèrent les églises de la ville, exposèrent le saint-sacrement, firent chanter la messe du Saint-Esprit, prêchèrent, puis rendirent un jugement qui déclara Grandier « atteint et convaincu des crimes de magie, » maléfice et possessions arrivées par son fait ès personnes » d'aucunes religieuses Ursulines de la ville de Loudun et au- » tres séculières ; condamné à faire amende honorable, à » être attaché à un poteau sur un bûcher, et y être son corps » brûlé vif, avec les pactes et caractères magiques restant au « greffe. »

Faire mourir un magicien n'était pas suffisant pour des commissaires inquisiteurs ; il fallait le torturer !

On appliqua donc le condamné à la question ordinaire et extraordinaire ; et pendant sa durée, on ne manqua pas de l'exorciser par l'exorcisme d'usage contre les magiciens. Le père Lactance, au fort des tourmens, lui criait : *Dicas ! dicas ! Avoue ! avoue !* (ce qui lui fit donner plus tard, par le peuple, le surnom de *père Dicas*,) et le malheureux patient se contentait de lui demander : « S'il croyait qu'un homme de bien pût, » en bonne conscience, se charger d'un péché qu'il n'avait pas » même commis en pensée. »

Après la question vint le supplice, Grandier y fut traîné ; mais on le conduisit d'abord au Palais pour y entendre la lecture de son arrêt. Les exorcistes, revêtus de robes, aubes et étoles, exorcisèrent l'air et la terre ; puis ensuite le condamné lui-même, afin que les diables eussent à quitter sa personne.

La patience, la résignation et la modestie de cet infortuné outrèrent les commissaires, et on lui donna une dernière question si extraordinaire qu'il en eut les jambes brisées. Laubardemont ne trouvait jamais les coins assez gros. Les récollets et les capucins exorcisèrent d'abord les coins, les bois et les marteaux ; mais ensuite, réfléchissant que les diables pourraient bien influencer un profane tel que le bourreau, ils en voulurent un *plus pur*, et prenant *eux-mêmes* le marteau, ils torturèrent le malheureux condamné en prononçant contre lui d'épouvantables imprécations (¹) !

Grandier protesta de son innocence, supporta courageusement la question, invoqua Dieu, puis s'évanouit ; revenu à lui, il demanda à se confesser à un religieux augustin ou au révérend père Grillau, l'un et l'autre *lui furent refusés* ; à leur place, on lui offrit le père Tranquille et le père Claude ses ennemis.

A cinq heures du soir, il fut mené au bûcher. Avant d'y monter, on voulut le faire mettre à genoux ; mais ses jambes brisées ne lui permettant pas de se soutenir, il tomba rudement à terre......

Les pères exorcisèrent l'air et le bois, et le bourreau attacha le patient au poteau. Le lieutenant-criminel lui avait promis, comme faveur, qu'il serait étranglé avant qu'on ne mît le feu ; mais les pères eurent soin d'y mettre empêchement ; et devançant les ordres de la justice criminelle pour l'exécution, le père Lactance prit un torchon de paille et *mit le feu au bûcher !*

La justice divine ne laissa point ce dernier crime impuni, et renouvela, dans la personne de Lactance, un exemple de prévision offert par l'histoire des Hébreux :

Hananias, prophète ennemi de Jérémie, avait entraîné le peuple dans une mauvaise voie ; et Jérémie lui avait dit : « Hananias ! voici ce que dit le Seigneur :

» Parce que tu as fait que ce peuple a mis sa confiance dans le mensonge, tu mourras *dans l'année*. »

Et Hananias mourut *dans l'année*.

A son tour, l'infortuné Grandier dit au prêtre qui s'était

(¹) Liv. 2, p. 209.

fait son bourreau : « Ah! père Lactance, où est la charité? Ce
» n'est pas là ce qu'on m'avait promis !

> *Mais il y a un Dieu au ciel qui sera le juge de toi et de moi:*
> *je t'assigne à comparaître devant lui* DANS LE MOIS! »

Lactance mourut, juste, un mois après (¹).

§ V. — Noble conduite du haut clergé; fermeté et sagesse des médecins et
chirurgiens, lors des Possessions.

Si je n'avais trouvé dans le récit de la condamnation de
Grandier qu'un fait de prévision à citer, je me serais contenté
d'en faire mention, sans exhumer et remettre sous les yeux de
mes lecteurs les excès atroces dont de mauvais prêtres se sont
rendus coupables, ainsi que les actes de lâcheté commis par des
médecins indignes de leur profession; mais j'ai de nobles
exemples de fermeté, de courage, et de charité à opposer à
ceux que j'ai été obligé de faire connaître.

On a déjà vu le digne archevêque de Bordeaux mettre fin aux
premières possessions, les arrêter par sa seule présence, pres-
crire les formes dans lesquelles les exorcismes devraient avoir
lieu, si elles se renouvelaient, et joignant la charité à la justice,
s'engager à payer, de ses deniers, tous les frais qui pourraient
avoir lieu. Voici maintenant d'autres faits que je suis heureux
de citer :

La possession de Loudun, ayant eu des succès, ne pouvait
manquer de se propager. En effet, les exorcistes jugèrent à
propos de faire paraître des énergumènes en plusieurs endroits
du royaume à la fois. Ainsi, Jeanne de Ruede, du village de
Blast près Tournon, publia qu'elle était possédée par *quatre*
démons, *Belzébud*, *Barrabas*, *Guilmon* et *Carmin*, lesquels lui
avaient été envoyés par des magiciens.

Aussitôt cette fille fut conduite pour être exorcisée dans la
chapelle de Notre-Dame de Roquefort. Mais le vice-légat du

(¹) Id., liv. 2, p. 211 à 217.

pape, Mazarin, ne se trouvant pas dans les mêmes sentimens que la plupart des ecclésiastiques français, imposa silence aux exorcistes et à la possédée (¹).

A Nîmes, l'évêque Santerre ne fut pas d'humeur à entrer dans le commerce diabolique qu'on voulut établir dans son diocèse : il examina les possédées, leurs postures, leurs contorsions, et consulta ensuite l'université de Montpellier afin de s'appuyer et de s'autoriser de son avis pour faire connaître au public ce qu'il devait en penser (²).

Enfin s'il y eut, pour Grandier, des prêtres-bourreaux, il s'en est aussi trouvé qui sont restés dignes de leur ministère et de la religion de Jésus-Christ :

Grandier avait souvent demandé le respectable père Grillau, afin de se confesser à lui ; on le lui avait refusé, et il allait mourir !

Le père Grillau en est informé ; il se fait jour au milieu des archers, malgré les coups dont on l'accable pour le forcer à s'éloigner ; il aborde Grandier, l'embrasse en pleurant, reçoit sa confession, et lui dit : « Mon fils, souvenez-vous que notre Sei» gneur Jésus-Christ est monté à Dieu son père par les tour» mens de la croix. Vous êtes habile homme, ne vous perdez » pas. Je vous apporte la bénédiction de votre mère ; elle et » moi prions Dieu qu'il vous fasse miséricorde et qu'il vous » reçoive dans son paradis (³). »

Au lieu d'appeler des médecins en réputation, pour visiter les possédées, les exorcistes et les ennemis de Grandier avaient fait choix de gens sans mérite et sans conscience ; mais l'évêque Santerre s'éclaira des avis de la Faculté de médecine de Montpellier, et je dois rapporter ici quelques-unes des demandes de l'évêque et les réponses de la Faculté.

Question. — Si le pli, courbement et remuement du corps, la tête touchant quelquefois la plante des pieds.... sont un bon signe de possession ? *Réponse.* — Les mimes et sauteurs font

---

(¹) Id., pag. 315. — (²) Id., pag. 316. — (³) Id., pag. 242.

des mouvemens si étranges, que l'on doit croire qu'il n'y a sorte de posture de laquelle les hommes et les femmes ne se puissent rendre capables par une sérieuse étude...... partant, leurs opérations ne se font que par force de la nature.

Question. — Si le sentiment stupide et étourdi, ou la privation de sentiment jusqu'à être pincé et piqué sans se plaindre, sans remuer et même sans changer de couleur, sont des marques certaines de possession? *Réponse.* — Le jeune Lacédémonien qui se laissait ronger l'estomac par un renard qu'il avait dérobé sans faire semblant de le sentir, et ceux qui se faisaient fustiger jusqu'à la mort devant l'autel de Diane sans froncer le sourcil, montrent que la résolution peut bien faire souffrir des piqûres d'épingles sans crier....... partant, cet effet est inutile pour prouver une possession.

Question. — Si les réponses que de prétendues possédées font en français à des questions faites en latin sont une bonne marque de possession? *Réponse.* — Il est certain que d'entendre et parler des langues qu'on n'a pas apprises sont choses surnaturelles et qui pourraient faire croire qu'elles se font par le ministère du diable ou *de quelque autre cause supérieure;* mais de répondre à quelques questions seulement, cela est entièrement suspect.....

Question. — Si on vomit les choses telles qu'on les a avalées, est-ce un signe de possession? *Réponse.* — Vomir les choses comme on les a avalées, *c'est naturel* (¹).

Le médecin Duncan, après avoir assisté aux exorcismes et avoir tenté de déjouer la fourberie des exorcistes, publia un livre sur les possessions, et il y dit :

« Qu'y a-t-il de surnaturel en tout ceci? Il ne faut que le
» témoignage de Saint Augustin pour condamner les jugemens
» précipités, et ceux qui sont assez hardis pour donner des
» bornes à la puissance de la nature. Ce père, au ch. 24 du
» l. 14 de la *Cité de Dieu,* dit avoir connu des gens qui fai-

(¹) Id., liv. 2, p. 316 à 323.

» saient de leur corps des choses que les autres hommes avaient
» peine à croire.....

» Personne n'aurait admiré les mouvemens des religieuses
» s'ils avaient été faits par des bateleurs sur un théâtre... Au
» reste, les mêmes mouvemens n'étaient pas communs à tou-
» tes : chacune d'elles en faisait seulement quelques-uns,
» savoir ceux auxquels elle se trouvait la plus propre...

» Aucune n'a volé, ni voltigé dans les airs, ni monté au
» haut d'une muraille droite sans échelle, ni marché sur l'eau
» sans enfoncer, auquel cas il y aurait eu plus que de l'homme.
» C'était avoir l'esprit bien préoccupé, en croyant que se rou-
» ler, se vautrer et se traîner sur la terre soit une chose sur-
» naturelle. Cela n'est pas plus surprenant que de voir mar-
» cher un homme sur les mains, les pieds en haut, ce qui est
» fort ordinaire et qui sert de jeu aux enfans (¹). »

Les exorcistes avaient pris pour chirurgien expert le sieur
Mannoury, l'un des ennemis les plus acharnés de l'accusé, à
l'effet de sonder ce dernier pour reconnaître les places *mar-
quées par le diable.* Or, quand Mannoury voulait prouver que
ces parties étaient insensibles, il tournait la sonde par le bout
contondant (rond); mais quand il cherchait, au contraire, à
faire voir que telles autres parties étaient très sensibles, il
tournait par le bout aigu, et perçait Grandier jusqu'aux os.

A ce misérable, soudoyé par les exorcistes, succéda plus
tard François Fourneau. Laubardemont le fit enlever de chez
lui et conduire de force dans la prison de l'accusé. Là un des
exempts commanda à Fourneau de raser Grandier et de lui
ôter tout le poil qu'il avait à la tête, au visage et sur tout le
corps.

Fourneau s'était mis en devoir de faire ce qui lui était ordonné, lorsqu'un des juges lui dit qu'il fallait aussi *enlever au
patient les sourcils et les ongles!* A ces mots il frémit. Grandier
s'en aperçoit et lui assure qu'il est prêt à obéir, qu'il n'op-
posera aucune résistance. Mais le noble cœur du chirurgien

_____

(¹) Id., p. 312.

ne peut plus se contenir : « Je n'en ferai rien, dit-il, quelque
» commandement que je puisse recevoir. Et vous, monsieur,
» s'adressant à Grandier, pardonnez-moi si je mets la main
» sur vous. »

Les juges n'osèrent point insister.

§ VI.—De la possession des exorcistes après celle des exorcisés.

Quelque temps après la mort de Grandier, on s'aperçut
que l'esprit du père Lactance était dérangé. Il n'y avait en cela
rien d'étonnant : ce prêtre pouvait d'abord être troublé par
ses remords, et ensuite avoir une certaine appréhension de la
fin qui lui avait été prédite par Grandier. En fait, les exorcistes
participèrent presque tous, plus ou moins, aux fâcheux résultats de la possession. « Le père Lactance, dit un auteur
» du temps (¹), après avoir chassé trois démons du corps de
» la mère prieure, a senti de grandes infestations de ces malins
» esprits; perdant tantôt la vue, tantôt la mémoire, tantôt la
» connaissance, souffrant des maux de cœur. N'est-ce pas une
» chose pitoyable, disait-il à son lit de mort, qu'un homme de
» mon importance soit servi par des moinetons et des *farfa-
» dets* (²)?»

Au père Lactance, succéda le père Surin, homme très
pieux et très doux, mais qui tomba bientôt, par suite de ses
exorcismes, dans un état surprenant de stupidité, comme on
le verra bientôt.

Arrivé à Loudun le 25 décembre 1684 pour exorciser aux lieu
et place de Lactance, le père Surin se ressentit, dès le 29 janvier, de l'influence diabolique ; c'est-à-dire que voulant exorciser la supérieure, et se rendre maître du démon, ce fut celui-ci qui exerça son pouvoir. D'abord, et pour premier symp-

(¹) Relation de ce qui s'est passé aux exorcismes de Loudun en présence
de Monsieur, frère du roi. — Pag. 22 et 25.
(²) Hist. des diables de Loudun.

tôme de faiblesse, cet exorciste perdit la parole. En revanche, la supérieure vomit contre lui toutes les injures et les imprécations possibles; le menaçant de lui faire de mauvais traitemens, de bien se venger de lui, et de le molester extraordinairement par le secours des magiciens.

Tant que le père Surin conservait la parole et son pouvoir d'exorciste, la supérieure était obligée de se contenir; mais aussitôt que ce malheureux prêtre faiblissait, le démon *Isacarum* occupait de suite le visage de la possédée, (*langage d'exorcisme*) et parlant par sa bouche, il imposait silence à l'exorciste. Puis, Isacarum disparaissant à son tour, le père respirait à l'aise et reprenait bon visage. On ordonnait alors au démon de quitter le corps du père : ce qu'il faisait, mais en rentrant aussitôt dans celui de la supérieure; et ainsi de suite, à ce point que, dans une après-dînée, le père fut attaqué et délivré sept à huit fois consécutives (¹).

A toutes ces folies, on mêlait les choses les plus respectables : ainsi, à l'époque de la semaine sainte, au lieu d'honorer la mémoire de Jésus-Christ par des prières sincères ou des sermons édifians, on exorcisait : ce qui donnait occasion au diable de dire à l'exorciste : « *Je te ferai faire la passion, mes amis y travaillent!* » En effet, le vendredi-saint, le père fut jeté à terre par le démon qui l'y secoua violemment au point de le faire crier. Mais bientôt, Isacarum retournant dans le corps de la supérieure et se montrant sur son visage, le père se relevait et poursuivait à son tour le susdit démon (²).

Comment tout cela se terminait-il? On ne le croirait jamais.

Quand le père Surin ne pouvait plus parler, ou changeait de couleur, *on lui appliquait le saint-sacrement sur la bouche*!!!

Mettre le saint-sacrement entre deux fous, c'est déjà une profanation; mais ce qui est pire, c'est que le père Surin, abandonné par le démon, et le poursuivant chez la supérieure, *lui*

(¹) Id., p. 275. — (²) Id.

donnait le saint-sacrement à adorer ! ([1]) et enfin, Isacarum, adjuré d'adorer le Saint Sacrement, répondait : « *Je veux être* » *adoré moi-même* ([2]). »

Dans mon *Introduction au magnétisme* ([3]), je me suis contenté de citer quelques lignes de la lettre que le père Surin écrivait à un jésuite de ses amis; aujourd'hui, j'en rapporterai plusieurs passages singuliers :

« Je suis en perpétuelle conversation avec les diables..... Je » suis entré en combat avec quatre démons les plus puissans et » les plus malicieux de l'enfer......

» Les ennemis se sont déclarés en secret : *de nuit et de jour,* » en mille manières différentes. Vous ne pouvez vous figurer » quel plaisir il y a de se trouver à la merci de Dieu seul....

» Tant il y a que, depuis trois mois et demi, *je ne suis jamais* » *sans avoir auprès de moi un diable en exercice.*

» Les choses en sont venues à ce point que Dieu a permis » (pour mes péchés, je pense), ce qu'on n'a peut-être jamais vu » dans l'Eglise ; c'est-à-dire que dans l'exercice de mon mi- » nistère, le diable passe du corps de la personne possédée, » et venant dans le mien, me renverse, m'agite, et me traverse » visiblement en me possédant plusieurs heures comme un » énergumène..... »

« Je ne saurais vous exprimer ce qui se passe en moi durant » ce temps; et comme cet esprit s'*unit avec le mien* sans m'ô- » ter ni la connaissance, ni la liberté de mon âme, en se fai- » sant néanmoins *comme un autre moi-même*, et comme si j'a- » vais deux âmes dont l'une est dépossédée de son corps et de » l'usage de ses organes et se tient à quartier en voyant celle » qui s'y est introduite. »

« Les deux esprits se combattent dans un même champ qui » est le corps, et l'âme est comme partagée : selon une partie » de soi, elle est le sujet des impressions diaboliques; et se- » lon l'autre, des mouvemens qui lui sont propres ou que Dieu » lui donne. »

« .... Je sens que les mêmes cris qui sortent de ma

([1] Id., p. 277. — (2) Id., p. 290. — (3) Id.; p. 104.

» bouche viennent également de ces deux âmes, et suis en
» peine de discerner, si c'est l'allégresse qui les produit ou la
» fureur extrême qui me remplit. »

A des choses aussi graves, bien qu'entremêlées de suppositions ridicules, succèdent bientôt des aveux d'une stupidité inconcevable; l'exorciste s'est tellement persuadé *avoir
le diable au corps*, qu'il se croit lui-même un diable :

« Pendant que le corps roule par la place, et que les minis-
» tres de l'église me parlent comme à un diable et me char-
» gent de malédictions, je ne saurais vous dire la joie que je
» ressens *étant devenu diable*, non par rébellion à Dieu, mais
» par la calamité qui me représente naïvement l'état où le pé-
» ché m'a réduit.......... »

« Lorsque les autres possédées me voient en cet état, c'est
» un plaisir de voir comme elles triomphent, et comme les
» diables se moquent de moi en disant : *Médecin, guéris-toi toi-
» même; va-t'en à cette heure monter en chaire. Qu'il fera beau
» le voir prêcher après qu'il aura roulé sur la place !* Quel su-
» jet de bénédiction de se voir le jouet des diables!...... »

« Il se forme sur cela de grandes disputes : *et factus sum
» magna quæstio.* S'il y a possession ou non? S'il peut se faire
» que des ministres de l'évangile tombent en de si grands in-
» convéniens ? »

Voici des paroles qui vont donner une juste idée des désordres qui ont lieu dans une communication sympathique,
quand il n'y a pas de direction, ou que la direction est mauvaise :

« La position où je suis est telle que j'ai peu d'opérations
» libres : quand je veux parler, *on m'arrête la parole;* à la
» messe, *je suis arrêté tout court;* à table, *je ne puis porter le
» morceau à la bouche;* à la confession, je m'oublie tout à
» coup de mes péchés; et je sens le diable aller et venir chez
» moi comme en sa maison.

» Dès que je me réveille, il est là à l'oraison; *il m'ôte la*

» *pensée quand il lui plaît ;* quand le cœur commence à se di-
» later en Dieu, il le remplit de rage ; *il m'endort, quand je*
» *veux veiller ;* et publiquement, *par la bouche de la possédée,*
» il se vante qu'il est mon maître ([1]). »

J'appelle l'attention de mes lecteurs sur le passage suivant :

« Ce n'est pas un seul démon qui me travaille ; ils sont or-
» dinairement deux. L'un est Léviathan, opposé au Saint-Es-
» prit : c'est le chef de toute la bande de nos démons, et c'est
» lui qui a l'intendance de toute cette affaire, qui est une des
» plus étranges qui se soient vues peut-être jamais.

» Nous voyons, en ce même lieu, le paradis et l'enfer : les
» religieuses qui, prises en un sens, sont des Ursules, et dans
» l'autre, pires que les plus perdues, en toutes sortes de sa-
» letés, de dérèglemens, de blasphèmes et de fureurs.

» .... Je suis des semaines entières si stupide vers les
» choses divines, que je serais bien aise que quelqu'un me fît
» prier Dieu comme un enfant, et m'expliquât grossièrement
» le *Pater noster.* Le diable m'a dit : « Je te dépouillerai de
» tout, et tu auras besoin que la foi te demeure. Je te ferai
» devenir hébété. » Il a fait pacte avec une magicienne pour
» m'empêcher de parler de Dieu et avoir la force de me tenir
» l'esprit bridé, ce qu'il effectue fort fidèlement comme il a
» promis ([2]). »

Cet excès de folie s'explique très naturellement par les caractères respectifs de l'exorciste et des exorcisées :

Les religieuses étaient toutes d'une constitution plus forte
que celle du père Surin, vieillard doux et faible. Lorsque ce
dernier arriva pour remplacer le père Lactance, il commença par exorciser la supérieure, et ce fut d'elle qu'il
s'occupa toujours particulièrement. Il y eut donc, entre eux,
un *rapport* constant et plus fréquent qu'avec les autres possédées, et le père Surin n'éprouva d'abord que l'influence de la
supérieure.

Mais bientôt il ressentit celle d'une autre possédée ; aussi

([1]) Id., p. 283. — ([2]) Id., p. 284.

ajoute-t-il : « Ce n'est pas un seul démon qui me travaille,
, ils sont ordinairement *deux*. »

Enfin se trouvant, par la suite, en rapport avec plusieurs
possédées, et toujours plus faible que celles dont il devait être
le dominateur, il exprime ce fait en disant : « Je suis entré
» en combat avec *quatre* démons. »

§ VII. — De la fin des possessions.

La possession de Loudun étant devenue célèbre et les religieuses faisant fortune, une nouvelle possession s'était dé-
clarée à Chinon. Mais, d'un côté, la protection du cardinal de Richelieu manquait, et d'un autre, le cardinal de Lyon,
les évêques de Nîmes, de Chartres et d'Angers, firent, à ce sujet, un rapport au roi.

Ces quatre prélats avaient sérieusement réfléchi sur le scandale que les possessions de Loudun causaient aux bons catholiques, par suite des railleries auxquelles avaient donné
lieu la profanation du Saint-Sacrement et la manière indigne
dont on usait de l'autorité de l'église. Ils résolurent d'examiner sévèrement la possession de Chinon, mandèrent Barré,
et lui ordonnèrent d'amener à Bourgueil les filles qu'il exorcisait ordinairement.

Barré obéit, mais les prétendues énergumènes furent tellement confuses qu'elles restèrent muettes. L'exorciste interrogé répondit : « *Il faut absolument qu'il y ait un pacte de
» silence contracté entre les démons et les magiciens!* »

À quoi les prélats dirent que c'était à lui, en sa qualité d'exorciste, à rompre ce pacte; que quand bien même ces filles ne seraient pas effectivement possédées, elles croiraient l'être sur
sa parole, tant à cause de leur mélancolie, que par la bonne opinion qu'elles avaient de lui. L'un des prélats lui dit même que
s'il dépendait de sa juridiction, il le ferait assurément châtier.

Des paroles de ce genre n'étaient déjà pas fort encoura-
geantes. Mais quelque temps après, le cardinal de Lyon, étant
à la cour, informa plus amplement Sa Majesté, qui envoya à

l'archevêque de Tours l'ordre d'interrompre le cours des exorcismes.

Bientôt un médecin, nommé Quillet, mit au jour (1635) un
poème latin dédié au clergé de France et dans lequel il se
moqua des exorcismes et des exorcistes.

Quelquefois, les exorcismes étaient troublés par des événemens plaisans et qui inspirent encore le rire de la pitié.

Barré exorcisait, lorsqu'un certain bruit se fait entendre;
un chat s'était introduit dans la chambre de la supérieure.
Aussitôt ce chat est pris pour un démon ; on veut s'en emparer, il se sauve sur le ciel du lit ; il est bientôt atteint, apporté entre les mains de Barré qui, le traitant en vrai démon,
le couvre de signes de croix et lui fait des adjurations; mais, le
premier moment passé, le chat est reconnu pour être un de
ceux du couvent (¹).

Avec le temps, l'autorité civile avait fini par enjoindre à Barré
de cesser ses exorcismes; mais celui-ci n'en tenait aucun
compte, il prétendait qu'il était autorisé par son évêque, et
qu'il ne cesserait pas de mettre au jour *les merveilles de Dieu!*

Ayant interrogé la supérieure en latin, celle-ci lui répondit
de même, mais en faisant des fautes graves, ce qui divertis-
sait très fort les assistans. Le bailli, voyant cela, pria le démon
de parler grec, mais celui-ci n'en fit rien.

Quelquefois, aussi, les possédées se moquaient des exorcismes et des exorcistes : ainsi la sœur Claire, entrant en état
diabolique, prononce deux fois le nom de Grandier en éclatant
de rire, et dit à toute la compagnie : « *Vous ne faites tous rien
qui vaille !* » Barré ne put pas exorciser la possédée, qui ne
cessa de rire.

La sœur Claire était encore bien plus indocile : *on la coucha
sur un lit* (tout était permis en exorcisme) et à peine y fut-

(¹) Id., p 41.

elle qu'elle s'écria : « *Grandier! Grandier! il faut en acheter au marché.* » Barré s'approcha pour l'exorciser, mais elle voulut lui cracher au visage, fit voir des mouvemens lascifs à tous les spectateurs et prononça des paroles sales et déshonnêtes [1].

Enfin, Surin commandant au démon Isacarum de demander pardon à Jésus-Christ et à la Vierge de toutes les horreurs qu'il venait de dire, le démon répondit : « *J'aimerais mieux manger l'exorciste même* [2]! »

La sœur Agnès et la sœur Claire fatiguées de leur rôle de démoniaques eurent souvent des accès de mauvaise humeur et renouvelèrent les déclarations qu'elles avaït déjà faites du vivant de Grandier. La sœur Agnès, en présence d'un médecin de Château-Gontier qui lui proposait des questions en grec, répondit ingénuement qu'elle n'entendait pas cette langue et qu'elle ne l'avait jamais apprise. L'exorciste l'ayant querellée à ce sujet, elle s'écria : « qu'elle n'était point une démoniaque; » qu'il y avait longtemps qu'on la tourmentait, en particulier, » pour lui faire exécuter toutes les choses qu'elle faisait en » public; que si Dieu ne l'eût soutenue, elle se serait déses- » pérée, et qu'elle était bien malheureuse d'être entre les » mains de pareilles gens. »

Elle pleura amèrement, et les assistans prirent part à sa peine.

La sœur Claire, étant exorcisée en présence d'un avocat de Saumur, fut brûlée par un fil soufré dont son exorciste se servait pour *enfumer un de ses démons.* Elle déplora alors sa condition, déclamant contre la tyrannie de ceux qui la contraignaient de faire la possédée. « Le démon qui possède cette » fille est extrêmement rusé, dit l'exorciste, et le Dieu qu'il « invoque est Lucifer. »—« Cela est faux, repartit la possédée, » j'invoque le vrai Dieu, créateur du ciel et de la terre [3]. »

Mais le coup mortel des possessions fut porté par celui-là même qui les avait encouragées :

[1] Id., p. 50 à 58. [2] Id., p. 378. [3] Id., p. 403.

Dans l'antiquité, lorsque l'empereur Théodose résolut de faire cesser les sacrifices que l'on offrait aux Dieux païens, il refusa les fonds nécessaires pour obvier aux dépenses d'usage; ici, il en fut de même : le roi, informé du véritable état des possédées, supprima, *sur l'avis du cardinal de Richelieu*, la pension de quatre mille livres qu'il allouait aux exorcistes ([1]).

Cet argument fut décisif, et dès qu'il fallut exorciser *sans profit*, on n'entendit plus parler de possédées, ni de possessions.

([1]) Id., p. 439.

LIVRE DOUZIÈME.

DE L'EXTASE, DES SONGES ET DES SOMNAMBULISMES NATUREL
ET SYMPTOMATIQUE DEPUIS VANHELMONT,
JUSQU'A LA RENAISSANCE DES ORACLES EN SONGE,
SOUS LE NOM DE SOMNAMBULISME MAGNÉTIQUE.

CHAPITRE PREMIER.

De l'observation du somnambulisme naturel, et de l'extase artificiel
par Vanhelmont.

Hippocrate, dont le but était de tracer les règles de la médecine ordinaire, ne s'était occupé des songes qu'autant qu'il était utile de signaler l'utilité de leur concours avec la médecine; il recommandait aux médecins de bien rechercher ce qui pouvait se présenter de *divin* dans les symptômes des maladies. Les médecins, modernes, ne comprenant pas ce qu'il pouvait y avoir de *divin* dans une maladie, ont laissé de côté ces recommandations du père de la médecine, les uns comme n'émanant pas de lui, les autres comme en étant indignes, le plus grand nombre comme résultant d'une crédulité partagée, suivant eux, par tous les grands hommes de l'antiquité.

Lorsque Vanhelmont, médecin brabançon, parut sur la scène du monde, et qu'il entreprit de délivrer la médecine hippocratique de tous les embarras accumulés depuis Galien, les médecins lui tinrent compte de ses efforts et il reçut d'eux le titre honorable et mérité de *Réformateur de la Médecine*.

Mais dans Vanhelmont, il y avait, comme dans Hippocrate,

deux hommes : le médecin et l'observateur. Comme Hippocrate, Vanhelmont avait apprécié les effets de la médecine naturelle, et il en a traité avec plus de détail que le médecin grec
parce que les temps avaient marché et que l'on pouvait déjà
prévoir le moment où il serait permis d'allier la médecine ordinaire à celle que Vanhelmont étudia sous le nom de *magnétisme.*

Cependant il en fut de Vanhelmont pour la médecine *magnétique,* comme d'Hippocrate pour l'observation du *divin;* bien
plus, on dit de lui, aujourd'hui, ce qu'on n'a pas osé dire du médecin grec : on le traite de *rêveur* et de *visionnaire,* quand il
parle magnétisme ou extase.

On peut voir, par ce qui se trouve rapporté, à son sujet et à
son époque, dans l'*Introduction au magnétisme* [1], avec quelle
sagesse ce grand médecin traite la science dont il a été appelé
à poser les premiers fondemens; mais ici, où il ne s'agit que
de somnambulisme, je me contenterai de citer l'observation
qu'il fit d'un somnambule naturel et l'extase qui lui arriva à
lui-même :

« Etant au collège, dit-il (1600), je couchais dans la même
» chambre qu'un de mes camarades qui était somnambule,
» il se levait la nuit, prenait la clef du jardin, et allait se
» promener dans des endroits où l'on courait risque de tom-
» ber; il revenait ensuite et replaçait la clef dans une armoire
» comme il aurait pu le faire en plein jour et étant éveillé; un
» soir je m'emparai de la clef sans qu'il s'en aperçût; je la
» cachai soigneusement. Mais aussitôt qu'il fut en somnam-
» bulisme, il alla la chercher dans le lieu où je l'avais cachée,
» et il la prit sans hésiter, comme s'il l'y avait placée lui-
» même [2]. »

Cet exemple est celui de tous les noctambules, à cela près

[1] Introd. au mag., p. 92 et suiv.
[2] Vanhelmont. — De ortu formarum, § 52. — Trad. de M. Deleuze.

que le jeune homme dont il est question offre la preuve de
la vision sans le secours des yeux; car s'il n'y a rien d'étonnant à ce qu'il prenne la clef là où il l'a mise pendant la veille,
il est fort extraordinaire que sans hésiter et sans aller la chercher à l'endroit où elle devait être, il la prenne, de suite, là où
une main étrangère l'avait cachée pour l'induire en erreur.

Mais Vanhelmont offre, par lui-même, les caractères de l'extase :

« J'étais persuadé, dit-il, que les poisons peuvent être des
» remèdes utiles, lorsqu'on sait les doser et les appliquer à
» propos. Je voulus en conséquence faire des expériences sur
» le napel.

» En ayant préparé grossièrement une racine, je la goûtai
» du bout de la langue; je n'en n'avalai point, et je crachai
» beaucoup. Cependant, il me sembla d'abord que ma tête
» était serrée par un bandeau, et bientôt après il m'arriva une
» chose fort singulière et dont je ne connaissais aucun exem-
» ple :

» Je m'aperçus avec étonnement que je n'entendais, ne
» savais et n'imaginais plus rien *par la tête*, mais que toutes
» les fonctions, qui lui appartiennent ordinairement, étaient
» transportées *autour du creux de l'estomac*. Je le reconnus
» clairement, distinctement; j'y fis la plus grande attention.
» Ma tête conservait le mouvement et le sentiment ; mais la
» faculté de raisonner avait passé à l'*épigastre*, comme si mon
» intelligence y eût établi son siège.

» Frappé d'admiration et de surprise de ce mode insolite de
» sensation, je m'étudiai moi-même avec soin; je me rendis
» compte de ce que j'éprouvais, j'examinai toutes mes notions,
» et je reconnus que, pendant tout le temps que dura cet état
» extraordinaire, mon intelligence avait bien plus de force et
» de perspicacité. Je ne puis expliquer, par des paroles, le sen-
» timent que j'éprouvais. Cette clarté intellectuelle était ac-
» compagnée de joie. Je ne dormais point, je ne songeais point;

» j'étais à jeun, et ma santé était parfaite. J'avais eu quelque-
» fois des extases, mais elles n'avaient rien de commun avec
» cette manière de sentir par l'épigastre, *qui excluait toute*
» *coopération de la tête*. Je m'étonnais que mon imagination
» eût quitté le cerveau, devenu oisif pour exercer son activité
» dans la région épigastrique.

 » Cependant ma joie fut un moment suspendue par l'idée
» que cette disposition pourrait me conduire à la folie. Mais
» ma confiance en Dieu et ma soumission à sa volonté dissipè-
» rent mes craintes.

 » Cet état dura *deux heures*, après lesquelles j'eus deux
» vertiges : au premier, je sentis qu'il s'opérait un nouveau
» changement en moi; et au second, je me trouvai dans l'état
» ordinaire.

 » J'ai depuis essayé plusieurs fois de goûter du napel, mais
» je n'ai jamais pu obtenir le même résultat (¹). »

Vanhelmont avait fait sur lui-même cette observation, que
depuis la crise extraordinaire dont on vient de lire le récit, son
intelligence avait pris une nouvelle activité et que le temps du
sommeil n'était plus perdu pour lui.

 « J'ai maintenant plus souvent, dit-il, des songes beaucoup
» plus clairs, *indicisiora somnia*. Pendant ces songes, mes idées
» se suivent, mon esprit jouit de toutes ses facultés et ma rai-
» son de toute sa force. Ce qui m'a fait comprendre ces pa-
» roles du psalmiste : « *Nox nocti indicat scientiam* (²). »

(¹) Vanhelmont. — Demens idea, § 2 et suivans. Trad. de M. Deleuze.
(²) Id., § 17.

CHAPITRE II.

Du somnambulisme symptomatique considéré, par les médecins, comme cause certaine de la croyance aux esprits et aux démons.

« Un homme savant et qui jouissait d'une certaine célébrité,
» dit Cattiérius, médecin de Montpellier (1670), vint à s'ima-
» giner qu'il avait dans le corps non pas seulement *un esprit*,
» mais *deux esprits*, qui lui avaient été transmis par un de ses
» amis qui revenait d'Italie. Ces esprits formaient avec lui
» des colloques très étendus. C'était, comme on le voit, *une*
» *conversation à trois*. Il apprenait beaucoup de choses de ces
» esprits ; mais ils finissaient toujours par lui faire des me-
» naces qui remplissaient son ame de trouble et d'effroi.

» Deux habiles médecins de ses amis s'aperçurent bientôt
» que le principe de la maladie était la bile noire. Ils s'occu-
» pèrent de chasser cette bile noire par les médicamens, et
» comme il fallait en même temps guérir l'imagination, ils
» cherchèrent à persuader au malade qu'il était possible de
» chasser les deux esprits qui le tourmentaient, si l'on venait
» à bout de se procurer le secours de quelque esprit puis-
» sant. Ils lui apportèrent des livres pleins de caractères et
» qui enseignaient les moyens d'évoquer les esprits. Le ma-
» lade, dans son idée, devait trouver ce remède admissible ; il
» l'adopta avec empressement. On dispose tout pour l'évoca-
» tion de l'esprit supérieur. On attend le jour, l'heure favora-
» ble ; on transporte le malade au milieu de la nuit dans une
» cour écartée ; on le met dans un cercle tracé à cet effet ; on
» lui recommande de ne pas craindre ; on évoque l'esprit d'O-
» rient ; on évoque celui du Midi. Ils ne paraissent pas ; on
» redouble les conjurations ; on évoque le grand esprit du
» Septentrion. Il paraît ; il commande avec autorité aux esprits

» inférieurs d'abandonner pour toujours le malade. Il annonce
» qu'ils ont obéi et disparaît.

» Le malade croit à cette scène, et comme les remèdes mé-
» dicinaux qu'on n'avait pas cessé de lui administrer avaient
» aussi produit leur effet, il fut parfaitement guéri.

» Vous désirez savoir quel était ce grand esprit du Septen-
» trion ? C'était le chirurgien qui avait bien voulu se prêter à
» cette comédie curative. Dans la suite et quand on fut bien
» assuré qu'il n'y avait pas de rechûte à craindre pour notre
» ci-devant possédé, on lui fit part de tout ce qui s'était passé.
» Il rougissait et ne pouvait pas comprendre comment il avait
» eu une semblable faiblesse ; car, encore une fois, c'était un
» homme éclairé et recommandable par ses lumières ([1]). »

Un jeune homme de vingt-cinq ans vient trouver Cattiérius.
Son abord était effrayant. Il se présente, mais il n'ose parler ; il a quelque chose d'horrible à révéler. Le médecin
lui parle avec douceur, et l'exhorte à la confiance. Le jeune
homme lui déclare avec beaucoup de peine que lorsqu'il
est seul dans sa chambre, il se sent violemment tourmenté ;
qu'une puissance supérieure et indéfinissable le force malgré
lui à ouvrir la bouche, à remuer la langue et prononcer plusieurs mots ; que souvent sa langue et ses lèvres étant immobiles, il se formait et s'articulait dans son gosier *une voix* qui
lui reprochait tous les péchés qu'il avait commis pendant sa
vie et qui le contraignait à renier Dieu, en lui disant : *Renie*
Dieu ! Renie Dieu ! Qu'il s'était adressé à des prêtres et à des
théologiens qui ne lui avaient indiqué que des prières sans effet, qu'il le suppliait donc de prendre au moins pitié de son
corps qui était dans un état déplorable.

Cattiérius ordonna des saignées, des bains, de l'ellébore, du
petit lait, et avec ces remèdes il chassa les maladies du corps
et celles de l'esprit ([2]).

([1]) Diœleticon Polyhistoricon. — Jos. Quercetanus, p. 111.
([2]) Isaaci Cattieri observat. medicin., obs. 6, p. 24.

CHAPITRE III.

Des extatiques artificiels considérés comme sorciers.

Après la mort de Grandier, les possessions durèrent encore plusieurs années, et chacun en rendit compte à sa façon. Ainsi, on vit, en 1643, des prêtres imbéciles, méconnaissant la dignité de leur caractère, faire des conversations avec les diables et en publier le récit *avec permission!*

« Il n'est rien de si plaisant, dit avec raison le marquis d'Argens (¹), que les conversations de certains moines avec les démoniaques qu'ils exorcisent. Ils prennent avec le diable mille petites familiarités ; ils se disent mutuellement des quolibets. On croirait que Belzébut est un bouffon à gages, et que Satan est un petit maître aimable et complaisant. »

« La sœur Bonaventure, possédée par un démon nommé *Arfaxa*, dit le révérend père Gauffre, vint me demander de se confesser à moi, disant ne vouloir *aller à d'autre*. (Il est à remarquer *que ce diable a toujours eu envie de me parler.*)

» Je me mis à genoux devant le démon, lui disant que mon dessein était de confondre ma superbe par celle des diables et d'apprendre d'eux l'humilité. Ce démon enrageait de me voir en cet état et me dit qu'il avait reçu commandement de me prévenir, et comme je commençais à m'abaisser, il en voulut tirer avantage et me dit : « C'est que tu m'adores. » Je répliquai « Tu es trop infâme, vilain. Je te considère comme la créature de mon Dieu et l'objet de sa colère; c'est pourquoi je veux me soumettre à toi, quoique tu ne le mérites pas, et tout à

_____

(¹) Lettres juives, t. 2, p. 320.

» l'heure je vais te baiser les pieds. » *Le démon, surpris de*
» *cette action,* m'en empêcha. Là-dessus je le conjurai de me
» faire connaitre, autant qu'il était possible, *la volonté de Dieu:*
» ou *que je lui baisasse les pieds,* ou *qu'il baisât les miens.*
» Il me répondit : « Tu sais quel mouvement Dieu te donne,
» suis-le. » —Là-dessus le père Gauffre se jette aux pieds du
démon et les lui baise, ce dont le diable enrageait de tout
son cœur. — « Enfin, dit le religieux, je lui commandai, *par les*
» *reliques du père Bernard,* de baiser les miens, ce qu'il fit avec
» une grande promptitude (1). »

J'ai rapporté qu'en l'an 300 l'empereur Gratien publia
un édit pour empêcher de poursuivre les prétendus sorciers
qui assuraient assister toutes les nuits au sabbat, malgré qu'ils
fussent gardés à vue dans leur lit; or, en 1660, Gassendi a été
témoin oculaire de l'égarement d'un de ces malheureux.

Ce philosophe, se trouvant dans un village où il allait ordinairement se délasser de ses travaux, aperçut des paysans qui
conduisaient un berger lié et garrotté. La curiosité le porta à
demander ce qu'il avait fait : « Monsieur, répondit un paysan,
c'est un sorcier. Nous l'avons arrêté et nous allons le remettre
entre les mains de la justice. »

Les idées philosophiques de Gassendi se réveillèrent à ce
mot de *sorcier.* Il voulut se donner le plaisir d'examiner, par
lui-même, les fables que l'on débitait sur le compte de ces imposteurs, et, usant de son autorité sur les paysans, il fit conduire le prisonnier chez lui.

« Mon ami, lui dit-il, lorsqu'ils furent seuls, il faut que tu
» m'avoues, naturellement, si tu as fait quelque pacte avec le
» démon. Si tu confesses ton crime, je te rendrai la liberté;

(1) Recueil véritable de ce qui s'est passé aux exorcismes de Louviers par
le R. P. Gauffre, p. 30 et 41, imprimé à Paris *avec permission,* l'an 1643.
— Lettres juives, par le marquis d'Argens., t. 2, p. 320.

, si tu t'obstines à garder le silence , je vais te remettre entre
, les mains du prévôt.....

, Monsieur, répondit le berger, je vous avoue que *je vais*
, *tous les jours au sabbat.* C'est un de mes amis qui m'a donné
, le *baume* qu'il faut avaler, et *je suis reçu sorcier* depuis près
, de trois ans. »

Gassendi s'informa avec soin de la réception du prétendu
magicien, qui lui parla de tous les démons, comme s'ils eussent
passé toute leur vie ensemble.

« Écoute, lui dit Gassendi, il faut que tu me montres la dro-
» gue que tu prends pour aller à l'assemblée infernale ; je
» veux t'y accompagner ce soir. — Il dépendra de vous, ré-
» pond le berger ; je vous y mènerai dès que minuit aura
» sonné. »

L'heure arrivée : « Allons, dit Gassendi, voici le temps de
» notre départ. » Le magicien sortit alors, de sa poche, une
boîte dans laquelle il y avait une espèce d'opiat. Il en prit pour
lui la grosseur d'une noix ; il en donna autant au philosophe,
lui dit de l'avaler et de se coucher ensuite sous la cheminée,
l'assurant que peu de temps après il viendrait un démon,
sous la figure d'un gros chat, l'emporter au sabbat, et que les
sorciers étaient accoutumés de se rendre, dans leurs assemblées, montés sur de pareils chevaux.

Gassendi, ayant reçu l'onguent , feignit de ne pouvoir le
prendre sans l'avoir enveloppé ; il passa dans un cabinet à côté
de sa chambre, prit, dans un pot, un peu de confitures qu'il couvrit de pain à cacheter, et ayant rejoint le berger : « Allons,
» lui dit-il, je suis prêt à te suivre. — Couchons-nous tous les
» deux sur le plancher, dit le magicien ; dans cette attitude
» nous prendrons notre baume. » Ils s'étendirent par terre
tous les deux auprès de la cheminée ; le philosophe avala sa
confiture, le sorcier sa drogue ordinaire. A peine quelques
minutes étaient-elles écoulées que ce dernier parut étourdi
et comme un homme ivre. Il s'endormit, et pendant son sommeil, il parla continuellement et débita mille extravagances :

il conversait avec tous les démons et parlait avec ses camarades qu'il croyait magiciens comme lui.

Après quatre ou cinq heures de sommeil, il s'éveilla et se
trouva dans le même endroit où il s'était couché : « Eh bien!
» dit-il à Gassendi, vous devez être content de la manière dont
» le bouc vous a reçu? C'est un honneur considérable que
» celui d'avoir été admis dès le premier jour. » Il raconta ensuite toutes les histoires que l'on débite sur ces prétendus sabbats.

Gassendi, touché de l'état de cet insensé, le désabusa
de son erreur : il fit, devant lui, l'expérience de son baume
sur un chien, qui s'endormit après avoir avalé la substance
narcotique (1).

En 1697, une fille nommée Marie Bucaille était sujette à des
extases qui duraient trois à quatre heures. On la crut possédée
du démon. Elle fut mise en jugement.

Il est résulté des dépositions des témoins les plus dignes de
foi qu'elle avait guéri un grand nombre de malades ; qu'elle
obéissait sur le champ aux ordres qui lui étaient transmis
mentalement; qu'elle lisait dans la pensée d'autrui et connaissait l'état de conscience de chacun.

Pendant une de ses extases, le curé de Golleville, imitant en
cela l'empereur Trajan, remit entre ses mains un billet *plié* et
cacheté, et elle répondit *sans ouvrir le billet*; puis, sans connaître la personne qui l'avait écrit, elle la désigna par la taille et
les traits du visage.

La même chose se renouvela plusieurs fois.

Un témoin déposa qu'étant entré dans la chambre du sieur
de Golleville et ayant commandé, *en esprit*, à ladite Bucaille de
venir le trouver dans la chambre où il était avec plusieurs
personnes, celle-ci qui était dans la cuisine, vint effectivement.

Le sieur de Golleville rapporte encore que lui ayant mis

(1) Gassendi. — Physique, liv. 8, ch. 8. — D'Argens, Lettres juives, t. 1,
p. 178.

dans la main une lettre au sujet de la femme d'un de ses amis qui était malade, la Bucaille, sans avoir entendu ce qu'on lui voulait, ni avoir ouvert la lettre, se mit à offrir des prières à Dieu pour cette personne qu'elle nomma.

Un prêtre qui disait la messe à laquelle elle assistait ayant eu une mauvaise pensée, elle le dit; le curé en fut averti, s'en enquit auprès du prêtre qui en convint.

Sur ces faits, Marie Bucaille fut condamnée *à la peine de mort*; mais le parlement de Rouen infirma la sentence et commua la peine en celle du *fouet et de la flétrissure* ([1]).

Comme sous l'empereur Gratien ([2]), l'église et la médecine s'unissaient, quelquefois, pour faire justice de l'imbécillité de ceux qui voulaient voir le démon dans les affections du corps :
Pierre Dionis, médecin de la reine, auteur d'un traité sur la mort subite et la catalepsie, rapporte qu'en 1709 il eut une femme malade qu'un grand nombre de personnes regardaient comme *possédée du démon* et dont quelques ecclésiastiques disaient qu'elle jouait le public et la religion.
Les médecins la vengèrent de cette imputation, et les ecclésiastiques reconnurent eux-mêmes leur erreur; car, *un débordement de sérosités,* par la bouche, le nez et les yeux, pendant trois jours sans discontinuer; *le retour des écoulemens périodiques* qui étaient suspendus depuis huit mois *et des évacuations alvines* pendant huit jours, rendirent la santé à la malade et prouvèrent le plus clairement possible que la maladie n'avait rien de commun *avec le démon* ([3]).

Le phénomène de l'insensibilité faisait surtout croire à la

([1]) Factum pour Marie Benoît, dite la Bucaille, appelante d'une sentence du 28 janvier 1799.
([2]) Voir page 100.
([3]) Dionis. — Recueil sur la mort subite et la catalepsie.

présence du diable : en 1710 une jeune fille de 10 ans, du village de Conque près Carcassonne, fut regardée comme possédée du démon, tandis qu'elle n'était que cataleptique.

Elle se réveillait tous les jours à l'heure d'une certaine horloge ; mais pendant tout le temps de son sommeil, on la pinçait, on la piquait, on la brûlait sans qu'elle ressentît la moindre douleur [1].

CHAPITRE IV.

Des extases, des songes, et du somnambulisme sur la fin du seizième siècle et au commencement du dix-septième.

Gassendi, qui ne mourut qu'en 1658, rapporte, au sujet du somnambulisme naturel, qu'il a connu un jeune homme de Digne, en Provence, qui se levait en dormant, s'habillait, ouvrait les portes, descendait à la cave, tirait du vin et faisait d'autres actions semblables. Quelquefois il écrivait. Dans la nuit la plus obscure, il distinguait tous les objets comme en plein jour. Si sa femme l'appelait, il lui répondait à propos ; et après s'être réveillé, il se ressouvenait exactement de tout ce qui s'était passé. Toutes les fois qu'il était éveillé en sursaut, il éprouvait un tremblement général et de fortes palpitations de cœur qui le contraignaient de se mettre au lit [2].

Dès le commencement du siècle, on avait remarqué que les phases de la lune déterminaient le retour de la crise caractéristique du somnambulisme naturel, et Zwinger en donne un exemple, en citant un jeune homme de dix-huit ans qui n'était somnambule que *dans le temps de la pleine lune* [3].

[1] Dionis, Id.
[2] Gassendi. — Physique, liv. 8, ch. 8.
[3] Fiscoculus. — Dissert. medic. Theodori Zwingeri. — Dissert. de somnambulismis, p. 67.

Diogène Laërce dit avoir connu un philosophe stoïcien qui, pendant son sommeil, composait des ouvrages de philosophie, les relisait, les corrigeait (¹) ; or, Zwinger rapporte l'histoire de deux jeunes gens qui, les yeux fermés, se levaient la nuit pour écrire et composer. L'un faisait des thèmes d'allemand en latin ; l'autre était un professeur de poésie qui, s'étant inutilement fatigué dans la journée pour faire des vers, les avait laissés incomplets. Quel fut son étonnement le lendemain matin quand, se mettant en devoir d'achever ses vers, il trouva l'ouvrage terminé et écrit en entier de sa propre main (²) !

Posidonius parlait, suivant Cicéron, d'un habitant de Rhodes qui, au moment de mourir, dit à six de ses compagnons l'époque et le genre de leur mort, ainsi que le rang dans lequel chacun devait mourir (³) ; un fait semblable se présente en 1660, et se trouve rapporté par Henry de Her, premier médecin de l'archevêque de Cologne :

« Un homme, ordinairement noctambule, cessa de l'être vers » l'âge de quarante-cinq ans, et il eut des extases telles qu'il » prédit successivement la mort de son beau-père, de sa » femme, de son fils aîné, et de plusieurs parens, avec la même » exactitude et les mêmes détails que s'il avait assisté à leurs » funérailles.

« Presque toujours il prévoyait la veille ce qui devait lui arriver le lendemain (⁴). »

Un des élèves du grand peintre Michel-Ange raconte ce qui suit :

« Pierre de Médicis faisait appeler souvent, auprès de lui,

(¹) Diogène Laërce, liv. 9.
(²) Id., p. 64 et 69.
(³) Cicéron. — Divination, liv. 1, § 30, p. 85.
(⁴) Elysius jucundarum quœstionum campus. Gaspare a reies franco quest. 37, p. 247.

» un homme nommé Cardière qui possédait merveilleusement
» l'art d'improviser des vers et de les chanter en s'accompa-
» gnant de la lyre; talent que possédait aussi Médicis.

» Un jour, Cardière vint trouver Michel-Ange, dont il était
» l'ami, pour lui faire part d'une vision pendant laquelle, disait-
» il, Laurent de Médicis lui était apparu, couvert d'un vêtement
» noir à travers les lambeaux duquel on apercevait la nudité
» de son corps, et lui avait impérieusement commandé d'al-
» ler dire à son fils Pierre que sous peu de jours il serait chassé
» de ses états et que jamais il n'y rentrerait.

» Pierre était d'un caractère difficile et impérieux, et quoique
» Michel-Ange fît de vives instances pour déterminer Cardière
» à exécuter ce que lui avait prescrit Laurent, celui-ci, crai-
» gnant les effets du mauvais naturel de Pierre, ne voulut pas
» s'y hasarder.

» Un matin que Michel-Ange était dans la cour du palais des
» Médicis, il vît venir à lui Cardière qui, d'un air tout épouvanté,
» lui répéta que cette même nuit Laurent lui était encore ap-
» paru vêtu de la même manière que la première fois, et, qu'é-
» tant bien éveillé et le voyant parfaitement, il en avait reçu
» un grand soufflet pour n'avoir pas averti Pierre de ce qu'il
» avait vu.

» Michel-Ange lui fit alors de vifs reproches et parvint tel-
» lement à le persuader que Cardière rassuré s'en fut à pied
» à Carreggi (villa de Médicis, située à trois milles de la ville).
» A moitié chemin, il rencontra Pierre qui revenait de chez
» lui. Dès qu'il l'eut arrêté, Cardière lui raconta sa vision;
» mais Pierre se moqua de lui et fit signe aux gardes qui l'ac-
» compagnaient de le bafouer à leur tour. Son chancelier, de-
» puis cardinal de Bibiéna, lui dit: Ne vois-tu pas que tu es
» fou, Cardière? A qui crois-tu donc que Laurent porte plus
» d'intérêt: à son fils ou à toi? Et si c'est à son fils ne lui aurait-
» il pas apparu préférablement à toute autre personne?

» Cardière revint tout consterné raconter ses doléances à
» Michel-Ange, et lui parla avec tant d'assurance de sa vision,
» que celui-ci, considérant la prédiction qu'elle annonçai

» comme certaine, partit deux jours après de Florence pour
» Bologne et Venise, accompagné de deux de ses amis, dans la
» crainte de n'être pas en sûreté dans la ville.

» Quelque temps après, Michel-Ange, voulant revenir à Flo-
» rence, avait dû, par certaines circonstances s'arrêter à Bo-
» logne où il apprit en effet que les Médicis et tous leurs par-
» tisans venaient d'être chassés de leurs états.

» La vision de Cardière se trouva donc vérifiée, et soit qu'elle
» fût une illusion diabolique, le résultat d'une prédiction di-
» vine, ou seulement l'effet d'une imagination exaltée, la chose
» est assez extraordinaire pour mériter d'en conserver le récit
» exact et tel que je l'ai souvent entendu faire à Michel-Ange
» lui-même (¹). »

Ces avertissemens par les songes ou les extases sont fré-
quens dans l'histoire, et toujours justes. Je bornerai néanmoins mes citations à ce dernier exemple fourni par Hecquet :

Une femme frénétique disait à tous ceux qui l'allaient voir
leurs vertus et leurs vices.

De plus, elle prédit au chirurgien qui la soignait qu'il n'a-
vait que peu de temps à vivre et que sa femme se remarierait
avec un foulon ; et cela se trouva vrai au bout de six mois (²).

(¹) Vie de Michel Ange Buonarotti, peintre, sculpteur et architecte, écrite de
son vivant par Ascagne Condivi, son élève. — Passage traduit de l'italien par
M. Achille de Ligny.

(²) Hecquet. — Naturalisme des convulsions. Part. 2.

CHAPITRE V.

Des trembleurs des Cévennes.

Si les religieuses de Loudun ont donné la preuve d'une influence nerveuse qui faisait croire à la possession, *les trembleurs des Cévennes* présentent, à leur tour, un exemple bien étonnant de contagion imitative.

En 1736, Louis XIV ayant révoqué l'édit de Nantes qui garantissait aux protestans le libre exercice de leur religion et de leurs droits de citoyens, la plupart quittèrent la France, et ceux qui restèrent furent persécutés. Les gens de la campagne, et surtout ceux qui habitaient les montagnes des Cévennes résistèrent ouvertement.

Quelques-uns d'entr'eux eurent des convulsions; et dans le délire qu'elles leur occasionnaient, ils se mirent à prêcher et à prophétiser. Cet état de choses devint épidémique, et bientôt, semblables à ces prophètes de l'antiquité qui marchaient par troupes (¹), trois à quatre mille personnes prophétisèrent, et prêchèrent dans un état de tremblement convulsif.

Des enfans, même en bas-âge, furent attaqués de cette singulière maladie, puis ensuite les hommes et les femmes. Leur grand nombre, les bruits qui se répandaient sur leur compte, leur résistance à l'autorité attirèrent sur eux tous les malheurs. On les massacra quand on parvint à les surprendre. On condamna à la mort ceux dont on ne put se saisir. Ceux qui furent pris marchèrent à l'échafaud en chantant des cantiques.

Les phénomènes qui s'étaient montrés chez les religieuses

(¹) Voir tom. I, p. 405. — Plutarque. — Des oracles de la Pythie, p. 178.

de Loudun se retrouvent chez les prophètes des Cévennes :

Tous les enfans, par exemple, qui ne parlaient que patois, s'exprimèrent très bien en français pendant leurs crises ; tous, généralement, annoncèrent l'avenir, dirent ce qui se passait dans les lieux éloignés, lurent dans la pensée, obéirent à la volonté, et virent à travers les corps opaques.

« J'ai vu à Aulessaque, dit le témoin Guillaume Bruguier, » trois ou quatre enfans entre l'âge de trois et six ans, saisis » de l'esprit. Comme j'étais chez un nommé Jacques Bous» sige, un de ses enfans, *âgé de trois ans*, fut saisi de l'esprit » et tomba à terre ; il fut très agité et se donna de grands » coups de main sur la poitrine, disant en même temps que » c'étaient les péchés de sa mère qui le faisaient souffrir ([1]). »

Des imbéciles, reconnus pour tels, étant tombés en extase, étonnèrent ceux qui étaient présens par la précision de leurs idées ; ils prêchaient en français et citaient, à propos, des passages de l'Ecriture sainte. Ils parlaient quelquefois des langues qu'on n'entendait pas.

« J'ai vu, dit un témoin, plusieurs personnes de l'un et de » l'autre sexe qui, dans l'extase, prononçaient certaines paroles » que les assistans jugèrent être une langue étrangère ; ensuite, » celui qui parlait déclarait quelquefois ce que signifiaient les » paroles prononcées ([2]). »

Jean Cavalier, témoin au procès, rend compte de ce qui lui arriva dans la première assemblée où il se rendit, n'étant encore âgé que de quinze ans : « Je vis, dit-il, deux petits gar» çons qui tombèrent en crise ; ils me découvrirent tout ce qui » se passait en moi, et m'indiquèrent les mouvemens que je » ressentais ([3]). »

Chez les Hébreux, Elisée disait à Ghiézi : «Mon cœur n'était» il pas présent quand tu as été vers Naaman ? Tu en as reçu

([1]) Théâtre des Cévennes, p. 20. — ([2]) Id., p. 38. — ([3]) Id., p. 37.

» de l'argent avec lequel tu vas acheter des champs..... » Et Clary, l'un des prophètes trembleurs, s'écrie :

« Je te déclare, mon enfant, qu'il y a ici un homme qui a » vendu mon serviteur pour une somme d'argent (500 liv.); il a » mangé à la même table que lui ; mais je te dis que ce traître » sera reconnu et qu'il sera convaincu de son crime. Je te dis » qu'il a le dessein, présentement, de jeter le poison qu'il a ca-» ché sur lui ou de le mettre dans les habits de quelqu'un de » la compagnie ; mais je permettrai qu'il soit reconnu et nommé » par son nom. »

En effet, on s'inquiète, on cherche, on commence à fouiller quelques-uns des assistans ; mais bientôt le crisiaque s'adresse directement au coupable et lui dit : « Ne sais-tu pas, misé-» rable, que je connais toutes choses, que je sonde le *cœur et* » *les reins, et que les plus secrètes pensées me sont découvertes?* » N'appréhendes-tu pas mes jugemens terribles, oserais-tu » nier le complot que tu as fait avec les ennemis de mon peu-» ple? Confesse, malheureux, confesse ton crime ! »

L'accusé voulut nier, mais le prophète dans un redoublement d'inspiration donne la preuve de la vue à travers les corps opa-ques et il déclare positivement que le poison est *dans la taba-tière et dans la manche du juste-au-corps de l'accusé* ([1]).

Deux hommes s'étaient glissés au milieu d'une assemblée de quatre à cinq cents protestans afin de les espionner ; mais un crisiaque les découvre ; il déclare que l'*esprit* les lui montre ; il s'approche de l'un d'eux pour le saisir, et celui-ci, décon-certé, cherche à nier ; l'autre, frappé de terreur, se jette à ge-noux, il est imité par le premier et tous deux avouent que leur extrême pauvreté les avait poussés à cette action ([2]).

Le phénomène de l'insensibilité se manifestait quelquefois à un degré extraordinaire chez *les trembleurs* :

Montés sur des arbres pour faire sentinelle, ils se trouvaient

([1]) Id., p. 46 et 47. — ([2]) Id., p. 51 à 54.

tout à coup saisis par une crise convulsive, et tombaient de douze à quinze pieds de haut, sans se faire de mal ([1]).

Clary, ce prophète qui devinait la pensée et voyait à travers les corps opaques, avait rencontré des assistans qui doutaient de sa faculté divinatrice, et même de sa bonne foi. Pour dissiper tous les doutes, il proposa de passer par *l'épreuve du feu*; ce qui lui fut accordé, quoiqu'avec peine, par son chef.

On plaça donc autour de lui, à la vue de toute l'assemblée, une grande quantité de branches sèches auxquelles on mit le feu et qui se réduisirent en cendres, sans que Clary parût éprouver ni suffocation ni douleur ([2]).

Cette insensibilité à l'action du feu paraît incroyable ; elle cessera de l'être dans un instant. Les hommes semblent quelquefois dépasser les bornes du possible.

CHAPITRE VI.

Des convulsionnaires de Saint Médard.

Les phénomènes que présentaient les trembleurs des Cévennes et les persécutions dirigées contre eux occupaient encore les esprits, lorsque de nouveaux faits au moins aussi extraordinaires, et ayant cette fois, en partie, des résultats utiles, vinrent tout à coup ranimer la curiosité publique.

Les acteurs, dans cette scène nouvelle, ne sont plus protestans, mais catholiques. Parmi eux, les uns vont pré-

([1]) Id., p. 37. — ([2]) Id., p. 51 à 54.

tendre que les faits articulés constituent des miracles, et
ils les attribueront à Dieu seul ; les autres, aimeront mieux
conclure, sans examen, qu'ils appartiennent au diable ; et
telle sera la vigueur des écrivains qui soutiendront le pour
et le contre, que leurs débats feront tomber enfin cette idée
superstitieuse que le démon peut exercer un pouvoir sur les
hommes, entrer, et résider dans leur corps.

Dans l'antiquité, les chrétiens se moquaient des païens qui
avaient multiplié leurs dieux à l'infini ; mais, à leur tour, ils
ont tant multiplié les démons, qu'il en a été, de ceux-ci, comme
des divinités du paganisme ; personne n'a plus voulu y croire,
et aujourd'hui il n'y a plus ni dieux ni démons, mais un seul
Dieu et des créatures auxquelles il a daigné remettre une partie de sa puissance divine.

En juillet et août 1731, on entendit parler, dans Paris, de
guérisons miraculeuses qui s'opéraient au cimetière de Saint
Médard sur la tombe d'un prêtre vertueux, le diacre François
de Pâris. Ces guérisons attirèrent l'attention publique ; mais
un très grand nombre de personnes ne voulaient point y croire,
tant il est vrai que l'idée seule d'un fait miraculeux, ou réputé
tel, attire avec autant de force les uns qu'il repousse les autres.

Honoré Carré de Montgeron, homme riche et considéré, conseiller au Parlement de Paris, était du nombre des incrédules,
et la curiosité le conduisit au cimetière de Saint-Médard. Il y
entra, ainsi qu'il le dit lui-même, avec toute la légèreté et la
suffisance d'un homme qui se croit propre à tout parce qu'il est
riche et heureux. Mais le spectacle, que lui offrirent la piété
et la ferveur des personnes qui priaient, lui inspira un respect dont il s'était cru incapable ; il se mit à genoux et pria.

Dès ce jour, ses dispositions changèrent ; il s'appliqua d'abord
à l'étude et à l'observation des guérisons réputées miraculeuses
et qu'il regarda lui-même comme telles ; plus tard, lorsqu'elles
furent niées, attribuées au démon ou tournées en dérision, il

résolut de les justifier et d'en faire connaître les mérites par un ouvrage important auquel il mit tous ses soins (¹).

Il faut dire d'abord qu'il en fut des convulsionnaires de Saint-Médard comme des trembleurs des Cévennes; quelques personnes, seulement, eurent des extases et des convulsions; puis d'autres s'y joignirent en cédant à la sympathie nerveuse qui s'établit entre tous; le nombre des convulsionnaires s'accrut ainsi, et en un instant il devint immense.

Le gouvernement agit alors, pour remédier à cet état de choses, comme les empereurs Constantin et Théodose lorsqu'ils voulurent empêcher les songes et les oracles. Ceux-ci avaient fait abattre les temples et il n'y eut plus de songes à aller demander aux Dieux païens; l'autorité fit fermer le cimetière de Saint Médard pour empêcher les convulsions. Mais de même que, sous les empereurs romains, les songes continuèrent d'avoir lieu ailleurs que dans les temples, les extases, les convulsions, les guérisons n'en existèrent pas moins après la clôture du cimetière.

Il faut renvoyer à l'ouvrage lui-même pour les exemples des guérisons qui ont eu lieu sur le tombeau de M. de Pâris. Quant à l'état des personnes que l'on a appelées *convulsionnaires*, uniquement parce que les premières qui furent guéries au cimetière étaient tombées en convulsion, il offre des phénomènes très curieux.

Ainsi, l'insensibilité et la flexibilité du corps sont portées à un point inconcevable chez certains sujets:

Charlotte Laporte, âgée de cinquante ans, se faisait frapper et presser les côtes avec une telle force qu'elles auraient dû être mille fois brisées; ceux qui la frappaient enfonçaient autant que possible dans son corps *les talons de leurs souliers.*

Le résultat de cet exercice fut que cette fille, qui était bos-

---

(¹) La vérité des miracles opérés à l'intercession de M. de Pâris, par M. Carré de Montgeron, 3 vol. in-4°, 1736.

sue et dont le corps était entièrement de travers en 1681, devint très droite en 1733, et on la vit toujours ainsi depuis ce temps-là (¹).

Jeanne Mouler, jeune fille de vingt-deux ans, debout et le dos appuyé contre la muraille, recevait comme un secours bienfaisant, dans l'estomac et dans le ventre, *jusqu'à cent coups d'un chenet de trente livres* qui lui étaient assenés par un homme très vigoureux (²).

« Madeleine Durand fut, à l'âge de sept ans, attaquée d'une
» tumeur qui se forma dans l'intérieur de sa bouche, et qui,
» prenant de jour en jour de l'accroissement, acquit au bout
» de quelques années un si grand volume que non-seulement
» elle occupait le côté droit de la bouche, mais encore qu'elle
» sortait au dehors de cette ouverture, l'obstruait en grande
» partie, et gênait l'entrée des alimens. Cette tumeur, qui, à
» ce qu'il parait, s'était dès le commencement présentée avec
» un caractère inquiétant, devint bientôt un cancer tout-à-fait
» caractérisé, et aucun chirurgien de la ville que la malade
» habitait ne voulant tenter l'opération, on l'amena à Paris
» pour consulter les chirurgiens les plus distingués. Elle en vit
» en effet plusieurs, et, entre autres, le célèbre Ledran, qui,
» reconnaisant la nature carcinomateuse de la tumeur, jugea
» de plus que, vu les progrès du mal, l'opération ne pouvait
» même être tentée. Sur ces entrefaites, et pendant que l'on
» cherchait les avis de quelques autres médecins qui firent la
» même réponse, la petite Durand se trouve dans une maison
» avec deux convulsionnaires qui, tombées en crise en sa pré-
» sence, s'approchent d'elle, examinent son mal, et déclarent
» que cette enfant, abandonnée des médecins, guérira pour-
» tant, et que sa guérison miraculeuse servira à manifester
» d'une manière éclatante le pouvoir de la protection du bien-
» heureux Pâris.

(¹) Vérité des miracles, t. 2, p. 89. — (²) Id.

« La jeune malade, à qui l'on avait dit qu'elle guérirait par
, l'intercession du diacre Pâris, en conçut de l'espoir, et
, d'après ce qu'on lui avait prescrit, se mit à l'invoquer avec
" ferveur. Elle ne tarda pas à être exaucée, et fut bientôt
, prise elle-même *de fort belles convulsions*. Dans cet état ex-
, traordinaire, son intelligence paraissait notablement aug-
, mentée, et elle avait, principalement sur les sujets qui fai-
, saient l'objet des contestations religieuses, des connaissances
, très fort au-dessus de celles qu'on lui voyait dans l'état de
, veille; mais ces connaissances, et la facilité avec laquelle
, elle s'exprimait en convulsion, n'étaient encore que les moins
, étonnans des phénomènes qu'elle présentait. Bientôt elle
, parle sur sa maladie, assure qu'elle sera guérie par l'inter-
, cession du saint qu'elle avait invoqué, et ajoute qu'elle
, seule suffira à sa guérison; qu'elle fera sur elle-même l'opé-
" ration que n'avaient osé tenter les chirurgiens les plus habi-
, les, et elle marque le jour et l'heure où il conviendra qu'elle
, la tente. On fait pourtant quelque difficulté, on lui repré-
, sente le danger; mais elle n'écoute pas les représentations;
, et pour convaincre ceux qui l'entourent de la vérité de ce
, qu'elle avance, pour leur inspirer de la confiance. elle les
, rend témoins d'une sorte de prodige qui les frappe d'admi-
, ration. La tumeur de cette enfant n'était pas seulement ren-
, fermée dans l'intérieur de la bouche, il en sortait encore au
, dehors une partie qui, comme je l'ai dit, obstruait son ou-
, verture, et formait à l'introduction des alimens un obstacle
, d'autant plus considérable, que, comme tous les cancers,
, elle était douée de la plus vive sensibilité; et le moindre
, contact exercé sur elle faisait pousser à la malade des cris
, de douleur. Pourtant, pour donner de la confiance à ceux
, qui l'entourent, la jeune Durand se couche à terre, applique
, cette tumeur si sensible contre la tuile, et la frotte rudement
" sans donner aucun signe de douleur. Elle ne se contente pas
, de la pression qu'elle peut exercer elle-même, elle emprunte
" les secours d'une personne robuste, et la prie de la secon-
, der de ses efforts. Celle-ci obéit, et en frémissant presse
, avec force contre la terre le cancer de l'enfant, qui, loin de

» se plaindre, assure que cette pression ne fait que la soulager.

» Au jour marqué par elle, la malade, en présence d'un
» grand nombre de spectateurs qu'on avait invités sur la foi de
» la prédiction qu'elle avait faite, prit une paire de ciseaux, et
» coupa toute la partie de la tumeur qui sortait de sa bouche.
» Le sang coulait en abondance, et on craignait une hémorrha-
» gie mortelle; mais bientôt on fut rassuré; car l'enfant la fit
» cesser en versant dans la plaie quelques gouttes de l'eau du
» puits du bienheureux diacre Pâris.

» La guérison ne fut pas le résultat de la première opéra-
» tion. *L'instinct de sa convulsion* avertit la malade qu'il fal-
» lait qu'elle extirpât sa tumeur en un grand nombre de re-
» prises. Elle annonça d'avance les jours où elle tomberait en
» convulsion et où elle s'opérerait : ceux qui l'entouraient ne
» manquaient point d'avertir les personnes dont le témoignage
» pouvait être du plus grand poids; et toujours un grand
» nombre de spectateurs se rendaient à l'invitation qui leur
» était faite. Enfin Madeleine annonça sa guérison pour un
» jour marqué, et elle eut lieu à l'époque indiquée (1). »

Le lecteur verra plus tard une femme estimable, madame
Plantain, se faire opérer, *en somnambulisme*, d'un cancer au
sein, et ne point éprouver la moindre douleur pendant l'opération. Quelques médecins ont traité cette dame de *farceuse* et
MM. Chapelain et Jules Cloquet de *compères* (2); mais l'exemple de Madeleine Durand, en prouvant aujourd'hui les torts
de la médecine actuelle, démontre que l'état d'extase a toujours offert des moyens curatifs qui dépassent nos prévisions,
témoin la lettre suivante :

« Monsieur, je vous remercie de la confiance dont vous
» m'honorez ; je voudrais pouvoir y répondre en vous faisant
» au moins espérer le soulagement de Madeleine Durand, âgée
» de douze ans, que vous m'avez adressée; mais je frémis

(1) Vérité des miracles, t. 2. — (2) Séance académique du 14 janvier 1827. —
Rapport confidentiel sur le magnétisme, pag. 87.

» d'être obligé de vous dire (et je ne puis m'en dispenser)
» qu'il n'y en a aucun à espérer, que son mal est *incurable*, et
» que, suivant toutes les règles de l'art, *elle doit en mourir.*

» Ce 3 mai 1733.

» LEDRAN. »

Jeanne Fourcroy avait perdu l'usage de la jambe gauche,
était infirme et abandonnée par tous les médecins. Son état
durait depuis l'année 1711. Lorsque tout à coup, étant en convulsion le 14 avril 1732, une grosseur considérable qui était à
côté de la cheville rentre et disparaît, le pied reprend sa forme,
et la malade s'en sert sans douleurs (¹).

Catherine Bigot était sourde et muette, au point de ne pas
entendre un coup de pistolet tiré à ses oreilles. Dès qu'on la
met sur le tombeau de M. de Pâris elle est agitée par des mouvemens d'une violence extrême; le cinquième jour elle entend
très bien et répond de même.

Les convulsionnaires (on entend toujours par là les femmes
que l'on appelait ainsi) prenaient quelquefois les maladies des
personnes qui venaient les consulter, sans avoir besoin de s'informer de la nature de leurs maux et même s'ils étaient malades; les douleurs qu'elles éprouvaient, dans les parties analogues de leur propre corps, les en instruisaient.

Ainsi, le chevalier Deydé n'eut plus les étourdissemens qui
l'accablaient, aussitôt que la sœur Jeanne les eut pris.

Quelques convulsionnaires restaient sur des brasiers ardens sans se brûler :

Gabrielle Mouler se tenait debout, sous le manteau de la
cheminée, dans laquelle elle faisait allumer un feu très flam-
boyant, et elle se mettait au milieu.

Deux personnes étaient placées aux deux piliers de la cheminée, la tenant chacune par une main et se prêtant aux mouvemens qu'elle voulait faire. Elle se baissait alors tout le corps

(¹) Carré de Montgeron. — Vérité des miracles, , 2, p. 89 et suiv.

dans les flammes, la tête la première; en sorte que sa tête plongeait quelquefois si avant dans le feu qu'elle frappait contre les charbons et les tisons embrasés.

Ceci durait un quart-d'heure, quelquefois plus, et il arriva même qu'elle ne voulait pas cesser (¹).

M. de Montgeron soutint que les guérisons et les faits eux-mêmes, ainsi que ceux qui avaient eu lieu sur le tombeau de M. Rousse en 1728, étaient miraculeux et dus à Dieu seul; il se pourvut de certificats, il recueillit les témoignages les plus honorables. Un grand nombre de prélats approuvèrent la publication qu'il fit, à ses frais, d'un ouvrage en trois volumes ayant pour titre : *la Vérité des Miracles*. D'autres évêques l'en blâmèrent et écrivirent contre lui.

Dans l'intérêt de la vérité, et croyant qu'un homme riche et considéré, comme lui, se trouvait plus que tout autre en position de la faire triompher, il osa présenter son livre au roi en lui écrivant une lettre aussi touchante que respectueuse (²). Pour toute réponse, il fut arrêté. Relâché quelque temps après, il semblait qu'on avait rendu justice à ses intentions; mais son ouvrage fit un grand bruit, on renouvela les brigues qui l'avaient fait arrêter une première fois; il le fut de nouveau; et quoiqu'il n'eût dit que la vérité, il n'en fut pas moins resserré très étroitement et *mourut en prison.*

« Il me semble, dit à ce sujet M. Deleuze, que dans la relation des miracles du diacre Pâris, il faut distinguer trois choses: 1° Les faits en eux-mêmes; 2° les circonstances qui accompagnent les faits; 3° les conséquences qu'on en a tirées.......

» Les faits recueillis dans l'ouvrage de M. de Montgeron sont revêtus de toutes les preuves imaginables. Si on les rejette, on ébranle tous les fondemens de la physique et de l'histoire; il n'y a plus au monde que les vérités mathématiques qui puissent être reconnues (³). »

(¹) Id. — (²) T. 1ᵉʳ, en tête.

(³) — Deleuze. — Hist. critique, t. 2, p. 309. — Il est très important de lire, en entier, l'opinion de M. Deleuze; ceci n'est qu'un court extrait.

CHAPITRE VII.

Des Sourciers.

L'art de découvrir les sources d'eaux cachées dans le sein de la terre est fort ancien. Cassiodore nous apprend qu'il a été cultivé chez les Latins comme chez les Grecs, et qu'un citoyen nommé Marcellus avait composé un ouvrage sur les sources et les eaux souterraines.

En recommandant Marcellus à un magistrat de son temps (an 450), Cassiodore lui dit :

« Si vous voyez que cet homme ait autant d'expérience
» qu'on le dit, ayez soin de sa subsistance, et l'assurez
» qu'on lui paiera bien son secret, s'il veut le confier à quel-
» qu'un. Car enfin quoique Rome ait autant d'eaux et de fon-
» taines qu'on en puisse souhaiter, il n'en est pas de même de
» quelques faubourgs, où l'on a besoin de la science de cet
» homme, puisque le bon sens veut que nous conservions ce qui
» nous est utile par quelque endroit. Il faudrait encore joindre
» à cet homme quelqu'un qui sût la mécanique, pour élever
» les eaux que celui-là aurait trouvées. Que l'on traite donc
» ce chercheur d'eaux avec la même distinction que l'on a
» pour les personnes qui possèdent les arts utiles au public,
» afin qu'on ne puisse jamais dire que, durant notre règne,
» on ait négligé quoi que ce soit de tout ce que Rome a pu
» souhaiter pour sa commodité et pour son embellisse-
» ment ([1]). »

([1]) Theodoric. epist. 53. — Cassiodor. variar., liv. 3, p. 58. — Traduction de M. de Vallemont, auteur de l'ouvrage intitulé : *La physique occulte, ou traité de la baguette divinatoire*, etc. — Amsterdam, 1693, p. 353.

Parmi les faits qui se sont présentés dans les temps modernes pour justifier les anciens exemples, je citerai les suivans :

« Il y a à Lisbonne, dit le père Lebrun, une jeune femme
» qui a de vrais yeux de lynx; elle a la vue si perçante qu'elle
» *voit dans la terre* à quelque profondeur que ce soit.

» Ce qui lui fait le plus d'honneur, et ce qui en même temps
» autorise le fait, c'est que le roi de Portugal ayant besoin
» d'eau pour un nouvel édifice, et en ayant fait chercher inu-
» tilement, cette femme a découvert plusieurs sources en sa
» présence, *sans autre secours que celui de ses yeux.*

» Sa Majesté portugaise lui a donné une pension et l'a hono-
» rée de la robe et de la croix de Christ, pour celui qui l'é-
« pousera, avec le titre de *Dona.*

» L'eau est la seule chose qu'elle peut voir à travers la terre,
» ainsi que la couleur des terres, depuis la surface jusqu'à
» l'eau. C'est en la voyant qu'elle la découvre; mais il faut
» qu'elle soit à jeûn pour cela. Cette propriété lui est entière-
» ment naturelle.

» C'est dommage qu'elle ne sache pas la médecine; car voici
» ce qu'il y a de plus surprenant :

» *Elle voit aussi dans le corps humain! Il est vrai que ce*
» *n'est qu'en certains temps. Elle voit le sang circuler, la digestion*
» *se faire, le chyle se former, et enfin toutes les différentes par-*
» *ties qui composent entièrement la machine et leurs diverses*
» *opérations.*

» *Elle découvre bien des maladies qui échappent au savoir et*
» *à l'expérience des plus habiles médecins, qu'à bon droit on*
» *peut nommer aveugles auprès d'elle. On la consulte aussi plutôt*
» *qu'eux.* »

Une autre femme, la demoiselle Pedegache, offrait les mêmes preuves de la vue à travers les corps opaques et le corps humain :

« Elle voit ce qui est caché dans les entrailles de la terre;

, elle discerne la pierre, le sable, les sources d'eau, même à
, trente et quarante brasses de profondeur.

» *A l'égard du corps humain, sa vue ne pénètre pas au tra-*
, *vers des habits; mais, à nu, elle distingue l'estomac, le cœur*
, *et autres parties internes, voit les abcès, s'il y en a, et démêle*
, *les causes des maladies dans les humeurs.*

, Elle connait, à sept mois de grossesse, si *une femme est*
, *enceinte d'un garçon ou d'une fille* (1).»

Mais je vais citer un fait bien plus extraordinaire, car il s'a-
git d'un sourcier dont les facultés sont tellement étendues que
non seulement il découvre les choses cachées, mais il suit, à la
piste, des assassins qui avaient pris la fuite après avoir commis leur crime.

En 1692, on assassina à Lyon, *dans une cave*, un marchand
de vin et sa femme. Les meurtriers avaient pris la fuite et seraient peut-être restés inconnus, sans la circonstance suivante :
Un voisin des victimes, vivement touché de leur mort et de
l'énormité du crime, s'étant souvenu d'un nommé Jacques
Aymar, riche paysan des environs qui prétendait être sûr de
retrouver les traces de tous les meurtriers, le pria de venir à
Lyon ; et, à son arrivée, il le présenta à M. le procureur du
roi. Jacques Aymar, interrogé, assura qu'il découvrirait la
trace des coupables, si on le conduisait dans le lieu où l'assassinat avait été commis ; que, prenant dans cet endroit ce qu'il
appelait *son impression*, il irait ensuite avec certitude sur les
pas des fugitifs, et les retrouverait *en quelque lieu qu'ils
fussent*.

Invité à dire de quels moyens il comptait user, il déclara
qu'il se servirait d'une baguette faite d'un bois quelconque,
telle qu'il avait l'habitude de l'employer *pour trouver les sources d'eau, les métaux et les trésors cachés.*

Le lieutenant criminel et le procureur du roi l'envoyèrent
donc dans la cave où le crime avait été commis. Aymar y fut

(1) Mercure de France, 2ᵉ vol., septembre 1725, p. 2120.

très ému, son pouls s'éleva comme dans une fièvre violente et la baguette, qu'il tenait entre ses mains, tourna rapidement sur les deux endroits où l'on avait trouvé les cadavres des victimes.

n impression prise, Jacques Aymar se laissa guider par elle, traversa plusieurs rues (par lesquelles il fut reconnu plus tard que les assassins s'étaient enfuis), entra dans la cour de l'archevêché, et fut à la porte de la ville appelée porte du Rhône, qui se trouva fermée parce que l'expérience se faisait la nuit, à l'instar du crime.

Le lendemain il sortit par la porte et le pont du Rhône, et prit à main droite le long de ce fleuve. Trois personnes qui le suivaient furent témoins qu'il s'apercevait quelquefois de la trace de *trois* complices, puis, après, qu'il n'en comptait que *deux.*

Il était dans cette incertitude lorsqu'il fut conduit *par son impression* (pour parler plus exactement son langage, *par sa baguette*) à la maison d'un jardinier où le nombre des assassins demeura constant; car à son arrivée il annonça qu'ils s'étaient mis à table, et que de trois bouteilles qu'il y avait dans la chambre, ils en avaient touché une sur laquelle sa baguette tourna.

En effet, deux enfans de neuf à dix ans, qui niaient d'abord ce fait, dans la crainte d'être punis par leur père pour avoir ouvert la porte de la maison contre sa défense, avouèrent ensuite que *trois* hommes, qu'ils dépeignirent, s'étaient glissés dans la maison et avaient bu le vin de la bouteille désignée par Aymar.

Dès ce jour, éclairée par la déclaration des enfans, la justice n'hésita plus à faire suivre Jacques Aymar.

A une demi-lieue plus loin que le pont du Rhône, on aperçut, dans le sable, des traces qui firent juger que les assassins avaient été par eau. Aymar fit comme eux, et son impression le suivit aussi bien sur l'eau que sur la terre; elle fit même passer son bateau dans des routes et sous une arche du pont de Vienne où l'on ne passe jamais; sur quoi on conclut que les assassins s'étaient écartés du véritable chemin et qu'ils n'avaient point de batelier avec eux.

Durant le voyage, le paysan fit aborder à divers endroits ; débarqué, il alla droit au gîte que les assassins avaient occupé, et reconnut, au grand étonnement des hôtes et des spectateurs, des lits où ils avaient couché, des tables sur lesquelles ils avaient mangé, les pots et les verres qu'ils avaient touchés.

Il arrive au camp de Sablon, et là il se sent plus ému qu partout ailleurs ; il croit entrevoir les meurtriers dans la foule des soldats; il reste persuadé qu'ils y sont; mais pour s'en assurer, il faudrait toucher les soldats avec sa baguette, et il n'ose le faire dans la crainte d'être insulté et maltraité.

Il retourne à Lyon, et ensuite au camp, avec des lettres de recommandation. Mais il ne trouve plus les assassins; il suit de nouveau leurs traces jusqu'à la foire de Beaucaire et marque en route les lits, les sièges où ils se sont reposés.

Arrivé à Beaucaire et cherchant dans les rues, sa baguette le conduisit *à la porte d'une prison*, où il assura positivement qu'un des scélérats était renfermé. On lui ouvre les portes, on lui présente quatorze prisonniers, il applique la baguette sur eux, et *elle tourne sur un bossu arrêté depuis une heure* pour un léger vol. Aymar assure alors que cet homme est un des complices du meurtre; à l'égard des autres, il se remet sur leurs traces et découvre qu'ils ont pris un sentier qui conduit au chemin de Nîmes.

L'autorité jugea convenable d'en rester là pour le moment. On transféra, à Lyon, le bossu qui protesta de son innocence, jura qu'il ignorait le meurtre dont il s'agissait, qu'il n'avait même jamais été à Lyon, et soutint à Aymar *que sa baguette mentait*. Mais ramené par le même chemin qu'il avait pris en fuyant, et se voyant reconnu par les hôtes chez lesquels il avait logé, il avoua :

‹ Qu'étant à Bagnols il était entré dans la maison du jardi-
› nier avec deux hommes tels que les enfans du jardinier les
» avaient dépeints ;

› Que ces deux hommes étaient des Provençaux qui l'a-

» vaient pris à leur service et l'avaient forcé de participer
» au crime, sans qu'il eût cependant ni tué, ni volé;

   » Que les Provençaux avaient commis l'assassinat et le vol,
» dont ils ne lui avaient donné que six écus et demi;

   » Il avoua enfin qu'après le crime les deux Provençaux et
» lui allèrent se cacher *dans une grande cour*; que le lende-
» main ils sortirent de Lyon *par la porte du Rhône*; qu'ils se re-
» posèrent dans *la maison du jardinier en présence de ses deux*
» *enfans*; qu'ils détachèrent *un bateau du rivage*; furent *au*
» *camp de Sablon*; et de là *à Beaucaire*. »

   Deux jours après son retour à Lyon, Jacques Aymar fut
renvoyé, avec des archers, au sentier qui conduit à Nîmes
et où il avait cessé de suivre les deux assassins. La baguette
le ramena, après bien des détours, à la porte de la même prison où l'on avait trouvé le bossu, et il assura qu'il y avait encore un des scélérats dans cette prison. Le geôlier lui dit
qu'un homme, tel qu'on avait dépeint un des coupables, était
effectivement venu depuis peu demander des nouvelles du
bossu, mais qu'il était reparti.

   Aymar se remit donc en route; il fut jusqu'à Toulon, et entra dans une hôtellerie où les assassins avaient dîné le jour
précédent; il découvrit ensuite qu'ils s'étaient embarqués et prit
lui-même la mer; puis il débarqua, reconnut qu'ils avaient
couché sous des oliviers et les suivit jusqu'aux limites du
royaume dont ils étaient, en effet, sortis.

   Pendant ce temps, le procès du bossu se poursuivit; il fut
condamné à être rompu. Arrivé, en allant au supplice, devant la porte des victimes, il déclara que loin d'être seulement
complice, comme il l'avait dit, *c'était lui qui avait suggéré le
vol, et qu'il avait gardé la porte pendant le temps de l'assassinat.*

   Jacques Aymar trouva nécessairement des incrédules. Presque tous les hommes de son temps attribuèrent, à la baguette,

un don magique qui n'appartenait qu'à Aymar lui-même, et sa faculté divinatrice fut niée.

On fit donc des expériences; on examina Aymar, on l'interrogea; et en définitive, les savans prirent le meilleur parti: ils sollicitèrent le paysan de retourner à la cave. Aymar y consentit, un grand nombre de personnes distinguées l'y suivirent et les mêmes symptômes se manifestèrent.

On poussa plus loin les expériences; on prit la serpe sanglante qui avait servi au crime et deux autres serpes faites par le même ouvrier ; on les rangea à un pas de distance l'une de l'autre. Le paysan mit le pied sur chacune et la baguette ne s'inclina que sur l'instrument du crime.

On s'imagina qu'Aymar pouvait user d'adresse pour imprimer un mouvement à la baguette; c'est pourquoi on cacha les serpes dans la terre, et on ferma les yeux d'Aymar avec une serviette; et, toujours, la baguette ne tourna que sur la serpe ensanglantée.

Un des personnages du temps voulut faire lui-même de nouvelles expériences sur le pouvoir de la baguette, et voici ce qu'il écrivit à ce sujet à M. l'abbé Bignon :

« M. de Bérulle vint chez moi il y a quelque temps à neuf
» heures du soir accompagné de M. lieutenant criminel, de
» M. le procureur du roi et de M. le comte de Varax. Il me
» présenta un paysan, qu'il me dit être de Saint-Marcellin en
» Dauphiné, et ajouta que c'était celui, dont il m'avait déjà
» parlé, qui avait la vertu de découvrir les eaux, aussi bien
» que les meurtriers et les voleurs. Il me montra ensuite trois
» grosses serpes que portait un laquais de M. le procureur du
» roi, toutes pareilles, et du même ouvrier, sur l'une desquelles
» il y avait un peu de sang, et qu'il me dit être celle qui avait
» servi à un meurtre qui s'était fait ici quelques jours aupara-
» vant; et ajouta que la baguette du paysan tournait sur celle-
» là, et ne tournait par sur les autres ; qu'il en avait déjà été

» témoin, et me demanda si je voulais l'être aussi. J'acceptai
» le parti.

» Nous prîmes les serpes, M. de Bérulle et moi; et après les
» avoir mises dans mon jardin sur des herbes en différens en-
» droits, quoiqu'il fût déjà nuit, M. de Bérulle prit encore la
» précaution de bander lui-même les yeux au paysan avec un
» linge, et de le conduire, par la main, sur les serpes.

» La baguette ne tourna point sur la première, ni sur la
» troisième, mais elle tourna sur la seconde, qui à la clarté de
» la bougie fut reconnue pour la meurtrière. Je ne fus pas sa-
» tisfait de cette première expérience; et croyant que le hasard
» pouvait s'en être mêlé, je fis prendre par mes gens trois ta-
» bliers de cuisine, dans chacun desquels on enveloppa une des
» serpes, sur lesquelles nous conduisîmes derechef le paysan,
» qui, ayant entendu qu'on les mettait dans du linge, nous dit
» qu'il ne croyait pas que sa baguette tournât dessus; et en
» effet elle ne tourna point.

» Je demandai au paysan si elle tournerait sur les serpes
» couvertes de terre, il me dit que oui. Sur cela nous les enter-
» râmes, M. de Bérulle et moi, dans mon jardin en des lieux
» séparés, de manière qu'on ne les voyait point du tout. Nous
» y conduisîmes ensuite le paysan. La baguette ne tourna point
» sur la première et la seconde, mais elle tourna sur la troi-
» sième, que nous reconnûmes à la bougie être la meurtrière.

» Voilà, monsieur, tout ce que j'ai vu du paysan............
» Mais voici ce qui m'arriva hier au soir:

» M. le procureur du roi d'ici, qui par parenthèse est un
» des plus sages et des plus habiles hommes de ce pays, me
» vint prendre sur les six heures, et me mena à la maison où
» s'était fait le meurtre. Nous y trouvâmes M. Grimaut, direc-
» teur de la douane, que je connais pour un fort honnête
» homme, et un jeune procureur nommé Besson, que je ne
» connaissais pas, et que M. le procureur du roi me dit *avoir*
» *la vertu de la baguette, aussi bien que M. Grimaut.*

» Nous descendîmes tous dans la cave où le meurtre s'était
» commis; et toutes les fois que M. Grimaut et ce procureur
» passaient sur le lieu où le meurtre s'était fait, et où il y avait

» encore du sang, les baguettes qu'ils tenaient en leurs mains
» *ne manquaient jamais de tourner*, et ne tournaient plus aussi-
» tôt qu'ils avaient passé cet endroit. Nous fîmes ce manége
» pendant une grosse heure, et quantité d'expériences sur la
» serpe meurtrière, que M. le procureur du roi avait fait ap-
» porter avec lui, qui se trouvèrent toutes justes.

» Je remarquai des choses extraordinaires au procureur. La
» baguette lui tournait bien plus fortement qu'à M. Grimaut;
» et lorsque je mettais un de mes doigts dans chacune de ses
» mains, pendant que la baguette tournait, je sentais des bat-
» temens d'artères tout-à-fait extraordinaires dans ses mains....
» Il avait le pouls élevé, comme dans une grosse fièvre. Il suait
» à grosses gouttes. Il fallait de temps en temps qu'il allât
» prendre l'air dans la cour.........

» Vous jugez bien, monsieur, qu'après cela il ne m'est pas
» possible de ne pas croire à la baguette (¹). »

CHAPITRE VIII.

Des extases et du somnambulisme naturel au ~~dix-septième~~ 18ᵉᵐᵉ siècle.

On commença, dans ce siècle, à remarquer qu'une espèce
de somnambulisme se joignait souvent à la catalepsie :

« Une fille de vingt ans, dit Sauvages de la Croix, médecin
» de Montpellier, fut attaquée en 1737 d'une catalepsie com-
» plète qui se compliqua trois mois après avec le somnambu-
» lisme. Le 5 avril 1737, l'attaque de catalepsie prit la malade
» et la quitta au bout de quelques minutes, ce que l'on recon-
» nut parce que la malade bâilla, se leva sur son séant et se
» disposa à la scène suivante :

» Elle se mit à parler avec une vivacité et un esprit qu'on ne

---

(¹) La physique occulte, ou traité de la baguette divinatoire, pag. 36 à 39.

» lui voyait jamais hors de cet état. Elle changeait quelquefois
» de propos, et semblait parler à plusieurs de ses amies qui
» s'assemblaient autour de son lit. Ce qu'elle disait avait
» quelque suite avec ce qu'elle avait dit dans son attaque du
» jour précédent. Elle répéta mot pour mot une instruction en
» forme de cathéchisme qu'elle avait entendue la veille. Elle
» en fit des applications morales et malicieuses à des person-
» nes de la maison qu'elle avait soin de désigner sous des
» noms inventés, accompagnant le tout de gestes et de mou-
» vemens des yeux qu'elle avait ouverts ; enfin avec toutes les
» circonstances des actions faites dans la veille ; et cependant
» elle était fort endormie.

» C'était déjà un fait bien avéré, mais que je voulus vérifier
» encore de toutes les manières, *en la piquant*, en posant subi-
» tement *une* chandelle allumée *devant ses yeux*, en jetant des
» cris subits à son oreille. Tout cela ne produisit rien ; elle par-
» lait même d'un ton plus animé et plus gai.

» Peu de temps après, elle se leva ; je m'attendais à la voir
» heurter contre les lits voisins, mais elle enfila sa ruelle et
» tourna à propos, évitant les chaises, les cabinets ; et ayant
» fait un tour dans la salle, elle enfila de nouveau sa ruelle
» sans tâtonner, se mit au lit, se couvrit, et peu de temps
» après elle redevint cataleptique dans moins d'un quart-
» d'heure ; ensuite elle sortit comme d'un profond sommeil, et
» connaissant à l'air des assistans qu'elle avait eu ses acci-
» dens, elle fut extrêmement confuse et pleura le reste de la
» journée, ne sachant d'ailleurs rien de ce qu'elle avait dit ou
» fait en cet état.

» Vers la fin de mai de la même année, tous ces accidens
» disparurent, *et il n'y avait guère d'apparence que les remèdes*
» *eussent produit cet effet.* J'ai appris depuis qu'elle avait eu
» quelque rechute du somnambulisme qui n'était pas toujours
» précédé de catalepsie. La privation de sentiment n'était plus
» si parfaite, et sa santé s'était considérablement améliorée (¹).»

Dans le temps où écrivait M. de Sauvages, on ne savait pas

(¹) Histoire de l'Académie des sciences, année 1742.

que le somnambulisme qui survenait au milieu d'une maladie était une crise dont se servait la nature pour en accélérer la guérison. Tous les malades qui l'ont expérimenté se louent de ce sommeil bienfaisant et réparateur que leur procure le somnambulisme. La fille dont il s'agit prouve cette vérité; car le médecin reconnait lui-même que les remèdes *n'ont été pour rien dans sa guérison*, et l'on ne perdra pas de vue qu'ici le sombulisme n'avait point été provoqué par le magnétisme, mais qu'il était survenu *naturellement* au cours de la maladie(¹).

Le médecin Hunaud rapporte d'une dame jeune et jolie, sa cliente, « qu'elle tombe dans un certain état où elle ne connait
» personne; elle vous regarde, vous parle, vous répond, et
» c'est presque toujours par des saillies plaisantes : elle joue
» même un quadrille.
» Il est vrai qu'une très longue habitude l'a pu familiariser
» assez avec ce jeu pour qu'elle y joue tout machinalement;
» mais ce qu'il y a de surprenant, c'est qu'au milieu des
» joueurs, dont elle ne connaitra aucun, *elle ne laisse pas de*
» *connaitre ses cartes*, de compter et de faire son jeu.
» Quand elle sort de cet état de crise, elle ne se souvient
» absolument de rien.
» On m'annonça, je me présentai, je lui touchai le pouls,
» mais elle ne me connut point. Elle me parla de moi comme
» d'un tiers. Elle était couchée sur son canapé, les yeux beaux,
» ouverts, nullement décolorés. Une personne qui ne lui était
» pas indifférente n'était pas plus connue que les autres. »
Il parait d'après le dire du médecin que cette dame avait souvent des attaques de nerfs, au milieu desquelles survint un somnambulisme bienfaisant auquel elle dut sa guérison: car le médecin déclare que peu après il la laissa guérie, sans annoncer qu'il eût ordonné lui-même aucun remède (²).

« Une petite servante d'environ vingt-cinq ans, dit le même

(¹) Réflexions de M. Abrial. — Annales du magnétisme, t. 5, p. 156.
(²) Hunaud. — Dissertation sur les vapeurs, p. 11. — Et réflexions de M. Abrial. — Annales du magnétisme, t. 5, p. 158.

» auteur, fort active, et nullement de complexion vaporeuse,
» tomba malade subitement et d'un mal fort extraordinaire.
» Ce n'était que d'un peu de vin, dont on lui arrosait les lèvres,
» qu'on l'a pu faire subsister. Elle paraissait même toujours
» agonisante, couchée sur le dos, et ne respirant que par des
» élans laborieux, les yeux fixés presque toujours vers le mê-
» me point de vue, maigre, hâlée, avec une fièvre continuelle.
» Elle fut pendant vingt-un jours un spectacle très pitoyable.
» Alors un des plus habiles médecins de la province en prenait
» soin, et ne faisait pas de difficulté de convenir qu'il n'y com-
» prenait rien. Tous les soins, les remèdes qu'il essaya furent
» inutiles.

» De temps en temps, après avoir poussé de profonds sou-
» pirs, elle parlait d'une voix forte et bien articulée, et disait
» voir des choses qui n'arrivèrent que dans la suite. En voici
» une par exemple : « Je vois, dit-elle, la pauvre femme Marie
» qui prend bien inutilement soin de ses cochons. Elle aura
» beau faire, il les faudra tous jeter à l'eau.
» On prit ce discours pour une vision, pour un délire ; mais
» le lendemain matin on amena six cochons à la maison. Une
» des servantes de basse-cour les renferma pour les faire tuer
» le lendemain ; pendant la nuit un des cochons devint enragé :
» il avait été mordu par un chien enragé, et il mordit tous les
» autres. Il fallut les tuer et les jeter dans l'eau.
» Elle dit encore diverses autres choses qui se vérifièrent
» de la même manière. Sur quoi, moi, qui avais occasion de la
» voir souvent, je lui donnai en plaisanterie le nom de *Sibylle*
» qui depuis lui est demeuré.
» Pendant tout ce temps, elle paraissait quasi ne pas enten-
» dre, ou, si elle voulait répondre à quelques questions qu'on
» lui faisait, c'était avec beaucoup de peine et d'une voix
» faible, mal articulée, où l'on ne distinguait presque rien.
» Le vingt-unième jour de sa maladie passé, le matin, elle
» se leva, s'habilla, quoique très faible, descendit de sa cham-
» bre et ne se souvint de rien (1). »

(1) Hunaud, ouvrage cité, p. 66.

« Lors de la suppression des jésuites par Clément XIV, une
» paysanne nommée Bernardine Renzi, du village de Valen-
» tano, diocèse de Montefiascone, ne sachant ni lire ni écrire,
» mais déjà connue par diverses prédictions respectées du
» Saint-Office, annonça que le pape mourrait au mois de sep-
» tembre suivant (1774), à l'époque de l'équinoxe. Elle ajouta
» de plus que le pape publierait l'année sainte et ne la ver-
» rait pas; que les fidèles après sa mort ne lui baiseraient pas
» les pieds, et qu'il ne serait pas exposé, selon le cérémonial
» d'usage, dans la basilique de Saint-Pierre.

» Sa Sainteté, ayant été informée de ces prédictions, fit ar-
» rêter cette fille le 12 mai. Bernardine dit au commissaire Pa-
» cifici et à ses sbires : *Ganganelli m'emprisonne, mais Bras-*
» *chi me délivrera.* Le curé de Valentano, son confesseur, ar-
» rêté en même temps et pour la même cause, assura aux
» officiers de justice que cela lui avait été annoncé trois fois.
» *Tenez,* ajouta-t-il, *je vous remets ce cahier des prédictions*
» *que j'ai recueillies de ma paroissienne, où vous le trouverez*
» *écrit.*

» Toutes les informations furent unanimes sur la piété sim-
» ple et la vie régulière de cette fille.

» Ganganelli mourut en effet le 22 septembre 1774, à huit
» heures du matin. A ce moment même, Bernardine, qui était
» renfermée dans un monastère de Montefiascone, alla trou-
» ver la supérieure et lui dit : *Vous pouvez commander à votre*
» *communauté les prières d'usage pour le saint-père : il est mort.*
» Celle-ci s'étant empressée de transmettre à l'évêque du lieu
» la déclaration que venait de faire sa pensionnaire, toute la
» ville, distante de Rome de dix-huit lieues, fut instruite, avant
» dix heures du matin, de la nouvelle que les premiers cour-
» riers ne lui apportèrent que dans l'après-midi.

» Le cardinal Braschi fut élu sous le nom de Pie VI, le
» 10 octobre 1775. Avant de mettre en liberté les personnes
» que son prédécesseur avait fait incarcérer, le nouveau pape
» les fit juger par la commission chargée de poursuivre les
» crimes des jésuites. Ne pouvant expliquer ces prédictions
» par des moyens naturels, les commissaires prirent le parti

» de les attribuer au diable; ils assurèrent que les prisonniers
» étaient ses dupes, mais qu'ils étaient de bonne foi, etc.; en
» conséquence, ceux-ci furent relâchés ([1]). »

« Deux domestiques âgées de vingt ans, fort amies, mais
» hystériques, dit Bordeu, se trouvèrent mieux après avoir pris
» des anti-scorbutiques, tels que le castoréum, la rue et la téré-
» benthine; mais elles firent paraître, pendant six mois, des phé-
» nomènes qu'on attribua à l'obsession. 1° Quoiqu'on les eût
» enfermées dans des maisons différentes, chacune d'elles
» présageait trois ou quatre jours avant ce qui devait lui arri-
» ver, ainsi qu'à son amie; 2° elles imitaient assez bien la
» voix d'un chat, d'un chien ou d'une poule; 3° elles avaient
» une très bonne mémoire et un jugement beaucoup plus vif
» qu'à l'ordinaire; elles se moquaient des assistans et leur don-
» naient des noms empruntés; 4° elles tombaient ensuite dans
» une somnolence si profonde, que piquées, pincées ou brû-
» lées, elles ne donnaient aucune marque de sensibilité;
» 5° elles s'éveillaient ensuite, d'elles-mêmes, en criant qu'elles
» avaient mal à la cuisse ou à la jambe, et il semblait même
» qu'on avait égratigné et rendu livide la partie qu'elles
» avaient nommée, quoiqu'aucun des assistans n'y eût tou-
» ché; 6° l'accès avait trois temps : dans le premier, les mala-
» des étaient à elles-mêmes, et, se rappelant à l'esprit ce qui
» s'était passé, elles rougissaient et étaient affligées; dans le
» second, elles étaient en délire et dans des convulsions si
» considérables que quatre hommes robustes avaient peine à
» les arrêter; elles prédisaient ce qui devait arriver quant au
» temps et à la durée de l'accès; enfin, étant tombées dans
» l'assoupissement, elles éprouvaient une abolition totale de
» leurs sens, et se réveillaient à l'heure et à la minute qu'elles
» avaient prédites, en sautant souvent loin de leur lit, et en
» criant : grand Dieu! qui est-ce qui a eu la cruauté de me
» faire mal à la jambe ou à la cuisse?

([1]) Biographie universelle, t. 9, p. 34 (1813). — Bouys. — Considérations
sur les oracles.

» Cette scène se passa tous les jours, pendant six mois, sans que les malades en eussent aucunement leur tempérament altéré; mais aujourd'hui elles sont dans la langueur; elles éprouvent des lypothimies, des suppressions de leurs règles, et le médecin me demande mon avis.

» J'ai conseillé les bains, le petit lait, et dans les paroxismes le sirop de carabé, le sel sédatif; dans cette année 1765 où je sais leur histoire, j'ai appris qu'elles étaient guéries et mariées.

» On ne peut, sans étonnement, apprendre ce que disent ou méditent quelquefois les malades aux approches d'une attaque d'apoplexie. Tous leurs sens, dit Arétée, sont sains et entiers, et leur esprit semble avoir acquis *un caractère prophétique*. Le premier objet de leurs pensées est qu'ils vont sortir de ce monde; ensuite ils annoncent l'avenir par le présent; et l'événement justifiant leur prédiction, on les admire et on les regarde comme de vrais prophètes. *J'en ai vu un qui prédit sa mort pendant six jours* (1). »

Les exemples de somnambulisme naturel, avec extension de facultés spirituelles, deviennent de plus en plus remarquables :

« Le noctambulisme d'un gentilhomme nommé Agostino Ferrari, dit Vigneul de Marville, fit beaucoup de bruit. Ce noctambule ne paraissait pas avoir plus de trente ans; il était d'une mélancolie prononcée et d'un caractère froid; mais d'un esprit pénétrant et apte aux sciences les plus abstraites. Les accès de son dérèglement le prenaient dans le décours de la lune, et plus fortement dans l'automne et l'hiver que pendant le printemps et l'été.

» Ces accès commençaient par une sorte de stupeur. Après s'être couché et endormi, il restait immobile; ses yeux étaient ouverts, mais fixes et sans aucun mouvement; on lui ma-

(1) Bordeu. — Recherches sur les maladies chroniques, théor. 97, p. 235 et suiv., édit. de l'an 9.

» niait, sans qu'il le sentît, les mains qu'il avait très froides, et
» son pouls était si faible que son sang semblait ne pas circu-
» ler. On jouait au trictrac auprès de lui, il ne l'entendait
» pas.

» Un jour, il se leva et s'habilla proprement. On présenta le
» flambeau sous ses yeux, il fut insensible, ayant toujours les
» yeux ouverts et immobiles. Il prit son épée, son chapeau, fit
» plusieurs tours dans la chambre, s'approcha du feu, se mit
» dans un fauteuil, et peu après entra dans un cabinet où était
» sa valise; il chercha longtemps, renversa tout, remit les
» choses en bon ordre, ferma la valise et mit la clef dans sa
» poche. Il tira une lettre qu'il mit sur le bord de la chemi-
» née; il gagna la porte de la chambre, l'ouvrit et descendit
» l'escalier.

» Quand il fut au bas, quelqu'un de la compagnie étant
» tombé rudement, le *signor Agostino* parut s'épouvanter et re-
» doubla le pas. Il traversa toute la cour qui était très grande,
» et alla droit à l'écurie; il y entra, caressa son cheval, le
» brida et se mit en devoir de le seller; mais n'ayant pas
» trouvé la selle à l'endroit ordinaire, il parut inquiet. Cepen-
» dant il monta à cheval, galopa jusqu'à la porte de la maison
» qu'il trouva fermée. Il descendit de cheval, et ayant pris un
» caillou, il frappa à coups redoublés contre l'un des battans;
» après plusieurs efforts inutiles, il remonta sur son cheval, le
» conduisit à l'abreuvoir qui était à l'autre bout de la cour, le
» fit boire, l'alla attacher à un poteau et s'en revint au logis
» fort tranquillement.

» Il entra dans une salle basse où il y avait un billard, il fit
» plusieurs allées et venues autour du billard et prit toutes les
» postures d'un joueur. De là, il fut mettre la main sur un clave-
» cin dont il jouait assez bien, et y fit un peu de désordre. En-
» fin, après deux heures d'exercice, il remonta à sa chambre
» et se jeta tout habillé sur son lit où on le trouva le lende-
» main à neuf heures du matin en la même posture qu'on l'a-
» vait laissé.

» Son valet dit aux spectateurs qu'il n'y avait que deux
» moyens de faire cesser son accès: l'un, de lui chatouiller

» fortement la plante des pieds, et l'autre, de donner du cor à
» ses oreilles ([1]). »

Muratori raconte d'un nommé Négretti, domestique, à Vi-
cence, âgé de vingt-quatre ans, « qu'il faisait son service lors-
» qu'il était endormi, aussi bien que lorsqu'il était éveillé. Il
» mettait le couvert sans confusion, se plaçait derrière le fau-
» teuil de son maître, et lorsque le temps que devait durer le
» souper était écoulé, il ôtait le couvert, pliait les serviettes,
» les rangeait dans une corbeille avec tout ce qui était sur la
» table.
» Il portait un jour une planche chargée de plusieurs carafes,
» et montait un escalier à deux rampes. Quand il en fut à la
» partie la plus étroite de l'escalier, il se tourna adroitement,
» et passa la planche dans toute sa longueur sans rien ren-
» verser. On vérifia qu'il avait les yeux entièrement fermés.
» On avait beau élever la voix, il n'entendait pas.
» Une autre fois, voulant enlever, dans une salle, les toiles
» d'araignées, par suite d'un ordre qu'il en avait reçu dans la
» journée, il alla prendre un balai qu'il emmancha à une lon-
» gue perche, et qu'il y attacha solidement avec une corde.
» En montant l'escalier, il se trouva que la perche ne put pas-
» ser à cause de sa longueur. Que fit notre somnambule? il
» ouvrit une fenêtre qui donnait du jour à l'escalier, fit sortir
» de la perche ce qui était nécessaire pour pouvoir la faire
» monter; après quoi il vint refermer la fenêtre, et n'omit rien
» de ce qui lui avait été ordonné ([1]). »
« Si l'on touchait ce somnambule, il se retournait vivement,
» se démenant avec force, et se défendant contre ceux qu'il
» croyait vouloir l'empêcher d'agir. Cette vivacité fut cause
» que l'observateur, qui s'était attaché à le suivre, ne put lui
» toucher le pouls qu'une seule fois; il le trouva faible et dur.
» Négretti, dans son sommeil, mangeait, buvait, allait cher-

_____

([1]) Mélanges d'histoire et de littérature, par Vigneul de Marville, t. 2,
p. 242.

([2]) Muratori. — Della forza delle Phantasia.

» cher ou demandait ce qui lui était nécessaire, s'abstenait
» même par réflexion de manger quand il était jour de jeûne.

» Ce somnambule était marié et avait un petit garçon qui
» parlait déjà en dormant, se levait, et demandait à sa mère
» mille choses de son âge et de son état. »

Ainsi, le somnambulisme naturel ne serait pas seulement
susceptible de se communiquer par sympathie, il serait héréditaire.

Mais le somnambule le plus remarquable de ce siècle est
celui dont parle l'Encyclopédie :

« Un jeune ecclésiastique de Bordeaux se levait la nuit,
» et, tout endormi, prenait du papier, composait et écrivait des
» sermons. Lorsqu'il avait fini une page, il la relisait tout
» haut d'un bout à l'autre. Si quelque chose alors lui déplaisait,
» il le retranchait, et écrivait par dessus les corrections avec
» beaucoup de justesse.

» L'auteur qui raconte ces faits dit qu'il a vu le commence-
» ment d'un des sermons qui lui parut assez bien fait, et cor-
» rectement écrit ; que le noctambule ayant mis dans un en-
» droit *ce divin enfant*, il crut en relisant devoir substituer le
» mot *adorable* à *divin*. Pour cela il effaça ce dernier mot et
» plaça exactement le premier par dessus. Après cela, il vit
» que le *ce* bien placé devant *divin* ne pouvait aller avec *ado-*
» *rable*, il ajoute donc fort adroitement un *t* après le *ce*, de
» façon qu'on lisait *cet adorable enfant*.

» Pour s'assurer complètement si le noctambule ne faisait
» alors aucun usage des yeux, on mit un carton sous son men-
» ton, de manière à lui dérober la vue du papier qui était sur
» la table. Il continua toujours d'écrire sans s'en apercevoir.
» On lui ôta ce papier sur lequel il écrivait, et on en substitua
» plusieurs autres à différentes reprises. Il s'en aperçut tou-
» jours, parce qu'ils étaient d'une inégale grandeur ; car quand
» on trouva un papier parfaitement semblable, il le prit pour
» le sien, et écrivit les corrections aux endroits correspondant
» à celui qu'on lui avait ôté.

» Il faisait aussi de la musique. Une canne lui servait de règle; il traçait avec elle à distance égale les cinq lignes nécessaires, mettait à leur place la clé, les bémols, les dièses, ensuite marquait les notes, qu'il faisait d'abord toutes blanches; et quand il avait fini, il rendait noires celles qui devaient l'être. Les paroles étaient écrites au-dessous. Il effaçait, corrigeait, recommençait, quand il était nécessaire.

» Il s'imagina une nuit, au milieu de l'hiver, se promener au bord d'une rivière et y voir tomber un enfant qui se noyait. Il veut le secourir. Il se jette tout de suite sur son lit, dans la posture d'un homme qui nage. Il sent au coin de son lit un paquet de la couverture, croit que c'est l'enfant, le prend avec une main, et le pose au bord de la prétendue rivière. On le voit frissonner et claquer des dents, comme si en effet il sortait d'une rivière glacée. Il dit aux assistans qu'il gèle, qu'il va mourir de froid, que tout son sang est glacé. Il demande un verre d'eau-de-vie pour se réchauffer. On lui donne de l'eau pure, il en goûte, reconnaît la tromperie, et demande encore plus vivement de l'eau-de-vie. On lui apporte un verre de liqueur; il le prend avec plaisir, et dit en ressentir beaucoup de soulagement. Cependant il ne s'éveille point, se couche et continue de dormir plus tranquillement.

» Quand on voulait lui faire changer de matière, ou quitter des sujets tristes ou désagréables, on n'avait qu'à lui passer légèrement une plume sur les lèvres. Dans l'instant il tombait sur des questions tout-à-fait différentes.

» Pendant qu'il était en somnambulisme, il ne voyait et n'entendait personne, ne voyait que les objets dont il s'occupait.

» Il lui arrivait quelquefois de demander des dragées, et il les trouvait fort bonnes quand on lui en donnait. Si dans un autre temps on lui en mettait dans la bouche, il n'y trouvait aucun goût, et les rejetait.

» Il se rappelait en somnambulisme, et de ce qu'il avait fait éveillé, et de ce qu'il avait fait dans les autres sommeils somnambuliques; mais en s'éveillant, il ne s'en souvenait plus.

» Il disait quelquefois, en dormant, qu'on avait tort de l'ap-
» peler *somnambule*, de dire qu'il lisait, qu'il écrivait pendant
» son sommeil, lui qui dormait toute la nuit profondément et
» qu'on avait tant de peine à réveiller le matin (¹). »

« J'ai vu, dit l'abbé Richard, un enfant d'environ dix ans,
» que le sommeil surprenait toujours après le souper. Un jour,
» qu'on accusait l'enfant d'avoir fait quelque tour de son âge
» dont il s'était constamment défendu, je m'approchai pen-
» dant qu'il dormait profondément. Je m'avisai en plaisantant
» de lui prendre la main et de lui demander confidentiellement
» ce qui en était. Il se tourna de mon côté sans ouvrir les yeux,
» me répondit fort juste, et raconta tout ce qu'on voulait sa-
» voir. Je lui dis : vous parlez trop haut, on vous entendra et
» vous serez grondé. Je le conduisis à un des coins de la salle,
» où il continua de m'avouer tout ce qui s'était passé avec
» beaucoup de détails qu'on ignorait. Je le ramenai ensuite
» sur sa chaise, sans qu'il fût éveillé, et il continua d'y dor-
» mir.
» Le lendemain il fut fort étonné quand on lui redit tout ce
» ce qu'il croyait être si secret, et on ne put pas lui persua-
» der que c'était de lui-même qu'on le savait. La même scène
» fut répétée plusieurs fois, et elle eut toujours le même suc-
» cès (²). »

« Le médecin Lecamus rapporte qu'un jeune prêtre s'endor-
» mait souvent après le souper ; ses amis profitaient de son
» sommeil pour l'interroger et lui faire révéler plusieurs de ses
» secrets qu'il aurait voulu taire. Un de ses amis avait surtout
» le talent de le faire parler. Il affectait une voix qui partait d'un
» endroit éloigné, et l'abbé ne tardait pas à répondre (³).

« Une dame de ma connaissance, dit le même auteur, par-

(¹) Encyclopédie, 1ʳᵉ édit., art. Somnambulisme.
(²) Richard. — Théorie des songes, p. 195.
(³) Lecamus. — Médecine pratique, p. 164.

, lait en dormant très distinctement, si quelqu'un était à portée
, de lier conversation avec elle sur le sujet dont elle était
, occupée. Elle répondait exactement à tout ce qu'on pouvait
, lui demander, et avec la plus grande franchise; inconvénient
, dont elle n'avait trouvé le moyen de se garantir qu'en s'en-
, fermant dans sa chambre.

» On ne lui faisait pas dire indistinctement ce que l'on vou-
, lait, elle ne parlait que conformément aux idées qu'elle avait
» pendant le sommeil; tout changement de conversation l'é-
, veillait.

» Elle ne conservait aucun souvenir de ce qu'elle avait dit
» en dormant (¹). »

Les dangers du somnambulisme naturel sont rares, mais
terribles, quand on n'a pas égard à l'état des personnes qui
sont affectées de cette maladie momentanée : les deux exemples suivans en donnent la preuve :

« On cherchait partout un domestique, dit l'abbé Richard;
» on le vit endormi sur le bord de la corniche d'un bâtiment
» très élevé; on eut la prudence de ne lui rien dire et de ne
» faire aucun bruit; il s'éveilla avec étonnement, mais se re-
» tira tranquillement sans qu'il lui arrivât rien de fâcheux,
» parce qu'il ne fut pas effrayé (²).

» Mais un autre somnambule qui s'était soustrait à la sur-
» veillance exercée sur lui, et que l'on cherchait, ayant été
» aperçu nageant dans un fleuve, on eut l'imprudence de crier
» très fort. Il s'éveilla, la peur le saisit et il se noya immé-
» diatement (³). »

(¹) Richard. — Théorie des songes, p. 197.
(²) Richard. — Id., p. 198.
(³) Bodin. — Démonomanie. — Richard, théorie des songes, p. 199.

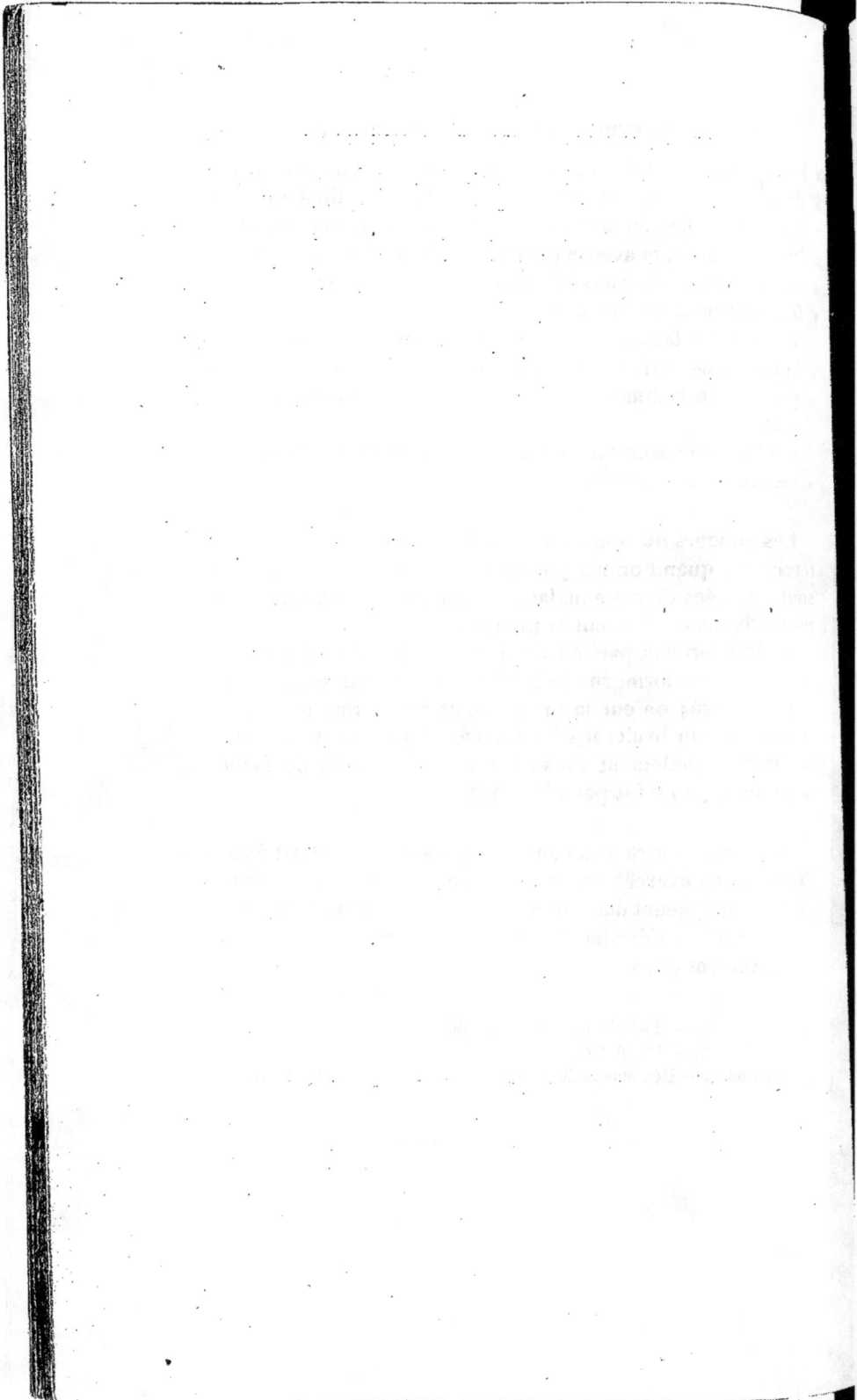

SIXIÈME PARTIE.

DE LA RENAISSANCE DES ORACLES EN SONGE
SOUS LE NOM
DE SOMNAMBULISME MAGNÉTIQUE.

SIXIÈME PARTIE.

—

DE LA RENAISSANCE DES ORACLES EN SONGE
SOUS LE NOM
DE SOMNAMBULISME MAGNÉTIQUE.

LIVRE TREIZIÈME.

DU SOMNAMBULISME DEPUIS MESMER JUSQU'A DELEUZE.
1778 A 1813. — PREMIÈRE ÉPOQUE.

PRÉLIMINAIRE.

Pour saisir utilement l'analogie et les différences qui existent entre les songes de l'antiquité et le Somnambulisme, de même que pour comprendre les explications et les instructions que les études progressives de la science permettent de donner sur l'état somnambulique, il est indispensable que le lecteur étudie les livres qui traitent de la science magnétique ; car le somnambulisme, à l'époque actuelle, est souvent un résultat du magnétisme.

On doit donc, avant de continuer la lecture de ce livre, consulter particulièrement les Mémoires de M. de Puységur ([1]),

---

[1] Mémoires pour servir à l'histoire et à l'établissement du magnétisme animal. 1 vol. in-8°. — Dentu, libraire, chez lequel se trouvent tous les ouvrages du même auteur.

les divers ouvrages de M. Deleuze ([1]), celui de M. Roullier ([2]), les graves méditations de M. le comte de Rédern
sur les Modes accidentels de nos perceptions ([3]), les Principes et procédés magnétiques publiés par M. de Lausanne ([4]), les Expériences de M. Dupotet à l'Hôtel-Dieu ([5]),
l'ouvrage psycologique de M. Chardel ([6]), l'Exposé des Cures
magnétiques, et les notes qui le précèdent par M. Mialle ([7]),
les Rapports de la première commission de l'Académie de
Médecine publiés par M. le Dr Foissac ([8]), et, enfin, les œuvres de Mesmer lui-même ([9]).

([1]) Histoire critique du magnétisme animal. 2 vol. in-8°. — Défense du magnétisme . 1 vol. in-8°. — Instruction pratique sur le magnétisme. In-8°. —
Dentu.

([2]) Exposition philosophique des phénomènes du magnétisme animal et du
somnambulisme, contenant des observations pratiques sur les avantages de
l'un et de l'autre dans le traitement des maladies aiguës et chroniques. Ouvrage
très remarquable. 1 vol. in-8°. — Dentu.

([3]) Des modes accidentels de nos perceptions, ou examen sommaire des modifications que des circonstances particulières apportent à l'exercice de nos
facultés et à la perception des objets extérieurs. — Delaunay.

([4]) Des principes et des procédés du magnétisme animal et de leurs rapports
avec les lois de la physique et de la physiologie. 2 vol. in-8°. — Dentu. — Ouvrage très profond. Le tome premier est de M. de Bruno, et le second de M. de
Lausanne.

([5]) Expériences, sur le magnétisme animal, faites à l'Hôtel-Dieu de Paris en
1820, par J. Dupotet. In-8°. — Dentu, libraire. — C'est le premier compte-
rendu contre lequel la médecine est venue se heurter inutilement. Il a eu trois
éditions.

([6]) Essai de psycologie physiologique, ou explication des relations de l'âme
avec le corps. Deux éditions — 1 vol. in-8°. — Ponce Lebas et Ce. — Ouvrage
important; faits curieux et instructifs.

([7]) Exposé, par ordre alphabétique, des cures opérées en France par le magnétisme animal, depuis Mesmer jusqu'à nos jours. 2 vol. in-8°. — Dentu. —
Ouvrage indispensable aux personnes qui veulent prendre une idée exacte de
l'utilité du magnétisme et de la réalité de ses effets.

([8]) Rapports et discussions de l'Académie royale de médecine sur le magnétisme animal. — La moitié de ce livre contient des observations intéressantes, des instructions très sages et le récit de faits extrêmement curieux. Il est
terminé par des notes savantes sur le magnétisme et ses propagateurs. Les unes
sont de M. Mialle et les autres de M. le docteur Foissac. — Ouvrage à consulter
après celui de M. Roullier.

([9]) Les ouvrages de ce grand homme ne présentent aujourd'hui qu'un inté-

A défaut de ces ouvrages le lecteur disposé à profiter d'un moment de liberté devra, au moins, lire l'*Introduction au magnétisme* qui a précédé cette histoire. Sans cela, il concevrait difficilement la possibilité de l'état somnambulique et des phénomènes qui le caractérisent.

Le Somnambulisme étant, assez ordinairement, amené par le magnétisme, il est nécessaire d'étudier la cause avant d'arriver à l'effet. Il faut partir du connu pour arriver à l'inconnu, du point le plus simple pour arriver au plus composé. En suivant une marche contraire, non seulement on risquerait de perdre un temps précieux et d'être obligé de revenir sur ses pas, mais on prendrait une fausse idée du magnétisme et du somnambulisme et peut-être en abandonnerait-on l'étude par la fatigue que l'on éprouverait en cherchant inutilement à les comprendre.

Malgré leur âge, les hommes ne sont souvent eux-mêmes que des enfans; ils les imitent dans leurs propres actions. Quand ils ont le désir de savoir une chose, ils voudraient la connaitre déjà parfaitement, et à peine au commencement d'un livre, ils désirent être à la fin. C'est pourquoi ceux qui écrivent, pour instruire les autres, doivent bien se pénétrer

---

rêt historique, mais ils doivent être lus avec une extrême attention parce qu'on y trouvera le germe de tout ce qui a été publié depuis.

1° Mémoire sur la découverte du magnétisme animal. In-8°, 1779, 88 p.

2° Précis historique des faits relatifs au magnétisme jusqu'en avril 1781. — 1781. 229 p.

3° Aphorismes, publiés par Caullet de Vaumorel. In-16. 172 p., 1785.

4° Mémoire de F. A. Mesmer sur ses découvertes. An 7. In-8°. 119 p

5° Mesmerismus, oder System der Wechselwirkungen, Theorie und Anwendung des thierischen Magnetismus als die allgemeine Heilkunde zur er Erhaltung des Menschen, von Doctor FRIEDRICH ANTON MESMER. Herausgegeben von Doctor Karl Christian WOLFART. Mit dem Bildnisz des Verfassers, und 6, Kupfertafeln. — Berlin 1814, in der nikolaïschen Buchhandlung.

Mesmerisme, ou système des effets réciproques; théorie et application du magnétisme animal, comme thérapeutique universelle pour la conservation de l'homme, par le docteur Frédéric Antoine MESMER, publié par le docteur Charles Christian Wolfart, avec le portrait de l'auteur et six planches gravées en taille-douce. — Berlin, 1814 — Chez Nicolas, libraire.

qu'il vaut mieux risquer de perdre le fruit de leurs travaux que de produire un livre intempestif ou de donner des demi-connaissances qui seront mal saisies ou mal développées par ceux qui en voudront faire usage. Sans doute il est pénible de renoncer à la publication d'un livre qui peut placer son auteur dans les rangs d'une école sage; mais en magnétisme, il s'agit des autres et non de soi-même, et ce n'est qu'avec une véritable et sincère abnégation , que l'on peut espérer être utile.

Mesmer, malgré les fautes privées que la haine des médecins du temps lui a fait commettre, était bien pénétré de la retenue qu'il fallait apporter dans la communication de sa découverte. Aussi, bien qu'il eût parfaitement apprécié le parti qu'on pouvait tirer du somnambulisme, il s'était contenté de l'étudier en silence; il avait prévu les dangers de l'enthousiasme; si le somnambulisme et ses merveilles étaient révélés avant que l'on eût bien exactement apprécié le magnétisme simple, c'était ce dernier qu'il fallait d'abord examiner, comme principe, sauf à l'apprécier ensuite dans ses divers résultats.

M. de Puységur n'agit pas autrement; et par les mêmes motifs que Mesmer, il ne publia guères, dans ses Mémoires, que les faits les plus propres à concilier le magnétisme avec la médecine, bien qu'il lui eût été facile, avec les exemples de lucidité extraordinaire que lui offraient ses somnambules, de mettre au jour des observations extrêmement intéressantes et tout à fait nouvelles pour l'époque.

Enfin, M. Deleuze, après avoir écrit avec une noble simplicité et la bonté la plus touchante, rehaussées d'un grand savoir, des ouvrages qui sont aujourd'hui les meilleurs guides du magnétiseur, a mis dans toutes ses instructions sur l'emploi du magnétisme, concurremment avec la médecine ordinaire, une telle prudence, qu'il est facile d'apercevoir qu'il écrit pour l'époque, et qu'il sera permis d'être plus hardi quand le magnétisme sera mieux compris et mieux appliqué.

C'est que Mesmer, Puységur et Deleuze s'oubliaient devant

la science qu'ils avaient étudiée, et c'est à la réserve qu'ils se sont imposée que l'on doit la prospérité croissante du magnétisme.

Tous ceux qui écrivent aujourd'hui après ces hommes célèbres doivent donc, malgré les progrès que la science a pu faire, apporter dans l'enseignement du magnétisme une gradation qui permette à des lecteurs, dont l'ignorance sur la matière serait encore complète, de saisir et d'apprécier sainement, sans embarras et sans fatigue, les phénomènes magnétiques et somnambuliques.

C'est pour arriver à ce but important que j'ai fait précéder d'une *Introduction* les deux traités que j'avais écrits sur le magnétisme et le somnambulisme, et que je crois encore devoir préalablement publier aujourd'hui un second ouvrage élémentaire qui n'est, par le fait, qu'une *Introduction au somnambulisme.*

SECTION PREMIÈRE.

DU SOMNAMBULISME.

CHAPITRE PREMIER.

[Signification du mot SOMNAMBULISME.]

Le mot *Somnambulisme* est français. Il est composé de deux mots latin *somnus*, sommeil, et *ambulatio*, marche, promenade; il signifie donc, exactement, *action de marcher* ou *se promener en dormant*.

C'est en effet pour indiquer les faits et gestes du somnambule naturel qu'il a été composé; et on ne le trouve dans les dictionnaires français que vers l'année 1758.

Le mot *Somnambulisme* n'exprime donc que l'action de marcher *en dormant* et *pendant la nuit*.

CHAPITRE II.

Application du mot SOMNAMBULISME.

Par *Somnambulisme*, avant la renaissance du magnétisme, on entendait simplement, ainsi qu'on vient de le voir, l'action de se lever et d'agir la nuit.

Le sommeil magnétique s'étant manifesté en 1784, et le malade parlant, agissant, raisonnant comme en état de veille, on trouva, avec raison, qu'il y avait une certaine identité entre le sujet qui marche et se promène *la nuit en dormant*, et celui qui fait les mêmes actes, toujours en dormant, mais *pendant le jour*, et qui, de plus, parle et raisonne. On appela donc le premier malade qui *parlait en dormant, pendant le jour* : SOM- NAMBULE.

Depuis cette époque, divers mots ont été proposés : comme *noctambule*, au lieu de somnambule, pour le sujet qui marche pendant le sommeil; *somniloque* pour celui qui parle; *hypnos- cope* pour celui qui voit; *oniroscope* pour celui qui prévoit; mais le mot *somnambule* a toujours prévalu.

Les auteurs ont donc conservé les mots *somnambulisme* et *somnambule*, en qualifiant et déterminant, par un adjectif, les divers degrés qu'ils ont constatés dans l'état somnambulique.

Ainsi, on appelle *somnambulisme naturel* ou *spontané* l'état d'un sujet qui se lève spontanément pendant la nuit, marche, se promène, et exécute certaines actions; c'est le *noctisurgium* des Romains, le *νυκτιπλαγή* des Grecs.

On appelle *somnambulisme symptomatique* l'état d'un sujet malade chez lequel le somnambulisme se déclare naturellement par la force de la maladie. C'est la *manie, mania, μανία* des Romains et des Grecs.

On appelle *somnambulisme magnétique* l'état provoqué chez un malade par la volonté ou les procédés de celui qui magné- tise; ou bien par le malade agissant sur lui-même ou recevant une impression d'un corps magnétique. C'est le *somnium*, le *somnus medicus* des Romains, l'*ενυπνιον* des Grecs.

On appelle enfin *somnambulisme extatique* l'état d'exaltation spirituelle ou corporelle dans lequel un sujet tombe, soit de lui- même, soit par des procédés quelconques. C'est l'*exstasis*, *εκτασις*, des Romains et des Grecs.

Toutes ces dénominations de *somnambulisme naturel, symp- tomatique, magnétique* et *extatique*, sont inexactes et insuffi- santes.

CHAPITRE III.

De l'inexactitude et de l'insuffisance du mot SOMNAMBULISME et de ses adjectifs.

———•◦•———

Le magnétisme et le somnambulisme, dans l'état naissant où ils se trouvent, sont déjà deux choses très distinctes.

Le somnambulisme *naturel* et le somnambulisme *symptomatique* sont deux états essentiellement différens, en ce que l'un n'a lieu que la nuit; l'autre le jour comme la nuit; et que les actions du sujet ne sont pas les mêmes.

Le somnambulisme *magnétique* et le somnambulisme *extatique* diffèrent en ce que l'un est commandé et l'autre ne l'est pas; le premier est artificiel et l'autre naturel; dans le premier, le sujet est dépendant; dans le second, il s'appartient.

Il est donc impossible que le mot *somnambulisme* puisse subsister autrement que pour désigner l'état du sujet qui se lève, *la nuit*, pour courir, marcher ou exécuter un acte quelconque. Il ne serait même pas encore exact, puisque *somnambulisme* veut dire action de marcher *pendant le sommeil*, et que le sujet que l'on qualifiait autrefois de somnambule n'agit que *la nuit*. C'est donc *noctambule* qu'il faudrait dire.

Mais, s'occuper aujourd'hui de changer les mots, quand on n'est pas encore suffisamment instruit du fond des choses elles-mêmes, ce serait accroître les embarras et les difficultés, et il n'y a, pour le moment, aucun inconvénient à se servir du mot *Somnambulisme*.

CHAPITRE IV.

Définition du Somnambulisme.

Le somnambulisme est un état mixte entre le sommeil et la veille.

Il consiste, souvent, dans un sommeil apparent, qui n'est qu'une concentration intérieure des facultés physiques et morales.

Il présente pour caractère principal un changement dans les relations habituelles de l'âme et du corps. Le sujet somnambule ne possède pas, au même degré, toutes les facultés de l'homme éveillé; si les unes s'accroissent, les autres diminuent.

C'est un état purement transitoire, une affection morbide, résultat d'une perturbation causée par les actions séparées ou combinées de l'âme, du corps ou de la nature.

Les rêves sont un degré de l'état somnambulique. On a vu qu'Hippocrate les appelle songes(¹); et Aristote dit de certains animaux qu'ils songent comme l'homme (²).

CHAPITRE V.

Physiologie du Somnambulisme.

Les modernes ont appelé *sommeil* le moment pendant lequel les organes du mouvement volontaire sont en repos; et,

(¹) Voir tom. 1, pag. 48, 88 et 122.
(²) Voir tom. 1, pag. 49.

jusqu'en 1784, on ne connaissait, comme état intermédiaire entre le sommeil et la veille, que le somnambulisme naturel et le rêve.

A cette époque, seulement, à cause du sommeil mixte produit par le magnétisme, l'attention a commencé à se fixer sur le mot *songe*; et nombre de savans ont fait alors cette réflexion : que les philosophes de l'antiquité ne se seraient point si souvent et si sérieusement occupés des *songes*, s'ils n'avaient été que ce qu'on appelle aujourd'hui les *rêves*.

Mais les extases, les songes des anciens, que les modernes ont confondus sous la dénomination de *somnambulisme*, diffèrent essentiellement des rêves. Ils ne sont pas dus aux mêmes causes.

Le Somnambulisme, comme l'état de veille, appartient à la vie extérieure et à la vie intérieure, il tient de l'âme et du corps.

Comme l'état de veille, il présente des erreurs et des vérités, et le sujet qui s'y trouve est encore placé entre la folie et la raison.

Considéré comme état physique, le Somnambulisme offre les résultats les plus utiles à la santé; comme état psycologique, il ouvre un champ sans limites aux philosophes et rectifiera inévitablement les connaissances anthropologiques.

CHAPITRE VI.

Des sciences magnétique et somnambulique comparées.

Il y a entre le Magnétisme et le Somnambulisme, considérés comme savoir et pratique, la même inhérence qu'entre la médecine et la chirurgie, ils sont inséparables; et, de plus, cette ressemblance, que le Magnétisme est un art comme la chirurgie, et le Somnambulisme une science d'observation comme la médecine.

Il y a peu de traces de magnétisme simple chez les anciens, parce que les pratiques égyptiennes ne sont pas connues et qu'on n'en trouve des indications que chez les Hébreux, tandis que le Somnambulisme a été en grand honneur, sous le nom d'extases, de songes et d'oracles, chez tous les autres peuples.

Le somnambulisme rendra donc de grands services à l'humanité, avant qu'il y ait beaucoup d'habiles magnétiseurs.

SECTION DEUXIÈME.

DE MESMER ET DU MAGNÉTISME.

CHAPITRE PREMIER.

De Mesmer, considéré comme réformateur de la médecine.

Depuis plus de cent ans les phénomènes des somnambulismes naturel et symptomatique fixaient l'attention générale et
occupaient les savans, lorsque Mesmer parut et s'annonça, en
1772, comme un réformateur de la médecine, un nouveau
Van-Helmont.

On peut lire dans les divers ouvrages publiés sur le magnétisme (¹) et dans l'*Introduction* qui a précédé cet ouvrage (²),
combien il eut de déboires à supporter, dans son pays et en
France, pour obtenir que les corps savans s'occupassent de
vérifier l'utilité de la méthode qu'il proposait.

En présentant le magnétisme comme un remède curatif,
Mesmer ne croyait pas qu'on pût nier l'évidence d'une action
si clairement démontrée par l'expérience; il comptait sur le
progrès des lumières, arrivées en effet à ce point qu'on ne
devait pas nier légèrement l'existence d'un fluide humain après
l'admission d'un fluide électrique; il ne vit que le bien que sa
découverte devait faire à l'humanité, et la gloire qu'il allait

---

(¹) Annales du mag. — Principes et procédés du magnétisme, par M. de
Lausanne t. 2.

(²) Introd. au magnétisme, liv. 3, p. 115.

lui-même en tirer. Ébloui par ces immenses résultats, il perdit de vue les moyens d'exécution et ne pensa pas aux difficultés que rencontrent toujours les découvertes nouvelles quand elles sont ou paraissent être en opposition avec les anciennes; il présenta, trop hardiment, une doctrine qui obligeait tous les médecins à réformer leurs principes ou tout au moins à les modifier. Des ménagemens étaient évidemment nécessaires pour captiver graduellement l'attention publique, et pour amener des hommes faits, des savans, à changer de manière de voir, *à se rectifier eux-mêmes.* Mais Mesmer oublia totalement que des intérêts particuliers pouvaient empêcher le bien général.

Lorsqu'il arriva en France, déjà il avait échoué dans son propre pays; c'en fut assez pour le faire regarder, par certaines personnes, comme un aventurier.

Les apparences étant ainsi contre lui, il eût dû, sans affectation ni hypocrisie, mettre plus de modestie dans sa conduite; mais il sentait tellement l'importance de ses découvertes qu'il dut se croire le véritable successeur de Van-Helmont.

Aux yeux des masses, il n'en fut pas de même; ses ennemis le traitèrent de jongleur; des savans le jugeant tel, l'opinion publique s'égara tout-à-fait, et un grand nombre de personnes crut qu'il était un charlatan.

Il est temps d'examiner aujourd'hui la conduite de Mesmer en France, sans néanmoins entrer dans les détails que l'on peut retrouver dans tous les livres.

CHAPITRE II.

De la conduite de Mesmer et de celle de la Faculté de médecine de Paris comparées.

Arrivé en France en 1778, Mesmer s'adressa aux corps savans et en fut repoussé, sans examen; puis ensuite à la Faculté de médecine de Paris, à laquelle il fit soumettre par le docteur d'Eslon, son élève et son ami, des propositions où il est dit :

« .... Si l'auteur ne visait qu'à la célébrité, il suivrait
» constamment la même marche; mais l'espoir d'être plus gé-
» néralement utile lui en prescrit une autre. Sa méthode exi-
» geant peu de frais, il ne demanderait aucune récompense
» pour les soins qu'il donnerait aux malades choisis par le gou-
» vernement ; mais il paraîtrait naturel que le gouvernement
» prît sur lui les dépenses relatives à l'entretien des malades.
» .... L'auteur se flatte que la Faculté de médecine de
» Paris ne verra dans les propositions ci-dessus qu'un juste
» hommage rendu à ses lumières, et l'ambition de faire pros-
» pérer par les soins d'un corps cher à la nation la vérité qui
» peut lui être la plus avantageuse (1). »

Ainsi, à ce moment (septembre 1780), et quels que puissent être ensuite les torts ou les exigences de Mesmer, il ne demandait réellement que la constatation de sa découverte par la Faculté de médecine de Paris; il proposait l'examen d'un remède utile et important pour l'humanité. La question, pour la Faculté, n'était donc pas d'avoir confiance dans l'inventeur,

(1) Observations sur le magnétisme, par M. d'Eslon; et Précis historique des faits relatifs au magnétisme animal, par le docteur Mesmer. — Londres, 1781.

mais au contraire, laissant l'homme de côté, de voir et d'apprécier sa découverte.

Or, quelle a été la conduite de la Faculté

Non seulement, elle n'a pas voulu examiner le remède présenté, mais elle a refusé d'*en entendre parler*; et, joignant à ces premiers torts celui de laisser diffamer un médecin laborieux et distingué, elle souffrit que plusieurs de ses membres le traitassent de charlatan. Bientôt ne gardant plus de mesure, elle entendit, dans son propre sanctuaire, un jeune médecin poussé à faire cette mauvaise action, appeler Mesmer : « *un aventurier, un homme à secret, jongleur allemand, démasqué, ridiculisé dans son pays, venant établir son théâtre à Paris où il donnait des représentations depuis trois ans, le plus tranquillement du monde* ([1]). »

Quel motif y avait-il pour insulter ainsi Mesmer? Aucun. Si ce n'est que depuis trois ans, en France comme à l'étranger, il guérissait par une méthode nouvelle; et que les médecins français, si cette méthode avait été reconnue bonne, eussent été forcés de modifier la leur.

Des hommes sages seraient revenus sur leurs premiers torts, mais la Faculté les accrut en prononçant séance tenante : 1° la suspension du médecin d'Eslon pour avoir osé se faire l'interprète de Mesmer; 2° injonction au dit d'Eslon de désavouer ses écrits sur le magnétisme ; 3° rejet des propositions de Mesmer, sans examen ni discussion ([2]).

Avec un peu de réflexion, Mesmer n'eût-il pas prévu ce résultat? Comment pouvait-il aller prendre, pour juge, la Faculté de médecine de Paris, dans le sein de laquelle l'esprit de corps avait toujours malheureusement dominé au point d'égarer les hommes estimables dont elle était composée, de leur faire faire des actes ridicules, et de leur laisser commettre des injustices révoltantes?

([1]) Annales du magnétisme, t. 1, p. 201.
([2]) Introd. au magn., p. 121.

En 1642 ([1]), n'avait-elle pas déclaré *que le sang n e circulait pas*? Trente ans après, n'avait-elle pas soutenu que cette circulation était *impossible* ([2])?

N'était-ce donc pas elle qui défendit au peuple l'usage de l'émétique et qui le lui permit néanmoins quand elle ne put nier la guérison d'un puissant souverain, le roi Louis XIV?

N'était-ce pas elle encore, qui, *pendant cinquante ans*, avait privé le peuple des bienfaits de l'inoculation, et ne les lui laissa concéder qu'*après avoir eu la honte de voir, en 1774, trois princes français se faire inoculer sans sa permission?*

Enfin la dégradation de d'Eslon n'était-elle pas certaine à l'avance, puisqu'elle avait, pour précédent, celle de Paulmier, docteur régent, chassé du corps, en 1609, pour avoir fait usage du quinquina *qui guérissait les malades, malgré que la Faculté fût d'un avis contraire* ([3])?

Mesmer devait donc, s'il tenait à avoir l'avis de la Faculté, ne lui attribuer qu'une importance relative, afin que s'il venait à lui être défavorable, le coup porté à sa découverte ne fût pas mortel pour elle et pour lui. Il eût vu, alors, arriver, de son temps, ce qui existe aujourd'hui : on prend de l'émétique, le quinquina est un excellent fébrifuge, et la médecine magnétique commence à prendre faveur.

Abandonné, bafoué, décrié par les médecins, Mesmer s'adresse au gouvernement français; comment est-il accueilli?

Il demande des commissaires pour prendre connaissance des cures qu'il a opérées et en rendre compte; aussitôt une nouvelle brigue s'organise; on lui fait croire que les commissaires sont nommés et qu'ils ont accepté leur nomination, tandis

([1]) Ergo motus sanguinis non circularis, 1642 (candidatus, Simon Boullot. Præses, Hugo Charles).

([2]) Ergo sanguinis motus circularis impossibilis, 1672 (candidatus, Franciscus Bazin. Præses, Philippus Hardouin de Saint-Jacques).

([3]) Paumier, de Caen, grand chimiste et célèbre médecin de Paris, dégradé en 1609, pour ne pas s'être conformé au décret de la Faculté et à l'arrêt du Parlement.

qu'il s'assure par lui-même qu'on ne leur a pas même parlé, et qu'on ne leur a rien proposé.

Fatigué, dégoûté, il déclare alors qu'il quittera Paris le 15 avril 1781. Cette nouvelle effraie ses malades qui, malgré l'envie et la calomnie, étaient en très grand nombre. Des gens de distinction vont trouver, qui?.... LA REINE, pour la supplier de descendre jusqu'au CHARLATAN et de lui dire de rester.

Que fait la reine Marie-Antoinette? Elle envoie dire au JON-GLEUR ALLEMAND qu'il ne doit pas quitter la France de cette manière; et on l'engage, *de la part de sa majesté*, à continuer son séjour en France.

Mesmer fait preuve de respect, il reste, en suppliant, à son tour, la reine de prendre une détermination à son égard.

Ainsi, Mesmer est un aventurier, un jongleur pour les savans; c'est au contraire un homme indispensable à une certaine classe de malades; et, en somme, une tête couronnée lui adresse une prière. Etait-ce donc Mesmer qui trompait, ou se trompait-on à son égard? C'est ce qu'il ne sera pas difficile de voir, en continuant l'examen de sa conduite envers tous.

En effet, une personne de haut rang, M. de Maurepas, fit prier Mesmer de venir s'entendre avec elle. Il y fut; on lui offrit des conditions d'examen qui ne lui convenaient pas, mais qu'il consentit cependant à signer.

Il demeura convenu que si le résultat de l'examen était favorable, le gouvernement reconnaîtrait:

1° Que M. Mesmer avait une découverte utile;

2° Que le roi lui donnerait, en toute propriété, un emplacement pour traiter ses malades et communiquer ses connaissances aux médecins;

3° Qu'il lui serait accordé une pension viagère de vingt mille livres.

On crut faire plus, en sa faveur, quelques jours après. On maintint les intérêts d'argent stipulés à son profit; on ne changea que le mode de procéder : c'est-à-dire que le ministre, M. le baron de Breteuil, fit savoir à Mesmer : que le roi *le dispensait d'être examiné* par des commissaires ;

Qu'il lui accordait dix mille livres pour le loyer de la maison nécessaire pour l'instruction des élèves ;

Mais, qu'au nombre de ces élèves trois seraient choisis par le gouvernement, et qu'il serait accordé de nouvelles grâces à Mesmer, *lorsque les élèves du gouvernement auraient reconnu l'utilité de sa découverte.*

Ce changement dans les conventions, qui eût paru très indifférent à un Français, fit au contraire une grande impression sur le médecin allemand, et c'est ici que commencent ses torts.

Cette singulière transformation de *commissaires inspecteurs* en *élèves - juges* frappa Mesmer, et l'empêcha d'examiner tranquillement sa position. Son amour-propre fut blessé de ce qu'on voulait le faire juger par ses élèves ; ce qui était cependant très rationnel, puisqu'eux seuls devaient participer à la connaissance de la découverte. Quoi qu'il en fût, il ne put se familiariser avec cette idée, et resta aussi aveugle, devant les avantages et les conditions proposés, que les médecins l'étaient et le sont encore devant le magnétisme : ceux-ci ne veulent pas du magnétisme, parce qu'il faudrait l'apprendre d'un magnétiseur, et Mesmer refusa de prendre ses propres élèves pour juges, uniquement parce qu'il était leur maître.

D'un autre côté, on ne doit pas se dissimuler qu'au moment de signer il dut nécessairement reconnaître qu'il n'arriverait pas au but qu'il avait en vue depuis le rejet de ses propositions par la Faculté :

Mesmer avait autant d'ambition de fortune que de gloire ; mais il voulait la fortune dans la vue d'appuyer son indépendance et de se venger de la manière la plus éclatante des mépris de la Faculté; il ne voulait pas avoir d'égal parce que, suivant lui (et certes, il avait raison), sa découverte était sans prix. De sorte que cet intérêt grandiose, d'un côté, et son amour-propre mal à propos blessé, de l'autre, lui firent repousser les propositions royales.

Soumis à ses élèves (dans ses idées du moins), et ne disposant plus d'une fortune, il semblait à Mesmer qu'il restait l'égal des médecins qui l'avaient *condamné, calomnié, injurié, chassé.* Il ne voyait pas se réaliser les rêves de son imagination : il avait toujours pensé à donner à ses amis le moyen de pratiquer le magnétisme avec autant d'éclat qu'il l'aurait fait lui-même; il voulait que sa méthode et le bien qui en résulterait se propageassent, en un instant, dans toute l'Europe, et que les médecins, ses élèves, fussent reçus et accueillis dans toutes les cours, par les souverains et les grands. Il fallait pour cela, suivant lui, qu'ils fussent non seulement au-dessus du besoin, mais qu'ils acceptassent, sans jamais rien demander; enfin, l'éclat de la richesse lui paraissait indispensable dans son intérêt, dans celui de ses élèves et de sa découverte elle-même.

Sans doute, il eût été mieux d'être plus modeste; mais peu d'hommes savent ce qu'ils auraient fait à la place de Mesmer; car il avait été abreuvé de dégoûts et d'humiliations, et cependant un roi puissant et généreux venait au-devant de lui !

Il demanda donc *cinq cent mille francs comptant.*

Ce n'était peut-être pas assez pour une découverte telle que la sienne, une fois reconnue, mais c'était exorbitant pour celle qui restait à examiner et à juger. Les négociations furent donc rompues et Mesmer partit pour Spa.

Certainement les torts sont ici du côté du médecin allemand. Pouvait-il souhaiter rien de plus heureux que de voir le gouvernement français lui offrir des honneurs et des richesses, quand il avait vainement sollicité des corps savans la faveur de l'entendre?

Mesmer devait donc accepter, s'il n'avait eu que des vues ordinaires et personnelles; et s'il refusa, ne doit-on pas en rechercher les causes dans l'un de ces momens d'aberration assez communs aux grands génies? Quel homme parmi ceux qui ont eu de justes titres à la gloire a été plus humilié que lui?

Il fut noble néanmoins dans son refus:

« Les offres qui me sont faites, dit-il au ministre, me semblent pécher en ce qu'elles présentent mon intérêt pécuniaire, et non l'importance de ma découverte, comme objet principal.

» La question doit être envisagée absolument en sens contraire : car, *sans ma découverte*, MA PERSONNE N'EST RIEN. J'ai toujours agi conformément à ces principes, en sollicitant l'accueil de ma découverte, JAMAIS CELUI DE MA PERSONNE.

» Si l'on ne croit pas à cette découverte, *on a évidemment le plus grand tort de m'offrir* 30,000 *livres de rente* (¹). »

On voit donc que la gloire passait chez Mesmer avant l'argent. Il voulait toujours que l'on crût à sa découverte, tant il était convaincu lui-même, et l'orgueil humilié lui faisait exiger qu'on le récompensât, sans contrôle, sans examen, sur parole. Le roi et son ministre n'insistèrent pas. Mesmer partit, et les apparences furent plus que jamais contre lui; car, on avait peine à concevoir un refus de 30,000 livres de rentes. On en conclut qu'il s'était fait justice, et que n'ayant rien découvert, il n'avait rien à montrer.

Cependant cette découverte était-elle réelle? Oui; le magnétisme était une vérité sensible, un excellent remède pour les maladies; les circonstances qui ont suivi le départ de Mesmer l'ont démontré, alors qu'il était absent; et aujourd'hui, la preuve est dans toutes les mains, puisque le magnétisme est

_____

(¹) Mesmer. — Précis de faits relatifs au magnétisme, 1781.

fréquemment employé avec succès dans la guérison des maladies réputées incurables.

On a reproché à Mesmer d'avoir vendu sa découverte! Mais d'abord, c'est un droit acquis à tout inventeur; et un homme qui a passé ses plus belles années dans des études sérieuses qui excluent presque toujours d'autres occupations, doit désirer trouver sa récompense dans celle à laquelle il s'est assidûment livré.

En second lieu, Mesmer ne pouvait pas faire autrement: il avait rompu avec le gouvernement français, et s'était donné là un tort volontaire; il n'en avait été que plus bafoué et insulté; sa position était donc tout-à-fait changée.

Ce fut alors que plusieurs de ses malades, à la tête desquels la reconnaissance publique doit placer le célèbre avocat Bergasse et le banquier Kornmann, lui proposèrent d'assurer son existence au moyen d'une souscription qui, réalisée, produirait 240,000 francs. Mesmer accepta et fit bien; car il avait quitté son pays où il n'avait pu exercer la médecine parce qu'il pratiquait le magnétisme; arrivé en France, nouvel anathème contre lui, par le même motif. Il se trouvait donc évidemment forcé de vendre ses connaissances magnétiques, comme ses confrères vendaient leurs connaissances médicales.

Au surplus, de quelle manière Mesmer a-t-il traité? A-t-il agi avec mystère et par des manœuvres répréhensibles? Non, il a simplement accepté une souscription faite avec une générosité qui l'honorait lui-même autant que les souscripteurs; tel a été l'empressement public, que ce secret pour lequel on proposait 240,000 livres fut envié par un plus grand nombre de personnes qu'on ne l'avait supposé, et Mesmer reçut cent mille francs de plus.

Maintenant, quelle a été la conduite des initiés? Se sont-ils plaints? Ont-ils dit que le magnétisme n'existait pas? Ont-ils traité Mesmer d'imposteur? Rien de tout cela.

Qu'ont-ils fait de ce remède secret si noblement payé? L'ont-ils gardé pour eux ? Non ; ils l'ont donné *gratuitement*, et c'est par eux que le monde en jouit aujourd'hui.

HONNEUR, mille fois HONNEUR, à ces hommes généreux qui ont protégé la naissance du magnétisme et empêché Mesmer de mourir dans la misère (¹)!

(¹) J'avais, jusqu'à ce moment, conservé l'espoir de donner, ici, la liste des souscripteurs au cours de Mesmer, M. Mialle devant me la communiquer. Malheureusement, elle se trouve égarée dans ses papiers, et il lui a été impossible de la retrouver. Je prie donc instamment ceux de mes lecteurs, qui en posséde- raient une, de vouloir bien me la prêter pour en prendre copie. Faire connaître aujourd'hui les noms des premiers protecteurs du magnétisme, c'est une dette de reconnaissance que chacun doit être pressé d'acquitter.

SECTION TROISIÈME.

DU SOMNAMBULISME SOUS MESMER ET PUYSÉGUR.

CHAPITRE PREMIER.

Du somnambulisme sous Mesmer.

Le bruit que causaient les guérisons opérées par Mesmer et par son disciple, le docteur d'Eslon, le spectacle que présentaient les traitemens publics qu'ils avaient ouverts à Paris et qui attiraient un grand concours de monde (¹) fixèrent l'attention du gouvernement. Le roi Louis XVI nomma des commissaires pour examiner la nouvelle découverte et lui en rendre compte.

Cette commission, nommée le 5 mai, n'acheva ses travaux et ne signa son rapport que le 11 août 1784. Elle condamna le magnétisme comme étant un agent *chimérique*, mais qui offrait cependant des *dangers très graves*.

M. de Jussieu, l'un de ses membres, ne fut pas de cet avis : il fit le 12 septembre un rapport particulier dans lequel, au contraire, il déclara que le magnétisme était un *agent réel* (²).

Malgré ces rapports contradictoires, et peut-être aussi à cause d'eux, les traitemens de Mesmer et de d'Eslon étaient toujours suivis, car indépendamment de l'action curative ils

---

(¹) Voir, pour les détails, l'Introduction au magnétisme, liv. 3.
(²) Rapport de l'un des commissaires chargés par le roi de l'examen du magnétisme animal, etc. Paris, 1784. — Voir Introd. au magn., p. 128.

présentaient aux observateurs les phénomènes les plus inconcevables pour l'époque :

Bailly, lui-même, avait dit dans son rapport :

« Rien n'est plus étonnant que le spectacle de ces convulsions : quand on ne l'a pas vu, on ne peut pas s'en faire une idée ; et en le voyant on est également surpris et du repos profond d'une partie de ces malades et de l'agitation qui anime les autres, des accidens variés qui se répètent, des sympathies qui s'établissent. *On voit des malades se chercher exclusivement,* et en se précipitant l'un vers l'autre, se sourire, se parler avec affection et *adoucir mutuellement leurs crises; tous sont soumis à celui qui magnétise :* ils ont beau être dans un assoupissement apparent, *sa voix, un regard, un signe les en retire.* On ne peut s'empêcher de reconnaître, à ces effets constans, une grande puissance qui agite les malades, les maîtrise, et dont celui qui magnétise semble être le dépositaire (¹). »

M. de Jussieu, qui assistait souvent aux traitemens publics, et ne se contentait pas des expériences particulières de la commission dont il faisait partie, dit dans son rapport particulier :

« Un jeune homme, fréquemment en crise, devenait alors muet, parcourait tranquillement la salle et touchait les malades. Son contact régulier opérait quelquefois des crises qu'il conduisait seul à leur terme sans souffrir de concurrence. Revenu à son état naturel, *il parlait, ne se souvenait pas du passé, et ne savait plus magnétiser* (²). »

Le Somnambulisme magnétique existait donc ; il était signalé par les académiciens nommés pour juger des effets du magnétisme ; et, ici, malgré le profond respect que je porte à la mémoire de infortuné Bailly, je dois faire remarquer à quel excès de déraison la prévention l'a entraîné. Comment, en effet, des malades qui sont, comme il le re-

(¹) Rapport de Bailly. — Des effets observés sur les malades.
(²) Rapport de l'un des commissaires chargés par le roi de l'examen du magnétisme animal, 1784. Br. in-4°, p. 10.

connaît, *dans un repos profond*, ou *dans un assoupissement apparent*, peuvent-ils être assimilés à des *convulsionnaires?* L'intention de comparer les magnétisés aux convulsionnaires de Saint-Médard, sur lesquels on avait jeté le ridicule, n'est-elle pas manifeste? Que les malades eussent ou n'eussent pas de convulsions, n'était-il pas absurde de déclarer, d'un côté, que le magnétisme n'*avait aucune réalité*, et de l'autre: *qu'on ne pouvait s'empêcher de reconnaître une grande puissance qui agite les malades, les maîtrise, et dont celui qui magnétise semble être le dépositaire?*

Lorsque Mesmer fut revenu à Paris et qu'on lui décrivit l'état de certains malades aux traitemens de d'Eslon, il en écouta le récit sans manifester la moindre surprise, parce qu'il avait déjà observé ces *crises* depuis longtemps.[1] Mais craignant d'accumuler phénomènes sur phénomènes, découvertes sur découvertes, ne les regardant d'ailleurs que comme un effet du magnétisme, il n'avait pas cru devoir diriger sur ce point l'attention de ses élèves.

L'opinion publique était donc gouvernée par cette première impression *que le magnétisme était un remède pour guérir les maladies*. Il y avait loin de là à un état d'exaltation tel que le somnambulisme.

Fallait-il que Mesmer révélât les merveilles du somnambulisme en même temps que l'action bienfaisante du magnétisme? Sans doute, c'eût été, pour lui, un moyen bien plus sûr de déterminer l'opinion publique qui approfondit rarement les choses; mais alors Mesmer n'eût agi que dans son intérêt personnel; et c'est au contraire parce qu'il ne voyait et ne vit jamais dans le magnétisme qu'une chose utile, qu'il s'appliquait à le faire prévaloir par lui-même et sans le secours du merveilleux qu'il était si facile d'en faire ressortir.

[1] Une faute grave s'est glissée dans mon *Introduction au magnétisme,* p. 328 : on m'a fait dire, en parlant du somnambulisme et des somnambules : *Mesmer ne les avait pas observés* ; il faut lire *signalés.*

CHAPITRE II.

Des somnambules de Mesmer.

Les succès de d'Eslon avaient rappelé Mesmer à Paris en 1783, mais il s'était tenu constament éloigné de son élève. Plus tard, les commissaires nommés par le roi lui ayant fait l'injure de se rendre chez d'Eslon plutôt que chez lui, la rupture fut complète, et Mesmer ouvrit séparément des traitemens publics qu'il dirigea avec d'autres médecins sous ses ordres, et particulièrement avec le docteur AUBRY, dont il avait pu apprécier la sagesse et la droiture et qui d'ailleurs avait été guéri d'une obstruction au foie par le magnétisme (¹).

Il y avait deux traitemens : un pour les pauvres, un autre pour les riches (²). Le premier était dirigé par Mesmer, et le second par les docteurs Sesmaisons, Giraud et Aubry (³).

Dans son traitement, M. Aubry rencontra des somnambules remarquables :

(¹) Le docteur Aubry, élève et ami de Mesmer, existe encore. Ce patriarche du magnétisme est aujourd'hui âgé de quatre-vingt-cinq ans, jouissant d'une santé à peu près parfaite et de la plénitude de ses facultés intellectuelles. Depuis cinquante-sept ans, il n'a cessé d'allier, avec le plus grand succès, la médecine ordinaire avec le magnétisme.

(²) Les traitemens étaient ouverts dans l'hôtel occupé aujourd'hui par M. Dupin l'aîné, rue Coq-Héron.

(³) Les expériences magnétiques du docteur Aubry avaient été couronnées du plus grand succès dans des maladies très graves. Depuis, dans un cas d'empoisonnement par le vert de gris, ce médecin a complètement guéri le malade en quelques séances, par l'application du magnétisme simple. (Exposé des cures opérées par le magnétisme, par M. Mialle, t. 1, p. 191, au mot *Poison*.)

Une fille de 25 ans environ, nommée Marguerite, ne pouvait être magnétisée que par lui; elle ne souffrait pas que d'autres essayassent de la mettre en somnambulisme.

Etant un jour arrivée au traitement sans y trouver le docteur, elle fut magnétisée en son absence, mais on ne put pas la réveiller entièrement. Elle sort aussitôt de la salle, sans être accompagnée, descend dans la rue, et bien que personne ne sût et ne pût lui dire où était M. Aubry, elle se dirige vers le faubourg St-Jacques, prend la rue de Cluny, entre à l'hôtel de ce nom, monte au second étage, sonne, entre, et se dirige vers le cabinet du maître de l'appartement. Là, se trouvait en effet le docteur qui est bien étonné de voir sa somnambule, *en crise, les yeux fermés.*

Mais qui vous a dit que j'étais ici? s'écrie-t-il. — Personne, répond la somnambule. Je suis allée au traitement et ne vous ai pas trouvé; j'ai été magnétisée; on n'a pas pu me réveiller; j'ai vu que vous étiez ici, et je suis venue.

Un dimanche matin, Mesmer étant à la cour, M. Aubry voit arriver deux personnages qui s'annoncent comme étrangers. L'un d'eux demande la permission d'assister aux traitemens, cause avec le docteur, lui manifeste l'intérêt qu'il porte au magnétisme, l'incrédulité qu'il ne peut s'empêcher d'éprouver pour les phénomènes du somnambulisme, et le désir qu'il aurait de voir produire des effets magnétiques.

M. Aubry attend alors que la fille Marguerite soit en crise; puis il met la main du visiteur dans celle de la somnambule. A peine le rapport est il établi entre ces deux personnes, que la somnambule dit:

« Monsieur, vous êtes étranger.—C'est vrai, dit ce dernier; » mais je voudrais savoir si vous me trouvez quelque cause de » maladie.

» — Vous avez souvent des oppressions de poitrine.—C'est » encore vrai.

» — En apercevez-vous la cause? dit le docteur.

» — Sans doute : monsieur a eu le bras cassé il y a trois ans,
» par suite d'une chûte. »

Ici, la figure de l'étranger exprime l'étonnement le plus
profond, et il fait un signe affirmatif.

» La température agit beaucoup sur vous , ajoute-t-elle,
» vous ne souffrez pas toujours, c'est heureux pour vous ; car
» il faut que vous viviez avec votre mal. »

Puis, elle indiqua le remède qu'elle croyait devoir opposer
aux douleurs quand elles survenaient.

L'autre personnage était le médecin du premier ; il n'avait
aucune idée du magnétisme et n'y croyait pas. La confiance de
son compagnon n'avait même fait sur lui aucune impression
et sa physionomie, seule, avait suffi pour assurer les assistans
qu'il prenait en pitié les affirmations de la somnambule. Le
consultant s'en était aperçu, et ce fut pour lui une raison de
le mettre aux prises avec la moderne Pythie : « Voyons, doc-
» teur, lui dit-il, à votre tour ; consultez aussi. Qui sait ? cette
» jeune femme vous apprendra peut-être quelque chose que
» vous ne savez pas. »

Le médecin se prête à ce désir, mais avec répugnance, et
met sa main dans celle de la somnambule. Quelques minutes
sont à peine écoulées en silence, que son visage se décolore,
ses yeux se ferment, il s'endort et ne se réveille qu'au bout
d'un quart d'heure. Aux regards de ceux qui l'entourent, il
s'aperçoit de ce qui vient de se passer et sort furieux, sans articuler une parole.

La curiosité du premier consultant étant plus que jamais
excitée, il dit à la somnambule : « Puisque vous avez si bien
» deviné que je suis étranger, essayez de voir dans l'avenir
» ce qui m'est réservé. »

Marguerite lui dit alors, après un instant de recueillement:
« Prenez garde à vous, Monsieur, vous courez le risque d'être
» assassiné ! »

L'étranger frémit ; mais, se remettant aussitôt, il dit à

M. Aubry : « Monsieur, bien que je ne puisse m'expliquer
» la possibilité de pareils phénomènes, je suis aujourd'hui
» suffisamment convaincu, et je vous fais mes remercîmens,
» tout en vous manifestant mes regrets de ne pouvoir m'éclai-
» rer davantage, car je pars demain; si j'étais libre je sus-
» pendrais certainement mon départ pour apprendre, de vous,
» à diriger un somnambule et à profiter de ses avis.

» M. Mesmer, dit alors le docteur, m'a bien fortement re-
» commandé de demander le nom des personnes de distinc-
» tion qui lui font l'honneur de venir voir ses traitemens, et
» je vous prie, monsieur, de vouloir bien ne pas lui laisser
» ignorer le vôtre.

» Monsieur, répondit l'étranger, je suis le comte d'Haga. »

Or, M. le comte d'Haga n'était autre que le roi de Suède
Gustave Vasa *assassiné*, en 1797, dans un bal !

N'y a-t-il pas une ressemblance parfaite entre cet avertissement prophétique et celui de la Druidesse de Tongres consultée
par Alexandre Sévère : « Ne compte pas sur la victoire, ne
» te fie pas à tes soldats (¹) ! »

CHAPITRE III.

Du somnambulisme sous M. de Puységur.

Mesmer, d'Eslon et le docteur Aubry opéraient avec succès en public; leurs traitemens étaient même fréquentés avec
trop d'empressement, en ce sens qu'on y admettait des curieux, quand on n'aurait dû y souffrir que des malades, leurs
médecins et leurs amis. On y observait, comme on l'a dit, les

_____

(¹) Voir plus haut, p. 40

phénomènes du somnambulisme, lorsque M. le marquis de Puységur ([1]), l'un des souscripteurs au cours de Mesmer, essaya de faire, en particulier, quelques essais de magnétisme sur des malades.

Étant à sa terre de Busancy, près Soissons, le phénomène du somnambulisme se rencontra dans un homme qu'il magnétisait; l'étonnement et la satisfaction de M. de Puységur furent extrêmes en cette occasion, car tout s'était passé de la manière la plus simple et la plus naturelle. Voici, au surplus, en quels termes modestes il raconte cet événement dans une lettre à la société de l'Harmonie, présidée par Mesmer :

« Au château de Busancy, près Soissons,

» Ce 8 mai 1784.

» Je ne puis tenir, Monsieur, au plaisir de vous faire part
» des expériences dont je m'occupe dans ma terre. Je
» suis d'ailleurs si agité moi-même, je puis même dire si
» exalté, que je sens qu'il me faut du relâche, du repos, et
» j'espère le trouver en écrivant à quelqu'un qui puisse m'en-
» tendre. Lorsque je blâmais l'enthousiasme du père Hervier,
» que j'étais loin encore d'en connaître la cause! Aujourd'hui
» je ne l'approuve pas davantage, mais je l'excuse. Plus de
» feu, plus de chaleur dans l'imagination que je n'en ai, peut-
» être, l'auront maîtrisé; et d'ailleurs l'expérience de per-
» sonne, avant lui, ne le pouvait retenir. Puissé-je contribuer,
» ainsi que ceux qui comme moi s'occuperont de magnétisme
» animal, à ramener la tranquillité dans l'esprit de tous les
» témoins de nos singulières expériences, et cela par notre
» propre tranquillité. Contentons-nous, faisons, à l'exemple
» de M. Mesmer, des efforts sur nous-mêmes; et certes il en

([1]) On trouve dans l'ouvrage de M. Foissac, *Rapports sur le magnétisme*, p. 229, une notice très exacte de M. Mialle sur M. de Puységur; les bornes que je suis obligé de m'imposer dans cet ouvrage ne me permettent pas de la répéter.

» faut beaucoup pour ne pas s'exalter au dernier point en
» voyant tous les effets surprenans et salutaires qu'un homme,
» *avec le cœur droit et l'amour du bien*, peut opérer par le
» magnétisme animal. J'entre donc en matière, et j'en suis
» bien pressé.

» Après dix jours de tranquillité dans ma terre, sans m'oc-
» cuper d'autres choses que de mon repos et de mes jardins,
» j'eus occasion d'entrer chez mon régisseur. Sa fille souffrait
» d'un grand mal de dents; je lui demandai en plaisantant si
» elle voulait être guérie : elle y consentit, comme vous pouvez
» le croire. Je ne l'eus pas magnétisée dix minutes que ses
» douleurs furent entièrement calmées : elle ne s'en ressent
» pas depuis.

» La femme de mon garde fut guéri le lendemain du même
» mal, et en aussi peu de temps.

» Ces faibles succès me firent essayer d'être utile à un
» paysan, homme de vingt-trois ans, alité depuis quatre jours
» par l'effet d'une fluxion de poitrine. J'allai donc le voir; c'é-
» tait mardi passé, 4 de ce mois, à huit heures du soir; la fiè-
» vre venait de s'affaiblir. Après l'avoir fait lever, je le ma-
» gnétisai. Quelle fut ma surprise de voir, au bout d'un demi-
» quart d'heure, cet homme s'endormir paisiblement dans
» mes bras sans convulsions ni douleurs! Je poussai la crise,
» ce qui lui occasionna des vertiges : il parlait, s'occupait tout
» haut de ses affaires. Lorsque je jugeais ses idées devoir l'af-
» fecter d'une manière désagréable, je les arrêtais et cherchais
» à lui en inspirer de plus gaies; il ne me fallait pour cela faire
» de grands efforts; alors je le voyais content, imaginant
» tirer à un prix, danser à une fête, etc.... *Je nourrissais en lui*
» *ces idées* et par là je le forçais à se donner beaucoup de
» mouvement sur sa chaise, comme pour danser sur un air
» qu'en chantant *mentalement* je lui faisais répéter tout haut;
» par ce moyen j'occasionnai dès ce jour-là au malade une
» sueur abondante. Après une heure de crise, *je l'apaisai* et
» sortis de la chambre. On lui donna à boire, et lui ayant fait
» porter du pain et du bouillon, je lui fis manger dès le soir
» même une soupe, ce qu'il n'avait pu faire depuis cinq jours :
» toute la nuit il ne fit qu'un somme, et le lendemain, ne se

» souvenant plus de ma visite du soir, il m'apprit le meilleur
» état de sa santé, etc.... Je lui ai donné deux crises mercredi,
» et j'ai eu la satisfaction, jeudi, de ne lui voir le matin qu'un
» léger frisson. Chaque jour j'ai fait mettre les pieds dans
» l'eau au malade l'espace de trois heures, et lui ai donné deux
» crises par jour. Aujourd'hui, samedi, le frisson a été encore
» moins long qu'à l'ordinaire; son appétit se soutient; ses
» nuits sont bornes; enfin j'ai la satisfaction de le voir dans un
» état de mieux sensible, et j'espère que d'ici à trois jours il
» reprendra ses ouvrages accoutumés.

» Le bien que j'ai opéré sur ce malade a enhardi plusieurs
» paysans à venir me consulter. Une femme de vingt-quatre
» ans, souffrant dans le bas-ventre depuis quatorze mois, après
» une couche difficile, a éprouvé en moins de six minutes
» un spasme sans convulsions, ni marques de douleurs ap-
» parentes; seulement, à l'approche de ma main sur la partie
» souffrante, je lui voyais éprouver un léger frémissement;
» voilà déjà deux fois que je lui fais éprouver les mêmes effets
» dont les suites ne lui laissent ni faiblesse ni souvenirs fâcheux.
» Un autre jeune homme de dix-sept ans s'est trouvé tour-
» menté avant-hier par une fièvre très forte, avec un mal de
» tête violent; j'ai été le magnétiser sur-le-champ, je n'ai pu
» lui procurer aucun soulagement de toute la journée, quoi-
» que j'y aie fait mes efforts le matin et le soir : hier matin
» j'ai un peu apaisé son mal de tête; mais sitôt que je l'eus
» quitté, il lui a repris; enfin hier au soir, je suis parvenu à
» lui procurer un sommeil paisible; la nuit n'a cependant pas
» été bonne; ce matin j'ai produit sur lui le même effet salu-
» taire, mais il faudrait que je ne le quittasse pas; car son mal
» de tête recommence avec son réveil aussitôt que je le quitte.
» Afin donc de pouvoir opérer sur tous ces pauvres gens
» un effet plus continuel, et en même temps ne pas m'épuiser
» de fatigue, j'ai pris le parti de *magnétiser un arbre*, d'après
» les procédés que nous a indiqués M. Mesmer; et après y
» avoir attaché une corde, j'ai essayé sa vertu sur mes ma-
» lades. Ce n'est qu'hier au soir que j'ai fait ma première ex-
» périence; j'y ai fait venir mon premier malade; sitôt qu'il a

» eu mis la corde autour de lui, il a regardé l'arbre et a dit
» pour toute parole, avec un air d'étonnement qu'on ne peut
» rendre : *Qu'est-ce que je vois là ?* Ensuite sa tête s'est baissée,
» et il est entré en somnambulisme parfait. Au bout d'une heure
» je l'ai ramené dans sa maison, *où je lui ai rendu l'usage de*
» *ses sens*. Plusieurs hommes et femmes sont venus lui dire
» ce qu'il avait fait; il leur soutient que cela n'est pas vrai;
» que, faible comme il est, pouvant à peine marcher dans sa
» chambre, il lui serait bien impossible de descendre son
» escalier et d'aller à l'arbre de la fontaine. Je fais taire
» ces questionneurs, autant qu'il m'est possible, pour ne pas
» fatiguer sa tête. Aujourd'hui j'ai répété sur lui la même
» expérience avec le même succès.

» Une fille de vingt-six ans, des environs, ayant avec la
» fièvre, depuis neuf mois, des maux de reins, d'estomac et
» de tête contituels, est venue, avec toute la dévotion possible,
» me trouver chez mon malade ; je l'ai envoyée à mon arbre ;
» j'ai fait la chaîne avec tous deux ; elle s'est trouvée soulagée
» singulièrement de tous ses maux, à la fièvre près, etc.

» Je vous l'avoue, monsieur, la tête me tourne de plaisir, en
» voyant le bien que je fais. Madame de **Puységur**, la compa-
» gnie qu'elle a chez elle, mes gens, tout ce qui m'entoure ici,
» éprouvent un saisissement mêlé d'admiration, qu'il est im-
» possible de rendre, et je vous avouerai encore que je crois
» qu'ils n'éprouvent que la moitié de mes sensations. Sans
» mon arbre qui me repose, et qui va me reposer encore da-
» vantage, je serais dans une agitation contraire, je crois, à
» l'harmonie de ma santé; j'existe TROP, s'il est possible de
» se servir de cette expression ([1]). »

Ce phénomène devenu public à Paris, en province et dans
les environs de Soissons, chacun voulut vérifier le fait, en magnétisant soi-même, et tous ceux qui, jusqu'alors, n'avaient
vu dans le magnétisme qu'une simple transmission de calorique,

([1]) Puységur. — Mémoires pour servir à l'histoire et à l'établissement du
magnétisme animal, p. 19.

tous ceux encore qui avaient négligé de s'assurer de l'étendue des facultés que certains malades avaient montrées en crise, voulurent faire des somnambules et ils réussirent souvent; mais souvent aussi ils ne purent y parvenir, ou ils exigèrent de leurs somnambules des choses impossibles; de telle sorte que de nombreuses expériences manquèrent, d'autres ne réussirent qu'en partie, et la plupart furent niées.

Il parut bientôt une multitude d'écrits pour et contre le magnétisme et le somnambulisme :

M. de Puységur fit imprimer, sur la fin de 1784, la première partie de ses mémoires; mais fidèle aux principes de réserve de son illustre maître, il n'adressa cet ouvrage qu'aux membres de la Société de l'harmonie sur les lumières et la discrétion desquels il pouvait compter. En 1785 parut la deuxième partie ([1]).

De 1780 jusqu'au commencement de 1784, MM. d'Eslon, Bergasse et Court de Gébelin avaient déjà publié des ouvrages importans ([2]). Vinrent ensuite la fameuse lettre du père Hervier à Court de Gébelin ([3]); le Rapport des cures opérées à Bayonne, par M. Maxime de Puységur ([4]); une lettre de M. Galart de Montjoie ([5]); les Considérations de M. Bergasse ([6]), et d'autres ouvrages non moins importans par

([1]) Mémoires pour servir à l'histoire et à l'établissement du magnétisme animal, — 1784.

([2]) Observations sur le magnétisme animal, par M. d'Eslon. 1780.

— Lettre d'un médecin de Paris à un médecin du collège de Londres (par M. Bergasse.) 1781.

— Lettre de M. d'Eslon à M. Philip, docteur régent de la Faculté de Paris, 1782.

Lettre de l'auteur du *Monde primitif* (Court de Gébelin) à ses souscripteurs. 1783.

([3]) Lettre sur la découverte du magnétisme animal, à M. Court de Gébelin, par le père Hervier, 1784.

([4]) Rapport des cures opérées à Bayonne par le magnétisme animal. 1784.

([5]) Lettre sur le magnétisme animal, où l'on examine la conformité des opinions des peuples anciens et modernes, des savans, et notamment de M. Bailly, avec celle de M. Mesmer, etc., par M. Galart de Montjoie. 1784.

([6]) Considérations sur le magnétisme animal, ou sur la théorie du monde et des êtres organisés, etc., par M. Bergasse. 1784.

MM. Valleton de Boissière ([1]), Fournel ([2]), Tardy de Montravel ([3]), de Lutzelbourg ([4]), la Société de Strasbourg ([5]), et enfin par M. de Puységur lui-même ([6]).

Tous ces ouvrages attestent, les uns, des cures de maladies réputées incurables, d'autres des traitemens par le magnétisme seul et sans aucun concours de la médecine ; dans plusieurs, on propose des théories fondées sur la puissance de l'âme jointe à l'action d'un fluide particulier au corps humain.

CHAPITRE IV.

Des somnambules de M. de Puységur.

Les somnambules de M. de Puységur ont été très intéressans par eux-mêmes, mais ils le deviennent encore plus lorsqu'on les compare aux devins de l'antiquité.

([1]) Lettre à M. Thouret pour servir de réfutation à l'extrait de la correspondance de la Société royale de médecine, relativement au magnétisme animal. 1785.

([2]) Essai sur les probabilités du somnambulisme magnétique, par M. Fournel. 1785.

([3]) 1° Essai sur la théorie du somnambulisme magnétique. 1785. 2° Lettres pour servir de suite à cet essai. 1787. 3° Journal du traitement magnétique de Mlle N. 1786. 4° Id. de Mme B. 1787.

([4]) Extrait des journaux d'un magnétiseur attaché à la Société des Amis réunis de Strasbourg. 1786.

([5]) Annales de la Société harmonique des Amis réunis de Strasbourg, ou cures que des membres de cette Société ont opérées par le magnétisme animal, 3 vol. in-8°. 1786 à 1789.

([6]) 1° Du magnétisme animal considéré dans ses rapports avec diverses branches de la physique. 1807. 2° Recherches, expériences et observations physiologiques sur l'homme dans l'état de somnambulisme naturel et dans le somnambulisme provoqué par l'acte magnétique. 1811. 3° Les fous, les insensés, les maniaques et les frénétiques ne seraient-ils que des somnambules désordonnés, ou Journal du traitement magnétique du jeune Hébert. 1812-1813.

Esculape ordonnait quelquefois à ses malades des remèdes extraordinaires et qui semblaient dangereux; la même chose a lieu dans le somnambulisme magnétique :

Une fille d'une très faible complexion, et qui était dans un état habituel d'engourdissement et d'atonie, persistait à demander, en somnambulisme, qu'on lui fît prendre *sept grains d'émétique* à la fois et dans une orange. M. de Puységur refusa long temps; mais vaincu par les raisonnemens de la malade, il eut l'air de consentir à ce qu'elle désirait. Alors pour s'assurer de sa lucidité et se mettre à l'abri de tout reproche, il arrangea une demi-douzaine d'oranges de la manière suivante : dans la première deux grains d'émétique ; dans la seconde trois ; ainsi de suite jusqu'à la dernière où il en mit sept ; puis il présenta la moins dangereuse :

« Ce n'est pas ce qu'il me faut, dit la malade ; il donne la seconde, même réponse ; et bientôt, impatientée, elle les jette par terre, les unes après les autres. Arrivée à la dernière, elle s'en empare avec joie, et s'écrie : « *A la bonne heure, voilà ce qu'il faut pour me guérir* (1). »

Une femme d'environ quarante-cinq ans était couverte de pustules et de plaies depuis six mois. Devenue somnambule, elle demande qu'on fasse bouillir 25 à 30 grains de morelle, dans une chopine de vin rouge jusqu'à réduction d'un grand verre et qu'on lui fasse boire cette potion pendant huit jours de suite.

M. de Puységur s'informe des propriétés de la morelle, et M. de Poncaré, médecin à Soissons, lui apprend que c'est un purgatif très violent, et dangereux à administrer à une [forte dose. Les habitans de la campagne, surtout, dirent net, que c'était du poison. M. de Puységur répugnait donc extrêmement à exécuter les ordres de sa somnambule et il lui fit part de ses appréhensions.

(1) Cette circonstance, *des oranges*, se trouve omise dans l'ouvrage de M. de Puységur ; il n'y est question que d'un verre d'eau. Je la connais par M. le comte Lepelletier d'Aulnay, neveu de M. de Puységur, qui vient de m'envoyer une note à ce sujet.

« Il ne faut pas non plus, lui dit cette femme, m'en parler
» dans un autre état que celui-ci; car je crois aussi que c'est
» du poison et je n'en voudrais pas prendre; mais, comme me
» voilà, je boirai ce vin sans répugnance. Ne craignez rien,
» allez, monsieur, cela ferait du mal à d'autres peut-être, mais
» à moi cela ne me fera que du bien. C'est le seul remède qui
» me convienne; vous verrez de jour en jour mes rougeurs s'é-
» teindre, mes plaies se sécher, et dans dix jours je serai
» guérie. »

En effet, tout se passa comme elle l'avait prévu et le dixième
jour elle était bien portante ([1]).

L'oracle d'Héliopolis, ayant reçu de Trajan des tablettes cachetées, les envoya dans le même état en y joignant un papier
blanc comme réponse; ce qui était conséquent, puisque les tablettes se trouvaient elles-mêmes, avec intention, vides d'é-
critures. L'oracle avait donc vu (*langage païen*) à travers un
corps opaque. Voici, aujourd'hui qu'il n'y a plus d'oracles en
titre, un fait analogue entre hommes qui ne cherchent point à
se tromper.

» M. Donnet, propriétaire à Sisteron, passant à Lambesc,
» dit M. de Puységur, on lui rapporta qu'un jeune valet de
» ferme se levait fréquemment la nuit et que dans son som-
» nambulisme il travaillait, parlait, et agissait comme dans
» l'état de veille. M. Donnet fut le voir :
» C'est vous, dit-il, qui comme tant d'autres avez la cu-
» riosité de me voir dans l'état où je suis : je le veux bien,
» mais auparavant il faut que vous goûtiez de mon vin. —
» Bien volontiers. — Voulez-vous du rouge ou du blanc? j'en
» ai de plusieurs espèces (dans ses crises il s'appropriait tout
» ce qui était dans la maison). — Nous boirons du blanc, dit
» M. Donnet. »

Le somnambule descend aussitôt à la cave, sans lumière, et
revient avec une bouteille à la main :

([1]) Recherches physiologiques sur l'homme, p. 60, etc.....

« Ah ça, lui dit M. Donnet, comment avez-vous pu distin-
» guer, dans l'obscurité, les bouteilles de vin blanc d'avec
» celles de vin rouge. — Je savais où elles étaient, mais quand
» je ne l'aurais pas su, il en eût été de même, je ne m'y se-
» rais pas trompé. — Comment pouvez-vous apercevoir les
» objets dans l'obscurité ? — Ah ! je n'ai pas besoin de lu-
« mière : *tous les corps sont éclairés pour moi.* — Fort bien,
» mais cependant pour distinguer dans l'intérieur d'un corps,
» de cette bouteille enfin, il faut bien que la lumière y pénè-
» tre ? — Sans doute, *et c'est ce qui fait que je vois très bien*
» *les objets à travers les enveloppes.* — D'après cette faculté,
» vous pourriez donc voir dans l'intérieur de mon corps ? —
» Sans doute, *j'y vois.* — Vous pourriez donc me dire si je
» suis malade ou bien portant ? — Est-ce que je suis médecin
» pour savoir cela ? » Puis un moment après comme s'il en
» avait été surpris lui-même : « Eh ! mais, vraiment oui, je le
» pourrais. C'est ainsi que j'ai vu la maladie de la petite-fille
» de notre maîtresse. Je lui avais dit de prendre garde, on n'a
» pas voulu me croire et l'*enfant est mort* [1]. »

Suivant les anciens, les propriétés de certaines plantes
avaient été indiquées par des songes ; il en est de même chez
les modernes, et les malades voient les plantes, là où elles
sont, à des distances considérables :

« Il faut, dit à M. de Puységur un jeune somnambule,
» nommé Aubry, me bassiner les reins avec des herbes fortes :
» *de la châli.*

— » Qu'est-ce que c'est que de la châli ? dit le magnétiseur.

— » C'est une herbe qui vient dans les blés.

— » Si elle vient dans les blés, on ne doit pas en trouver
» dans cette saison. Où en trouverait-on ?

— » Tout près du buisson du Cercelet, au-dessus du mont
» de Gras, en allant de Villemontoire à Charentigny ; il y en
» a là. »

[1] Id., ch. 3, p. 78.

« Comment! dit le magnétiseur, vous voyez là de la châli ?
— » Bien sûr, répond Aubry, bien sûr il y en a; si je pou-
» vais y aller, je mettrais tout de suite la main dessus. »

Réveillé, Aubry ne se souvient de rien ; il ne comprend
pas comment M. de Puységur peut savoir qu'il y a de la châli
à trois quarts de lieue de l'endroit où ils sont tous deux : sur
le mont de Gras (¹)!

Pline rapporte que la mère d'un soldat de la garde préto-
rienne, se promenant dans les champs, avait remarqué une
plante appelée *cynorrhodon* : la nuit suivante elle revit en
songe cette plante, et une voix lui dit de l'envoyer à son fils
parce qu'il avait été mordu d'un chien enragé; que cette plante,
prise en infusion, le guérirait (²); voici un fait aussi curieux
que celui transmis par le naturaliste romain:

« La femme d'un porteur d'eau, étant devenue somnambule,
» dit à M. de Puységur qu'elle aurait besoin de se fumiger la
» tête avec la décoction d'une certaine plante; mais elle ne
» nomme pas cette plante, elle ne peut que la décrire.

» Ne soyez point inquiet, dit-elle, menez-moi seulement à
» la campagne, j'y rencontrerai sûrement cette plante et dès
» que je la verrai, de moi-même je la cueillerai pour m'en
» servir. — Mais vous ne saurez plus, quand vous serez éveil-
» lée, que cette plante peut vous faire du bien? — C'est égal,
» menez-moi, et je la cueillerai. Vous serez averti du moment
» où je la verrai, parce qu'alors j'éprouverai une grande dou-
» leur dans ma cuisse malade. »

M. de Puységur la réveille, ne lui dit pas un mot de ce qui
vient de se passer, et lui propose de faire un tour dans la
campagne. Ils montent en voiture avec le mari de cette femme,
et les voilà tous trois à la recherche d'une plante dont aucun
d'eux n'a l'idée. Bientôt la femme, qui marchait quelques pas
en avant, pousse un cri et se baisse. Elle se plaint de sa cuisse,
et en se relevant elle cueille une petite fleur jaune qui se trou-

(¹) Id., ch. 9, p. 140. — (²) Voir t. 1ᵉʳ, p. 255.

vait à ses pieds. Au bout de quelques minutes, même douleur, même cri, même mouvement pour cueillir la même plante qui se retrouve sur ses pas. Interrogée pourquoi elle a cueilli ces fleurs, elle répond qu'elle n'en sait rien et qu'elle les a gardées dans sa main sans savoir ce qu'elle faisait (¹).

Dans l'antiquité (car ici les parallèles sont plus que jamais nécessaires) les malades voyaient leur maladie en pénétrant dans l'intérieur de leur corps : « J'eus un songe, disait Aristide, où il me sembla que j'étais dans un bain chaud, et qu'en avançant ma tête pour me regarder, *je voyais mon bas-ventre malade* (²); » il en est des songeurs modernes comme d'Aristide :

Une jeune femme avait des attaques de folie ; elle est magnétisée, et ses premières paroles, en somnambulisme, sont : « Je suis perdue ! je n'ai plus qu'un an et quelques jours à vivre. »

On lui demande la cause de sa maladie, et elle répond : « Ce sont quatre gros vers qui me rongent *le cœur* (³). » — Interrogée depuis combien de temps elle avait ces vers ? — « Depuis cinq ans. » Pressée d'indiquer un remède, elle obéit, et rend un ver à un jour indiqué. Remise plus tard en somnambulisme, elle dit qu'elle est contente, que le plus gros ver est sorti, et que les trois qui restent sont bien malades ; que, dans huit jours, elle les aura rendus par le bas, en prenant toujours le même remède (⁴).

Ce ne sont là que des faits très simples en comparaison des cures extraordinaires opérées par M. de Puységur ; et on se bornera ici à dire qu'en 1812 il a guéri par le magnétisme un enfant de douze ans, Alexandre Hébert, qui, par suite d'un dépôt à la tête, était arrivé à un état de *folie furieuse* qui

---

(¹) Bertrand. — Traité du somnambulisme, p. 295. — (²) Voir p. 73. — (³) Beaucoup de personnes entendent, par *le cœur*, l'estomac. Elles disent : j'ai mal au cœur, le cœur me lève, j'ai le cœur sur les lèvres, pour exprimer un dérangement de l'estomac. — (⁴) Puységur.

compromettait ses jours et ceux des personnes qui l'entouraient (¹).

Les bornes de cet ouvrage ne me permettant pas de faire
d'autres citations, je terminerai celles-ci en disant que M. de
Puységur a reçu pendant sa vie une partie des récompenses
qui lui étaient dues : il avait rendu la santé à des malades, et
ceux-ci lui sauvèrent la vie à leur tour :

Il venait de perdre un de ses frères, et le chagrin qu'il en
éprouvait avait altéré sa santé; il était alors à Paris et ne se
sentait pas assez fort pour retourner à Busancy.

Or, de Busancy, la femme Maréchal, domestique du marquis, voit la maladie de son maître qui était à Paris.

« Monsieur pense à moi, dit-elle à Ribaut, valet de chambre
» de M. Puységur, et il ne pense pas à lui; il faut que nous y
» pensions, nous; il est malade. » Et elle lui prescrit des remèdes (²).

Une autre fois, M. de Puységur tombe gravement malade;
un de ses somnambules, Viélet, qui approchait du terme de ses
crises et de sa guérison, apprend l'état de son bienfaiteur et
se fait mettre en crise pour bien voir la maladie. Pendant deux
jours il ne donne pas grande espérance ; mais le troisième il
dit à madame de Puységur: « Réjouissez-vous, madame,
» M. le marquis est sauvé, il n'y a plus de risque. »

Cependant la guérison était lente, et Viélet, au contraire,
voyait arriver le terme de ses crises; on lui demandait donc
par avance des conseils qu'il ne pourrait donner plus tard.

Que fait ce brave homme ? Un lundi matin, prévoyant sa
guérison prochaine, il dit: « Je dois avoir une forte colique
» ce soir, et c'est la fin de ma maladie. Si l'on me magnétise,
» on me fera passer ma colique et je serai guéri demain. Au
» lieu de cela qu'on ne me touche pas et *qu'on me laisse souf-*

(¹) Traitement du jeune Hébert, ou Les fous , les insensés, etc.....
(²) Recherches physiologiques, p. 340.

» *frir,* cela ne retardera ma guérison que d'un jour, et du
» moins, demain matin, je pourrai encore tomber en crise et
» voir comment se porte M. le marquis (¹). »

CHAPITRE IV.

Des abus du somnambulisme et de l'insuccès des expériences sous M. de Puységur.

Le Somnambulisme ne faisait que de naître, et déjà des abus
avaient lieu. M. de Puységur le prouve par le fait suivant dont
il a été le témoin :

« Un paysan de Carré-l'Etompe, en Bourgogne, avait passé
» par l'état de crise magnétique pour arriver à la guérison
» parfaite d'une maladie grave. Dans le temps de ses crises, il
» avait les sensations très délicates, et tous les malades avaient
» une très grande confiance en lui ; il découvrait parfaitement
» la cause du mal, et s'entendait assez bien à ordonner des
» remèdes simples et salutaires.

» Un jour, passant auprès d'un cabaret de village, je de-
» mandai la cause d'une foule de monde que j'y voyais ras-
» semblé : on me dit que c'étaient des malades qui venaient
» consulter le *bourguignon.*

» J'imaginais, d'après cela, qu'il était en *crise magnétique :*
» je m'approche ; mais quelle est ma surprise de le voir, les
» yeux bien ouverts, toucher à droite et à gauche tous ces
» pauvres gens, et leur ordonner des remèdes à tort à travers !
» Heureusement, j'étais arrivé à temps pour désabuser tout
» le monde. Je déclarai, devant tous, qu'il ne fallait ajouter

(¹) Mémoires pour servir à l'histoire et à l'établissement du magnétisme animal, p. 385 à 390.

» aucune foi à ce qu'il avait pu dire dans cet état ; que passé
» le temps de sa crise, il était aussi ignorant que moi et que les
» autres hommes dans la connaissance des maladies, et je mis
» mon rusé paysan dans une confusion extrême. Je lui fais les
» reproches les plus vifs de la tromperie qu'il vient de faire.
» Il m'en demande pardon, et m'avoue que persécuté par
» beaucoup de monde qui lui venait demander de leur répé-
» ter ce qu'il leur avait dit dans sa crise, il n'avait pas voulu
» rester court, d'autant qu'on lui promettait de le payer pour
» ses consultations.

» Voilà comme en tout le mensonge est près de la vérité ([1]). »

M. de Puységur éprouva de bien cruelles déceptions ; des
médecins distingués, des personnages de haut rang suspectè-
rent sa bonne foi, ou le prirent en pitié :

« Un de ses somnambules nommé Victor prédisant très
juste les crises qui devaient lui arriver, le marquis avait invité
plusieurs personnes à venir le voir et l'avait mené deux fois
chez M. Mesmer ; il ne comptait pas, du reste, le faire voir
ailleurs. Mais se trouvant à souper un jour, avec quelques personnes, chez madame de Montesson, qui avait témoigné le
plus grand désir d'être témoin d'une expérience, cette dame
lui dit au sujet de Victor : « Je suis sûre de votre bonne foi ;
» mais ce que vous contez est si difficile à croire que jusqu'à
» ce que *j'aie vu*, je penserai que vous vous abusez et que
» vos vous trompez vous-même. »

M. de Puységur alla chercher Victor, et l'amena à la marquise qui put ainsi se convaincre par elle-même des effets annoncés.

M. le marquis de Valence, retenu par une grande incrédulité, n'obtint rien de positif sur le somnambule, et il en fut
piqué. Son opinion apporta du doute dans l'esprit des personnes présentes et le rôle que jouait M. de Puységur devenait des plus désagréables :

([1]) ld., p. 178

« M. le duc d'Orléans, dit-il, était témoin de cette scène,
» et en changeant d'opinion sur mon compte, je devenais un
» homme méprisable venu pour suborner la crédulité du plus
» honnête homme du monde. J'avais l'âme ulcérée, et sentant
» trop tard mon inconséquence, je m'en allai après avoir mis
» mon somnambule dans l'état naturel.

» On lui avait fait des questions sur l'époque de sa gué-
» rison, et il avait répondu qu'elle s'opérerait le samedi sui-
» vant par un saignement de nez et que ce ne serait que le
» lendemain qu'il pourrait *indiquer une heure.*

» Madame de Montesson me dit « que ce serait peut-être *en-
» core la nuit* que s'opérerait cette prédiction. » Je sentis vi-
» vement cette ironie; mais, sans le faire paraître, je lui ré-
» pondis que j'aurais l'honneur de l'en instruire le lendemain
» matin.

» Le samedi, il me fut aisé de voir, à l'air dont on me re-
» cevait, que l'on n'avait nulle confiance en moi. Ma position
» était embarrassante; mais j'étais trop avancé pour recu-
» ler. Je mets Victor dans l'état magnétique et il annonce qu'à
» midi et demi son saignement de nez aura lieu. Le froid le
» plus glacial était dans tous les maintiens, et *à moins de me
» dire en face que j'étais un charlatan*, on ne pouvait pas gar-
» der un silence plus mortifiant. »

M. de Puységur propose alors de faire visiter son malade,
et cette visite est faite par le chirurgien ordinaire de madame
de Montesson, BERTHOLLET, devenu depuis un très célèbre et
très savant chimiste, mais qui regardait le magnétisme comme
une chimère.

Ce chirurgien dit d'abord qu'il aperçoit *de la pommade dans
le nez;* un moment après, il en tire un peu d'ordure qu'il annonce être *un corps graisseux.*

« J'étais sur les épines, dit M. de Puységur, d'une enquête
» aussi injurieuse, au point de ne pouvoir pas même rire de
» pitié de la décision de ce chirurgien. Je force mon malade à
» tout supporter; on lui fait ouvrir la bouche, et enfin, à l'ex-
» ception *du corps graisseux*, on ne trouve rien. »

« A midi et demi, le sang sort par la narine indiquée, et
» j'entends dire autour de moi que ce sang est d'une singu-
» lière nature; que, pour un abcès rendu, sa couleur est bien
» pure. *Le chirurgien appuie cette opinion.* Après le saignement
» arrivent les crachats et la prédiction a son plein effet.

» Il semblerait, continue M. de Puységur, qu'après un tel
» fait il n'y avait plus qu'à chercher la cause qui l'avait pro-
» duit et que sa réalité était bien constatée; mais point du tout,
» je vois régner la même défiance; on met l'éloignement le
» plus grand à me questionner; enfin je demeure confondu de
» l'air embarrassé et peu satisfait de tous les témoins de cette
» scène. Peu à peu le salon se vide. Madame de Montesson,
» occupée d'un dessin, ne dit pas un mot, jette à peine les
» yeux sur moi; on eût dit enfin que je lui inspirais la pitié
» la plus grande. Et je me disposais à me retirer avec toute la
» confusion apparente d'un joueur de gobelets maladroit qui a
» manqué ses tours, quand madame de Montesson me dit
» que Victor, qui était resté dans l'état de magnétique, lui
» avait demandé un entretien secret. M. de Valence fait de
» même. »

Ces conversations furent longues, et jamais M. de Puységur n'en eût rien connu si, dès le lendemain, Victor ne fût
pas retombé dans un état très inquiétant. Remis en somnambulisme, il raconta qu'on l'avait soupçonné de mentir, de s'ê-
tre fait saigner exprès; qu'on avait voulu lui ouvrir les yeux,
et employé pour cela toutes sortes de moyens.

Il se rétablit néanmoins après avoir donné de graves inquié-
tudes à son magnétiseur; mais malgré le meilleur état de sa
santé, un jour, étant en somnambulisme, il n'en reprocha pas
moins à M. de Puységur son imprudence :

« C'est un hasard, lui dit-il, que les choses se passent ainsi;
» car si je fusse parti le lundi, comme vous me l'aviez or-
» donné, mon mal m'eût pris en chemin, et je serais certai-
» nement mort ou devenu fou ; *on eût dit que le magnétisme*

en était la cause, et cependant ce n'eût été que votre faute. »

« — C'est une instruction pour l'avenir, dit M. de Puysé-
» gur; je ne ferai plus une pareille école.

» — Sans doute, mais il est malheureux pour moi d'être
» *votre sujet d'expériences.* »

« L'histoire de Victor, dit M. de Puységur en terminant,
» doit être une leçon pour tout magnétiseur de ne point tenter
» d'expériences indiscrètement, et sans être assuré de tous
» les moyens possibles de les faire réussir et d'en constater la
» sincérité.

» Quand vous voudrez présenter à quelqu'un les phénomè-
» nes du somnambulisme magnétique, ayez soin que les
» personnes auxquelles vous communiquerez cette superbe
» expérience aient déjà par elles-mêmes quelque notion pré-
» liminaire du somnambulisme, afin de ne point offrir tout
» d'un coup à leur incrédulité un prodige trop difficile à conce-
» voir. Environnez-vous de toutes les précautions qui peuvent
» conduire à la conviction, et mettre les spectateurs à portée
» de s'assurer par eux-mêmes de la vérité du fait. Plus l'in-
» crédulité que vous aurez à vaincre sera forte à déterminer,
» plus le succès sera satisfaisant; mais en même temps n'ex-
» posez pas cette expérience à des contradictions et à des ten-
» tatives rebutantes qui ne visent qu'à la faire avorter.

» Avec de pareilles dispositions, il n'y a pas d'expérience
» physique qu'on ne parvienne à rendre illusoire ; et le phy-
» sicien le plus habile sera réduit à la confusion, s'il opère de-
» vant des personnes qui, au lieu d'être attentives à ses opéra-
» tions, s'occupent à briser ses machines et ses instrumens.
» Telle a été ma position; tout avait réussi à souhait devant
» monseigneur le duc d'Orléans et madame de Montes-
» son : arrive le marquis de Valence qui, sans avoir la moin-
» dre idée de ce qui s'était passé, ne peut croire ce qu'on lui
» raconte, et dédaigne même de se rendre témoin d'un phé-
» nomène qui semble résister à la raison. C'est avec une es-
» pèce de violence et le sourire de la pitié qu'il hasarde d'user

» de la machine que je lui confie, et son incrédulité le ren-
» dant maladroit, il finit par fatiguer l'instrument sans en ti-
» rer aucun profit.

» Un autre inconvénient attaché à de pareilles rencontres,
» c'est que non seulement l'incrédule trouve dans son mau-
» vais succès une nouvelle raison de douter, mais qu'il fait
» même fléchir la croyance de ceux qui, ayant été témoins des
» succès les plus heureux, craignent d'avoir été trop faciles,
» et de s'être laissé abuser par une apparence trompeuse.

» Ne vous pressez pas de vouloir prouver : le magnétisme
» est assuré aujourd'hui sur une base si solide, qu'il se
» prouvera de lui-même par une suite de faits naturellement
» amenés, et à l'évidence desquels les esprits se rendront tôt
» ou tard. Le temps fera mieux que tous vos efforts : au lieu
» de vous occuper à faire des expériences pour autrui, em-
» ployez vos momens à en faire pour vous-même. Que votre
» science se perfectionne dans la solitude et dans le secret,
» de manière à paraître avec tous ses avantages, quand elle
» trouvera l'occasion de se produire au grand jour (1). »

CHAPITRE IV.

**De l'opinion des médecins sur le somnambulisme et sur les guérisons
opérées par M. de Puységur.**

§ I. — Opinion du docteur Gall.

J'ai cité plus haut la guérison, par M. de Puységur, d'un
jeune garçon, Alexandre Hébert, atteint de folie furieuse, et
qui disait dans son somnambulisme que sa maladie était venue

(1) Puységur. — Mémoires pour servir à l'histoire et à l'établissement du
magnétisme animal, p. 197 à 218. — J'engage les lecteurs à lire, en entier, la
narration de M. de Puységur, car j'ai été obligé de l'analyser singulièrement.

de ce qu'en lui faisant une opération à la tête on lui avait enlevé un peu de cervelle : or, M. de Puységur conduisit cet enfant aux docteurs Gall et Spurzheim.

« D'abord, monsieur, dit le docteur Gall, nous ne croirons
» jamais que l'on ait retiré de la cervelle à cet enfant.

» — Ecoutez donc, dit M. de Puységur, je n'ai pas non plus
» la prétention de vous le faire croire. Je vous ai mandé que
» l'enfant me l'avait dit en somnambulisme ; je n'en sais pas
» davantage.

» GALL. C'est contraire à l'anatomie du cerveau.

» PUYSÉGUR. Cela peut être, et c'est ce que je ne puis me
» permettre de discuter avec vous ; mais veuillez seulement
» examiner le sommet de la tête de l'enfant.

» GALL. Oui, c'est vrai ; on juge en effet qu'il y a eu là une
» ouverture de faite ; mais cela ne prouve point qu'on lui ait
» enlevé de la cervelle.

» PUYSÉGUR. Je sens bien que pour vous éclaircir du fait il
» vous faudrait son crâne ; mais, en bonne conscience, je ne
» puis en ce moment vous le procurer.

» GALL. Tenez, je ne puis croire que, dans le somnambu-
» lisme, on acquière la connaissance de semblables choses. D'a-
» près tous vos somnambules et d'autres que j'ai vus, je suis
» très convaincu, au contraire, qu'ils n'ont dans cet état que
» des réminiscences de leur état de veille, ou qu'ils ne disent
» que ce que leurs médecins magnétiseurs leur font dire.

» PUYSÉGUR. Avant d'entrer en discussion avec vous sur
» l'espèce de faculté plus ou moins étendue des somnambules,
» il faudrait, permettez-moi de vous le dire, que vous eussiez
» d'abord admis et reconnu que *l'homme, par l'influence de*
» *son aimant animal, a la puissance de mettre à volonté* (non
» pas tous) *mais beaucoup de malades dans cet état de somnam-*
» *bulisme.*

» GALL. Ah ! vraiment ! *Si cela était prouvé, il est bien cer-*
» *tain que ce serait une éclatante vérité, une découverte du pre-*
» *mier ordre ; mais je n'y crois pas.*

» PUYSÉGUR. Vous avez cela de commun avec le plus grand
» nombre des savans d'aujourd'hui ; mais que fait votre scep-
» ticisme et le leur à l'existence d'une vérité ?

» GALL. Soit ; mais comment enfin pouvez-vous expliquer
» ce prétendu agent? Est-ce un fluide? Est-il matière? est-il
» esprit? Comment vos somnambules, s'ils ont la science in-
» fuse, ne trouvent-ils donc pas de remèdes nouveaux? Pour
» la rage, par exemple... Pourquoi les somnambules, en Al-
» lemagne, n'ordonnent-ils que des remèdes de leur pays, et
» non pas de ceux que l'on ordonne en Angleterre? Tout cela,
» tenez, m'a l'air de rêves, et rien de plus (¹).

» .... Vous vous rendrez un jour, lui dit M. de Puységur,
» à l'évidence d'une aussi éclatante vérité. Le motif qui vous
» empêche en ce moment de la reconnaître ne peut longtemps
» servir à vous la dérober. Ce motif m'est connu, vous le sa-
» vez: vous devez vous rappeler qu'il y a plus d'un an, lorsqu'a-
» mené chez moi par M. de B***, vous vîtes et fîtes agir vous-
» même la femme Maréchal de Busancy dans l'état de somnam-
» bulisme, par la seule impulsion de votre volonté, vous me
» dîtes, en vous retournant vivement : *Ah ! ma foi, si cela était*
» *vrai*, MON SYSTÈME TOMBERAIT ; et sur ce que je vous répon-
» dis que je trouvais, moi, que vos recherches anatomiques
» et cranologiques pouvaient très bien s'accorder avec les phé-
» nomènes magnétiques, vous répondîtes : *Non, non*, chaque
» organe de la tête a sa fonction; celle des oreilles est d'en-
» tendre, celle des yeux est de voir, etc.

» Ainsi donc, selon vous, il ne saurait exister de magné-
» tisme dans l'homme, par la seule raison que votre système
» peut fort bien s'en passer.

» Non, non, monsieur le docteur, un tel motif ne peut long-
» temps servir d'excuse à votre incrédulité (²). »

Ceci se passait en 1812 ; or, comment expliquer autrement
que par les effets d'une vive contrariété systématique le lan-

---

(¹) Les fous, les insensés, les maniaques et les frénétiques ne seraient-ils que
des somnambules désordonnés ? p. 66. — (²) Id., p. 72.

gage du docteur Gall, puisque deux ans avant, en 1810, il avait dit :

« Peut-être nous sommes-nous fait jusqu'à présent soup-
» çonner de vouloir nier le fluide magnétique, dit-il, mais ce
» n'est nullement notre projet. Le naturaliste ne doit con-
» naître d'autre loi que la vérité.

» Nous reconnaissons un fluide qui a surtout de l'affinité avec
» le système nerveux, *qui peut émaner d'un individu, passer*
» *dans un autre*, et s'amasser, en vertu de son affinité particu-
» lière, plutôt dans certaines parties que dans d'autres. Une
» observation que l'un de nous (Gall) a, PAR HASARD, faite sur
» lui-même, nous confirme, indépendamment de tous les phé-
» nomènes vrais du magnétisme, dans cette opinion : »

« Ayant posé, pendant la méditation, la main sur le front,
» et promenant plusieurs fois, en avant et en arrière, ses
» doigts étendus sur toute la partie chevelue du devant de la
» tête, à la distance d'un pouce à peu près, il remarqua entre
» la main et la partie supérieure du crâne une chaleur
» douce comme celle de l'haleine; il ressentit une chaleur
» ascendante vers les épaules et les joues, de la chaleur dans
» la tête, et un frisson dans les jambes. La même chose s'étant
» renouvelée plusieurs fois fixa son attention ; il recommença à
» dessein la même épreuve, et eut toujours les mêmes résul-
» tats. S'il continue à mouvoir, pendant quelques secondes,
» la main suspendue, les phénomènes cités augmentent, les
» yeux deviennent douloureux, et il en sort des larmes; la
» langue ne peut plus articuler, les muscles du visage pren-
» nent des mouvemens spasmodiques, la respiration devient
» pénible, et il s'élève des soupirs accompagnés d'oppression;
» les genoux tremblent et chancellent; il lui faut quelques heu-
» res de repos pour être entièrement rétabli.

» Il a produit plusieurs fois des phénomènes semblables
» chez d'autres personnes qu'on n'y avait pas rendues attenti-
» ves, et par le mouvement de la main continué pendant quel-
» que temps, il a même causé des évanouissemens profonds et
» prolongés; il a, sous le rapport de cette propriété, une affi-

» nité particulière avec les personnes des deux sexes qui ont
» les cheveux fins et un peu crépus. Elles seules agissent sur
» lui de la même manière, et il distingue bien, par cette im-
» pression singulière, si c'est un individu de cette sorte ou toute
» autre personne qui, dans une nombreuse compagnie, à une
» distance déterminée, promène la main en l'air, au-dessus de
» la partie supérieure antérieure du crâne : aussi ne peut-il
» agir que sur les personnes de cette constitution ; la promp-
» titude avec laquelle il perd l'usage de ses sens, et surtout l'im-
» pression extrêmement désagréable produite par un abatte-
» ment inexplicable, ne lui ont pas permis de pousser cet essai
» plus loin et d'en obtenir un résultat ultérieur.

» *Nous admettons donc l'existence d'un fluide* dont la sous-
» traction diminue la force des nerfs et dont l'accumulation
» l'augmente ; qui met une partie du système nerveux en re-
» pos et exalte l'activité de l'autre partie ; qui peut, par consé-
» quent, *produire un somnambulisme artificiel.*

» De même que souvent, dans les rêves, les pensées ont plus
» de finesse et les sensations plus de vivacité, qu'on peut en-
» tendre et répondre, que dans le somnambulisme naturel on
» peut se lever, marcher, y voir les yeux ouverts, toucher
» avec les mains, etc., de même aussi *nous convenons que des*
» *phénomènes semblables peuvent avoir lieu dans le somnambu-*
» *lisme artificiel* et même à un plus haut degré.

» On doit en général considérer ce fluide magnétique comme
» un très puissant irritant des nerfs, qui peut dans les mala-
» dies produire des effets pernicieux ou bienfaisans, et qui,
» de même que les autres fluides, est soumis à des lois parti-
» culières dont la connaissance devrait être la base de la ma-
» nipulation. *Il est donc toujours un objet très important pour*
» *le naturaliste,* pourvu que l'on se tienne en garde contre ses
» propres illusions et contre celles d'autrui ([1]).....»

_____

([1]) Gall. — Anatomie du cerveau, t. 1, p. 146 à 148.

§ II. — Opinion du docteur Pinel.

Si M. de Puységur échoua devant des hommes tels que Gall et Berthollet, il dut s'en consoler par l'accueil d'un autre médecin qui ne leur cédait rien en talent, comme en réputation, et dont la mémoire restera immortelle.

Le docteur Pinel, auquel M. de Puységur avait conduit le jeune Hébert, le remercia vivement de la peine qu'il avait prise, en venant lui offrir le spectacle d'un phénomène *qu'il était depuis long-temps curieux de constater* :

« J'ai lu vos ouvrages avec beaucoup d'intérêt, lui dit-il, et
» j'y ai trouvé des faits qui, par leur similitude avec beaucoup
» de ceux que j'ai été dans le cas d'observer, m'ont paru di-
» gnes d'attention.

» Quant à me prononcer sur des moyens ou des procédés
» nouveaux de guérison, tels que ceux que vous employez,
» vous devez sentir qu'un médecin honoré de la confiance pu-
» blique, et chargé, en chef, de la direction d'un hôpital aussi
» important que celui-ci, ne peut ni ne doit se permettre de
» manifester son opinion sur un objet de cette importance,
» avant de s'être acquis le droit de la soutenir et de la jus-
» tifier.

» Je ne sais, ajouta-t-il (au sujet de l'opération subie par
» l'enfant et par suite de laquelle il disait qu'on lui avait enlevé
» de la cervelle), je ne sais jusqu'à quel point je puis ajouter
» foi aux visions somnambuliques de cet enfant, n'ayant point
» vu assez de faits de ce genre pour prendre, à leur égard,
» une opinion arrêtée. Tout ce dont je puis seulement vous as-
» surer, c'est qu'il est aujourd'hui fort bien prouvé qu'un
» homme peut vivre avec une partie de sa cervelle enlevée (¹).
» Tant pis pour les systèmes qui ne s'accordent pas avec la
» vérité (²). »

Il est probable que l'avis de ce grand médecin fut ce qui dé-

(¹) On a vu plus haut, p. 268, que le docteur Gall avait dit le contraire.
(²) Les fous, les insensés et les maniaques ne seraient-ils que des somnam-bules désordonnés? 1812. Dentu, p. 81.

ermina M. de Puységur à publier en 1812 son intéressant ouvrage ([1]).

§ III. — Opinion de M. le docteur Larrey.

Avec un autre chirurgien que Berthollet, et non moins
célèbre que lui, M. de Puységur n'est pas plus heureux :

Un soldat nommé Blanchard avait un ulcère fistuleux à la
cheville du pied. Il était de Busancy. M. de Puységur va le
voir à l'hôpital; il était question de lui couper la jambe, ce qui
eût été déjà fait, si le malade ne s'y était refusé. M. de Puységur le magnétise en lui tâtant le pouls, et le voilà en somnambulisme. Il dit alors qu'il a été d'abord mal traité à Compiè-
gne, et que les remèdes qu'on lui fait en ce moment lui sont
contraires ; il s'ordonne des bains de Barèges. Sur ce, M. de
Puységur s'empresse d'aller chez M. le docteur Larrey pour
l'engager à faire suivre cette prescription. N'ayant pu le joindre de la journée, il se rend le lendemain, à sept heures du
matin, à l'hôpital.

« A huit heures précises, dit M. de Puységur, arriva M. Lar-
» rey. Prévenu de ma rencontre, et me connaissant depuis
» longtemps, il consentit à m'entendre et me fit entrer avec
» lui dans le cabinet où, avec tous ses aides et ses élèves, il se
» revêt et se munit journellement de tout ce qui lui est néces-
» saire pour le pansement des blessés. Mais ce que je n'avais
» que trop justement prévu m'arriva : au premier mot que je
» lui prononçai de la visite que j'avais faite la veille au jeune
» lancier Blanchard, et de l'intérêt que je lui portais :

» — Ah ! bah ! me dit-il, est-ce que vous magnétisez tou-
» jours?

» — Non pas journellement, lui répondis-je, mais quand
» l'occasion s'en présente, je....

([1]) Les fous, les insensés, les maniaques et les frénétiques ne seraient-ils que
des somnambules désordonnés. 1 vol. in-8°. — Dentu.

» — Et votre somnambulisme, vous y croyez toujours?

» — Toujours, monsieur.

» —Ah! Ah!..— Et son rire ne m'expliquait que trop le peu
» d'attention qu'il était disposé à me prêter.

» Néanmoins, je m'empressai de lui parler de la reconnais-
» sance de Blanchard pour tous les soins particuliers qu'il
» avait bien voulu prendre de lui; qu'il devait bien penser que
» je ne venais point lui parler de ce malade avec la présomp-
» tion de pouvoir lui donner des conseils, et encore moins des
» avis, mais seulement avec l'intention de le lui recomman-
» der.

» Soyez tranquille, me dit M. Larrey, ce jeune homme m'in-
» téresse en effet beaucoup; tous les secours que son état
» exige lui sont prodigués; je surveille son traitement; il ne
» sera pas négligé.

» Et comme le docteur paraissait fort pressé de me quitter:
» Encore un seul mot, lui dis-je en l'arrêtant, je n'abuserai
» pas de vos momens. Eh bien! oui, monsieur, je dois à ma
» conscience de vous le déclarer franchement, j'ai magnétisé
» ce jeune homme hier matin, et sans que personne ait pu s'en
» apercevoir. Vous savez, ou pour mieux dire, vous m'avez
» entendu dire, et d'autres personnes ont dû vous le répéter
» depuis, que quelquefois, dans l'état de somnambulisme pro-
» voqué par l'acte volontaire du magnétisme de l'homme,
» l'instinct des malades se développe au point de leur don-
» ner la faculté de savoir et d'indiquer.......

» — Eh quoi! de bonne foi, Monsieur de Puységur, vous êtes
» encore à supposer possible qu'un paysan borné, sans aucune
» étude ni instruction, puisse mieux savoir, étant endormi, ce
» qui convient à son économie animale, qu'un homme comme
» moi qui ai la science et la longue expérience de mon art?

» — Mais ce n'est point une science chez les somnambules,
» monsieur, c'est une faculté; et.....

» — Allons donc, allons, c'est se moquer; ne me parlez donc
» plus de cela.

» Et de vouloir me quitter précipitamment : quand je lui
» ajoute, en lui prenant le bras :

» Vous porterez de moi, monsieur Larrey, tel jugement que
, bon vous semblera; mais encore une fois, je dois vous le
, dire, Blanchard m'a dit dans l'état de somnambulisme que
, ce qui lui ferait dans ce moment-ci le plus de bien, ce qu'il
, serait instant de faire aux plaies de son pied, ce serait de
, baigner sa jambe dans l'eau de Barèges.

, — Eh! mais oui, en effet.... L'eau de Barèges est un réso-
, lutif qui, pour les plaies anciennes, peut, lorsqu'il n'y a plus
» d'inflammation, être utilement administré...... (et par ré-
, flexion : .) Et c'est lui, dites-vous qui vous a... Mais allons,
, allons, c'est impossible.

« Et tout aussitôt, comme un homme qui se repent d'a-
, voir perdu son temps à entendre des fadaises :

» C'est bon, c'est bon, allez, monsieur, croyez bien que,
« quand il en sera temps, j'en ferai usage (¹) . »

CHAPITRE V.

Des cataleptiques du docteur Petétin (1787).

Il en est du magnétisme et de la médecine comme des
croyances religieuses : chacun des prosélytes soutient sa thèse
avec ardeur, et ceux qui ne savent pas encore ce que c'est que
le magnétisme le repoussent avec un mépris et un dédain
inconcevables; puis, lorsqu'ils s'y attendent le moins, ils
se trouvent convaincus, sans pouvoir cette fois opposer la
plus faible dénégation. C'est ce qui arrive presque toujours
aux médecins; et le moment où ils sont le plus exaltés contre ce qu'ils nomment les folies et les rêveries somnambuliques, est presque toujours celui de leur défaite et de leur

---

(¹) Exposé des cures, par M. Mialle, t. 2, p. 364,

entière conviction. Bien plus, c'est souvent à leur insu, qu'ils guérissent magnétiquement ou font des somnambules.

En 1787 ([1]), le président perpétuel de la société de médecine de Lyon, M. Petétin, voyait fréquemment des femmes cataleptiques qui lui présentèrent des phénomènes qu'il ne voulut pas appeler *magnétiques*, parce qu'il était en opposition avec les idées nouvelles ([2]).

Déjà M. Sauvages et d'autres médecins renommés avaient constaté des exemples étonnans de somnambulisme chez des cataleptiques; mais leurs malades furent loin d'offrir des phénomènes aussi remarquables que ceux du docteur Petétin. Les faits qu'on va lire ont d'abord été traités de rêveries; ils ne sont cependant pas plus extraordinaires que tous les autres faits magnétiques.

Ainsi, le caractère des extases du médecin Vanhelmont ([3]) va se retrouver dans une des malades de Petétin. Les fonctions des sens seront transportées à *l'estomac* :

Une jeune femme tomba en catalepsie. On l'avait d'abord cru sans vie, mais elle revint insensiblement. Bientôt elle se mit à chanter faiblement, puis plus haut et plus fort, et avec beaucoup de goût. Elle était insensible au bruit, aux piqûres, et ses parens firent de vains efforts pour s'en faire entendre. Ce chant, qui dura une heure et demie, fut suivi d'une violente expectoration, de convulsions et de délire. Le docteur arrive, la raison était revenue; mais bientôt, après un bain, la malade retombe en catalepsie et se remet à chanter. On essaya de l'en empêcher en la faisant changer de position, et le docteur avait pris le parti de la renverser sur son oreiller; mais en faisant un mouvement nécessaire, le bras du fauteuil

[1] Les faits que l'on va rapporter se sont passés en 1787 et années suivantes, mais ils n'ont été publiés qu'après la mort de M. Petétin (en 1808).

[2] Voir pour plus de détail des faits ci-après, l'ouvrage de M. Petétin. — Électricité animale. — Lyon, 1808. — Rapports sur le magnétisme, par M. Foissac, p. 278.

[3] Voir, plus haut, page 173.

sur lequel il était assis se déroba sous lui, et il tomba à moitié penché sur le lit en s'écriant : « Il est bien malheureux que je » ne puisse empêcher cette femme de chanter.—Eh! monsieur » le docteur, répond celle-ci, ne vous fàchez pas, je ne chan- » terai plus. » Cependant elle recommença quelque temps après sans qu'on pût l'interrompre; mais comme il était certain qu'elle avait entendu *une fois*, le docteur imagina de se replacer dans la position où il s'était trouvé précédemment. Il souleva ses couvertures, s'approcha de son estomac en s'écriant d'une voix assez forte : « Madame, chanterez-vous toujours ? — Ah! quel mal vous m'avez fait, dit-elle; je vous en conjure, *parlez plus bas.* » Le docteur lui demanda alors comment elle avait entendu; elle lui répondit : « Comme tout le monde. — Cependant, je vous parle sur l'estomac. — Est-il possible? » Elle le pria alors de faire des questions aux oreilles, mais elle ne l'entendit pas.

Quelque temps après, la malade n'entendit plus par l'estomac et chanta néanmoins comme avant. Petétin eut l'idée de placer un doigt sur l'épigastre de la malade, de réunir ceux de son autre main et de s'en servir comme d'un conducteur en parlant dessus. Ce moyen réussit, la malade interrompit ses chants, et dit au docteur:

« Je chante pour me distraire d'un spectacle qui m'épou- » vante. *Je vois mon intérieur*, les formes bizarres des organes » enveloppés d'un réseau lumineux; ma figure doit exprimer » ce que j'éprouve : l'étonnement et la crainte. Un médecin, » qui aurait un quart d'heure ma maladie, serait heureux sans » doute, puisque la nature lui dévoilerait tous ses mystères, » et s'il aimait son état, il ne désirerait pas comme moi une » prompte guérison.—Voyez-vous votre cœur? lui dit Petétin. —» Le voilà, dit la malade, il bat en deux temps et des deux » côtés à la fois. Quand la partie supérieure se resserre, l'infé- » rieure s'enfle et se resserre bientôt après; le sang en sort tout » lumineux et passe par deux gros vaisseaux qui sont peu » éloignés l'un de l'autre (¹). »

(¹) Électricité animale, et rapports sur le magnétisme, p. 298 à 301.

Petétin lui demandant, un jour, comment se trouvait son estomac : assez bien, dit-elle ;—et la tête? Toujours embarrassée. — Voyez-vous encore votre intérieur? — Si parfaitement que je vous avertis qu'il ne faudra pas me baigner, ni demain, ni de quelques jours.— Je vous entends; mais qu'est-ce qui vous assure que l'obstacle arrivera demain?.....— Mes yeux et une prévoyance qui ne saurait me tromper.

S'étant assuré que le sens de l'ouie était transporté à l'épigastre et au bout des doigts, le docteur voulut essayer s'il en serait de même de celui du goût. A cet effet il renferma, dans du papier, un morceau de pain au lait et le plaça sur l'estomac de la malade, en le couvrant parfaitement de sa main; aussitôt elle se mit à mâcher et dit : Oh! que ce petit pain au lait est délicieux! — Pourquoi faites-vous un mouvement de la bouche? — Parce que je mange du pain au lait.— Où le savourez-vous? — Belle question? dans la bouche.

Désirant s'assurer encore si la sensation du goût pouvait être excitée à l'extrémité des doigts comme celle de l'ouie, il plaça, sous les doigts réunis de la cataleptique, des pâtisseries et divers autres mets; elle ne sentit rien; mais lorsqu'il substitua, aux alimens solides, du vinaigre, du vin, du lait, du bouillon froid, elle les désigna les uns après les autres, sans se tromper une seule fois, bien que ses doigts ne fissent que les effleurer; enfin il ouvrit sa tabatière, qu'il approcha par degrés du bout des doigts de la malade; elle secoua la tête sur l'oreiller, et dit avec humeur : « Otez ce tabac, il me fait le plus grand mal : »

Le cinquième jour de la maladie, l'accès de catalepsie l'avait surprise au lit, à l'heure qu'elle avait indiquée dans la séance précédente. Petétin entra, et, soulevant avec précaution les couvertures, il lui posa une carte sur l'épigastre. Aussitôt sa physionomie changea : elle exprimait tout à la fois l'attention, l'étonnement et la douleur : « Quelle maladie ai-je donc? Je » vois la dame de pique. »Petétin, retirant aussitôt cette carte, la livra à la curiosité des spectateurs; une seconde fut placée avec les mêmes précautions : « C'est, dit-elle, le dix de cœur. » Enfin une troisième. « Salut au roi de trèfle! »

Il demanda à la malade, en lui parlant sur le bout des doigts, où elle avait vu ces cartes : « *Dans l'estomac.* — Avez-vous distingué leurs couleurs? Certainement elles étaient lumineuses, et m'ont paru plus grandes qu'elles ne le sont ordinairement; mais je vous prie de me donner un peu de relâche; cette manière de voir me fatigue beaucoup. » Le mari de mad *** n'y tint pas, il tira sa montre et la lui posa sur l'estomac : après quelques secondes d'attention, celle-ci dit. « C'est la montre de mon mari; il est dix heures sept minutes. » Cela était exact (¹).

Les expériences ont toujours des inconvéniens, et Mᵐᵉ *** déclara que celles qui avaient eu lieu *retarderaient sa guérison.*

Un jour, le docteur arrive tard. « J'en vois la cause, dit-elle; » vous avez la migraine depuis quatre heures; elle ne cessera » qu'à six heures du soir. Vous avez raison de ne rien faire » pour cette maladie, toutes les puissances humaines ne peu- » vent l'empêcher d'avoir son cours.—Pourriez-vous me dire » de quel côté est la douleur?—Sur l'œil droit, la tempe et les » dents; je vous préviens qu'elle passera à l'œil gauche, que » vous souffrirez beaucoup entre trois et quatre heures, et qu'à » six vous aurez la tête parfaitement libre (ce pronostic s'ac- » complit à la lettre). — Si vous voulez que je vous croie, il » faut que vous me disiez ce que je tiens à la main.—Je vois, » à travers votre main, une médaille antique. » Elle vit avec la même facilité une lettre à son adresse que sa belle-sœur avait renfermée dans une boîte.

« A quelle heure, lui dit-il, finira votre accès? — A onze » heures. — Et l'accès du soir, à quelle heure viendra-t-il? — A sept heures.— Dans ce cas il retardera beaucoup. » Cela est vrai, mais c'est une marche qui va s'établir, et

(¹) Id., p. 301 à 305.

» à compter de ce jour, mes accès viendront régulièrement à
» huit heures du matin et à sept heures du soir; les accès du
» matin seront de trois heures, et ceux du soir de deux heures
» seulement. »

Le docteur sort, et au lieu de prendre son manteau placé
dans une pièce voisine, il met celui d'une autre personne; la
malade s'en aperçoit et lui envoie sa belle-sœur pour l'en
prévenir.

Un soir, le docteur, pour faire une expérience, met une lettre sur sa poitrine et garde son manteau. Mais à peine tombée
en catalepsie, madame *** lui dit : « Eh! depuis quand, doc-
» teur, la mode est-elle venue de porter ses lettres sur la poi-
» trine...... »

Petétin retirant la lettre l'appliqua, fermée, sur les doigts
de la cataleptique qui dit alors : « Si je n'étais pas discrète
» je pourrais en révéler le contenu ; mais pour prouver que
» je l'ai bien lue, *il n'y a que deux lignes et demie très-minu-*
» *tées;* » ce qui était vrai.

Un des assistans tire une bourse de sa poche, la met sur la
poitrine du docteur, après avoir croisé son manteau, et Petétin se retourne du côté de la malade : « Ne vous gênez pas,
» dit-elle, vous avez sur la poitrine la bourse de M. B...; il y
» a tant de louis d'un côté, et tant d'argent blanc de l'autre; » et
à l'instant, elle fait l'inventaire de toutes les poches en disant à
sa belle-sœur que ce qu'elle avait de plus intéressant était
une lettre. Cette dame en fut d'autant plus surprise qu'elle
venait de recevoir cette lettre et n'en avait encore parlé à personne.

Une autre cataleptique reproduit bientôt à Petétin les mêmes
phénomènes : c'était en 1790, et le 29 mai, jour où les Lyon-
nais chassèrent de la ville les scélérats qui les tyrannisaient.
Au premier coup de canon, la malade tombe en convulsions,
et, de son lit, elle voit Petétin signalant son courage au mi-

lieu des batteries, et le blâme le lendemain de s'être exposé avec si peu de ménagement (¹).

Josephe prédit aux Juifs, assiégés par les Romains, que leur ville serait prise le quarante-septième jour (²) ; et pendant le cours de ses accès, dont elle annonçait avec exactitude l'invasion et la durée, la malade de Petétin prédit la sanglante journée du 29 septembre ; la reddition de la ville le 7 octobre, l'entrée des troupes républicaines le 8, et les proscriptions sanglantes ordonnées par le comité de salut public.

Un journal de Lyon avait fait quelques plaisanteries sur la maladie d'une autre cataleptique, madame de Saint-Paul ; le mari de celle-ci permit à Petétin, dans l'intérêt des sciences, d'amener avec lui plusieurs de ses confrères. Celui-ci s'adressa d'abord au plus incrédule, M. Eynard.

Entre autres expériences, M. Eynard, ayant apporté plusieurs dessins, en prit un (le portrait de Louis XIV), et l'approcha de l'épigastre de la malade. « Est-ce celui de François Ier. — Non. » Après plusieurs questions, il nomme : « Louis XIV. — Oui. »

M. Eynard lui demanda si elle pouvait nommer l'auteur de ce dessin ; et elle lui dit que c'était lui-même. Comme il s'en défendait, en disant qu'il ne savait pas dessiner, madame de Saint-Paul fit un geste d'impatience, et lui montra une machine électrique qui se trouvait là ; c'était en effet un portrait à l'aide de l'électricité.

Il serait trop long de rapporter toutes les autres expériences de plus en plus curieuses, qui ont réussi au grand étonnement des médecins de Lyon amenés par M. Petétin ; et je renvoie aux ouvrages qui les ont citées (³).

(¹) Id. 306, 307 et 308.
(²) Voir, plus haut, p. 70.
(³) Electricité animale, p. 127. — Rapports sur le magnétisme, p. 310 à 312 et suiv.

CHAPITRE VI.

Des somnambules de M. Deleuze (1785 à 1815).

L'incrédulité est la compagne ordinaire de l'ignorance ; aussi chacun , avant de nier , doit-il chercher à s'instruire ; et tout magnétiseur ne doit pas oublier qu'il fut lui-même plus ou moins longtemps incrédule, avant que le magnétisme eût attiré son attention. L'exemple du digne successeur de M. de Puységur doit engager tous les magnétiseurs à ne jamais se formaliser des doutes et des ridicules que l'on serait tenté de jeter sur la science et sur eux-mêmes.

« Lorsque je lus pour la première fois, en 1785 , dit M. Deleuze, le détail des cures opérées à Busancy, tout cela me parut une folie. Je soupçonnai même qu'on avait voulu tourner en ridicule les partisans du magnétisme, en racontant des prodiges qui révoltaient le bon sens. Cette lecture ne fit donc que dissiper la curiosité que m'avait auparavant inspirée la relation des cures faites par M. Mesmer. — Je vivais alors à la campagne, près de Sisteron, et je passais les automnes avec un ami qui résidait à Aix le reste de l'année. J'appris que cet ami, homme d'une raison froide et d'un esprit éclairé, était allé voir M. Mesmer chez M. Servan ; que , de retour à Aix, il avait essayé de magnétiser et qu'il avait une somnambule. Je résolus d'aller le trouver pour m'assurer si cela était vrai. Je fis le voyage à pied, en herborisant ; le second jour, j'arrivai à Aix à midi, après avoir couru depuis quatre heures du matin. J'entre chez mon ami, je lui expose le motif de mon voyage ; je le prie de me dire ce qu'il faut penser des prodiges qu'on m'a racontés : il sourit et me répond froide-

» ment : Restez et vous verrez ce que c'est ; la malade doit
» venir à trois heures. — A trois heures, en effet, la malade
» arrive avec quelques personnes qui devaient faire la chaîne.
» Je me mets à cette chaîne, et je vois, après quelques minutes,
» la malade s'endormir. Je regardais avec étonnement ; mais
» je ne pus pas longtemps regarder : dans moins d'un quart
» heure je m'endormis moi-même. Pendant mon sommeil je
» parlai beaucoup, et je m'agitai de manière à troubler la
» chaîne ; ce que j'ai su parce qu'on me le dit, quand je fus
» réveillé, et que je vis rire tout le monde autour de moi, car
» je n'en ai aucun souvenir. Le lendemain je ne m'endormis
» point, j'observai le somnambulisme, et je priai mon ami de
» m'instruire des procédés. De retour chez moi, je fis l'essai
» du magnétisme sur les malades qui habitaient les hameaux
» voisins de ma maison de campagne. Je me gardai bien d'agir
» sur leur imagination ; je les touchais sous divers prétextes,
» en leur persuadant que de légères frictions leur feraient du
» bien. J'obtins ainsi, des effets curieux et salutaires qui for-
» tifièrent ma croyance (1). »

Dès cet instant, M. Deleuze rechercha les occasions de guérir les maladies par le magnétisme, et il y réussit, tantôt avec
le magnétisme simple, tantôt avec son secours et celui du
somnambulisme.

M. de Puységur, cédant aux désirs de madame la marquise
de Montesson, lui avait laissé un instant de liberté avec le
paysan Victor, et les tourmens subis par cet homme avaient
failli compromettre sa vie ; M. Deleuze était donc averti de
ce danger ; aussi s'arrêta-t-il au moment où il allait oublier les
recommandations de son maître.

« J'avais, dit-il, un somnambule que je magnétisais depuis
» six jours, mais qui ne parlait pas encore, lorsqu'un élève
» de M. Mesmer, M***, vint à Sisteron. On juge bien que j'al-
» lai le voir, et que je lui parlai de mon somnambule. M***,
» homme d'ailleurs distingué par son esprit, ses connaissan-

(1) Deleuze. — Histoire critique du magnétisme animal, t. 1, p. 228.

» ces et son amour pour le bien, était un enthousiaste qui
» prétendait avoir fait des choses prodigieuses ; il avait une
» foi très vive, mais aussi je ne sais ce qu'il ne croyait pas.

» Si votre somnambule ne parle point, me dit M***, c'est
» que vous ne savez pas le vouloir : veuillez qu'il parle,
» ordonnez-lui de parler et il parlera.

» Je proposai à M. M*** de venir voir mon somnambule. Je
» lui donnai rendez-vous chez moi pour l'heure où je savais
» qu'il serait endormi, et il y vint. Il se plaça sur une chaise
» à deux pas de moi ; il regardait mon somnambule sans rien
» dire, tandis que je magnétisais. Quelques momens après,
» il tire de sa poche une baguette d'acier : « Présentez cela à
» votre somnambule, me dit-il. » Je la prends et la lui pré-
» sente sur l'estomac. A l'instant mon somnambule éprouve
» un frémissement convulsif qui m'effraya d'autant plus que
» je ne lui avais point encore vu faire de mouvement. Je ren-
» dis la baguette à M. M***, et il sortit. Mon somnambule
» garda toujours le silence.

» Le lendemain je le mets en crise : même immobilité ;
» mais au bout d'une heure il étend les jambes et les bras, et
» se frotte les yeux comme quelqu'un qui s'éveille. Je crus en
» effet qu'il s'éveillait : point du tout ; ses yeux restent fer-
» més, et, après avoir soupiré, il dit : « Bon Dieu ! que ce
» fluide qui est venu hier m'a fait de mal ! Il a voulu me faire
» parler ; eh bien ! je parle. » Je lui demandai quel tort cela
» lui avait fait ; il me répondit qu'il aurait eu besoin de rester
» encore quelques jours sans parler pour arranger ses idées ;
» qu'il serait devenu un très bon somnambule, mais que le
» travail ayant été interrompu, il ne serait jamais bien clair-
» voyant. Je lui dis de rentrer dans l'état où il était aupara-
» vant et de garder le silence aussi longtemps qu'il le jugerait
» à propos ; il me répondit que cela n'était pas possible. Il
» ajouta, et ceci, pour être fort extraordinaire, n'en est pas
» moins vrai : *Lorsque ce fluide est entré, je m'occupais de re-*
» *mèdes ; je pensais au séné ; j'avais déjà pensé à la manne, à*
» *la casse, à la rhubarbe,* etc.

» Mais, lui dis-je, puisque cela devait vous nuire, pourquoi

» avez-vous consenti à parler? — C'est que je n'ai pu résister
» à ce fluide. — Mais ce n'était pas lui qui vous magnétisait,
» et je ne vous ai pas forcé de parler. — Non, mais vous ne
» vous êtes pas opposé à sa volonté. Ce fluide a une vo-
» lonté forte; je ne voudrais pas être magnétisé par lui, je
» craindrais qu'il ne me rendît fou. (En effet, les somnam-
» bules de M. M*** voyaient des choses fort extraordinaires.) —
» Mais, lui dis-je, est-ce que je n'ai pas aussi une volonté forte?
» — Oui, me répondit-il; mais c'est une volonté calme, qui
» ne tend qu'à me guérir. » Pendant cette conversation, M***
» frappa à ma porte. Mon somnambule ne savait pas que c'é-
» tait lui; mais il le sentit, et me témoigna son inquiétude.
» On juge bien que je ne laissai pas entrer M*** (¹).

» Un jour, continue M. Deleuze, nous étions allés ensem-
» ble à la campagne; nous y restâmes jusqu'à six heures. A
» six heures et demie, nous étions sur la route à une lieue de
» la ville : c'était l'heure où j'avais coutume de le magnétiser.
» Il me dit qu'il était accablé de sommeil. J'aurais dû le dis-
» traire et m'opposer de toutes mes forces à ce qu'il s'endor-
» mît; mais alors je ne résistais pas au désir de faire des ex-
» périences. Je l'arrête, je lui mets pendant une minute la
» main sur les yeux, et je lui dis avec volonté : *Dormez* et
» *marchez*. A l'instant ses yeux sont fermés, il soupire et il
» marche.

» La route était longue et le chemin fort mauvais. Quelque-
» fois il me disait : *Je suis bien fatigué, sommes-nous loin?* Je
» lui proposai de s'asseoir; il s'assit sur une pierre, et me dit
» en se plaignant : *Cette chaise est bien froide.* Nous rencon-
» trâmes quelques personnes; il me disait : *Voilà un fluide
» qui passe.* Rendu chez moi, je l'éveillai; et, les deux jours
» suivans, il fut malade de fatigue (²).

» J'ai vu une femme hydropique, ajoute M. Deleuze, à la-
» quelle on avait fait plusieurs fois la ponction, devenir som-

(¹) Histoire critique, t. 1, p. 232 — (²) Id., p 236.

» nambule. Dans cet état, elle présentait ses mains devant
» son magnétiseur comme devant un poêle ; elle se chargeait
» ainsi de fluide et se magnétisait ensuite elle-même, en pas-
» sant les mains sur tout le corps, de haut en bas, avec beau-
» coup de dextérité.

» Dans le même endroit, il y avait une somnambule épilep-
» tique, d'un esprit fort borné et extrêmement dévote. Dans
» son somnambulisme, elle voyait des anges se poser sur tout
» ce que touchait son magnétiseur. Je fus curieux de savoir ce
» que c'étaient que ces anges. Un jour que son magnétiseur
» était absent, il me permit de le suppléer ; la somnambule
» vit les anges, mais moins beaux, moins brillans. Je m'assurai
» que ces anges n'étaient autre chose que la lumière du
» fluide, qui était bien moins vive lorsqu'il émanait de moi que
» lorsqu'il émanait de son magnétiseur (¹).

» Je terminerai, dit-il enfin, par le récit d'un fait qui
» vient de se passer sous mes yeux. Je le rapporte, parce qu'il
» tend à réfuter, par une expérience directe, des erreurs dans
» lesquelles quelques magnétiseurs enthousiastes se sont lais-
» sés entraîner, quoiqu'elles fussent combattues par la phi-
» losophie.

» Madame de ***, mère de deux enfans dont elle est unique-
» ment occupée, étant malade depuis quelques jours, son mari
» a essayé de la magnétiser, et dès la première fois il l'a mise
» en somnambulisme. Dans cet état madame de *** a annoncé
» ses crises et l'issue de sa maladie, et elle a donné d'utiles
» conseils pour un de ses enfans qui était indisposé. Son
» mari, enchanté de la pénétration qu'elle montrait, et de la
» facilité avec laquelle elle s'énonçait, l'a laissée parler sur
» divers sujets, et après sa guérison, il a continué à la mettre
» en somnambulisme par curiosité. Bientôt l'imagination de
» cette dame s'est exaltée, et elle a vu les choses les plus ex-

(¹) Id., p. 240.

» traordinaires. Elle a indiqué à son mari le lieu où étaient
» cachés des papiers importans pour sa famille. Ces papiers,
» disait-elle, y avaient été déposés dans des temps de troubles
» par un de ses parens, mort depuis plusieurs années, qui lui
» apparaissait et lui donnait tous les renseignemens possibles
» pour les retrouver (¹).

« Les visions de Madame de..... s'étant prolongées pendant
» trois mois sans qu'elle enconservàt le moindre souvenir dans
» l'état de veille, et tout ce qu'elle disait étant parfaitement
» lié, son mari, qui ne voyait dans tout cela qu'un phénomène
» incompréhensible, s'est cependant déterminé à vérifier les
» faits pour savoir d'une manière positive à quoi s'en tenir. Il
» s'est en conséquence transporté dans l'endroit qui lui avait
» été désigné, et non seulement n'a rien trouvé, mais il s'est
» assuré que les lieux qui lui avaient été décrits ne ressem-
» blaient nullement à la description et qu'il n'y avait rien de
» vrai dans les visions de sa femme.

» Je crois devoir ajouter qu'une somnambule sage et clair-
» voyante ayant été mise en communication avec Madame
» de...., elle a prononcé affirmativement que tout ce que cette
» dame croyait voir n'était qu'une illusion; qu'en l'occupant
» de ces folies on excitait un mouvement dangereux dans le
» cerveau; qu'il pouvait en résulter une maladie de nerfs et
» qu'il fallait éviter de la mettre en somnambulisme. »

(¹) Id., p. 245.

LIVRE QUATORZIÈME.

DU SOMNAMBULISME DEPUIS M. DELEUZE
JUSQU'AU RAPPORT DE LA PREMIÈRE COMMISSION DE L'ACADÉMIE DE MÉDECINE DE PARIS SUR LE MAGNÉTISME. 1813 A 1831. DEUXIÈME ÉPOQUE.

SECTION PREMIÈRE.

DE L'HISTOIRE CRITIQUE DU MAGNÉTISME PAR M. DELEUZE ET DES RÉSULTATS DE SA PUBLICATION.

CHAPITRE PREMIER.

De l'opinion publique sur le magnétisme et des progrès scientifiques après la publication de l'Histoire critique du magnétisme par M. Deleuze.

Sans répéter ce que j'ai dit dans l'*Introduction au magnétisme* [1] au sujet de M. Deleuze et de ses ouvrages, je rappellerai que sa sagesse, son érudition et le style de son Histoire critique consolida tout-à-fait le magnétisme. Digne successeur de M. de Puységur, sous le rapport des vertus et de l'amour du bien, M. Deleuze était supérieur à son maître qui n'avait reçu qu'une éducation de gentilhomme, et à partir de la publication de l'ouvrage que je viens de citer, les noms de MM. de Puységur et Deleuze protégèrent tous ceux qui s'occupaient de magnétisme. On continua de regarder Mesmer comme un charlatan ; mais, par une singulière anoma-ie, on respecta ses élèves, ceux qui se faisaient gloire de suivre

---

[1] Introduction au magnétisme, p. 140.

ses leçons et qui l'honoraient dans leurs livres malgré les mépris universels.

La prudence de M. Deleuze fut toujours très grande. Il craignait les abus et redoutait l'enthousiasme. Ce fut lui qui indiqua la nécessité de distinguer le magnétisme simple du somnambulisme. Avant lui, toute l'attention était concentrée sur la possibilité de faire un somnambule. M. de Puységur, dont la volonté était très ferme, et que l'on peut appeler *le père du somnambulisme,* avait beaucoup plus étudié les malades somnambules que ceux qui ne pouvaient pas le devenir, et l'utilité du sommeil magnétique le lui avait fait toujours désirer avec ardeur(¹). Mais M. Deleuze, qui envisageait le magnétisme avec

(¹) La franchise et la sincérité de M. de Puységur étaient remarquables : « Je » sens, disait-il, que sans le secours du somnambulisme, je n'aurais jamais la » moindre certitude des effets que je produis. Lorsqu'il m'est arrivé de guérir » plusieurs malades sans les rendre somnambules, j'ai senti qu'il m'était né- » cessaire d'en rencontrer quelques-uns qui le devinssent pour assurer ma foi. » A défaut de sensation, enfin, c'est pour moi la preuve la plus convaincante » et la moins suspecte de l'existence de l'agent magnétique ainsi que de ma » puissance pour en faire un bon usage. » (Mémoires, pag. 329.)

Cette manière de voir avait influencé M. de Puységur fils *, et lorsque, plus tard, je lui eus adressé mon *Introduction au magnétisme,* comme un hommage à la mémoire de son père, il me dit : « Je vous avouerai, Mon- » sieur, que je ne comprends pas bien votre chapitre des *expériences magné- » tiques,* par opposition *aux expériences somnambuliques.* Vous préten- » dez user de diverses manipulations auxquelles vous attribuez des effets. » Mais, Monsieur, suivant mon père et moi, la volonté fait tout. — La » volonté est pour beaucoup, en effet, dans un traitement magnétique, lui » répondis-je, mais malheureusement elle est souvent impuissante ou faible. » Ainsi, que faisait M. votre père des malades qui ne pouvaient devenir som- » nambules ? — Après de grands efforts de patience il les abandonnait. — » Eh bien ! monsieur le marquis, ceux-là, je les prends. Je désire le somnam- » bulisme pour le bien des malades, mais rien ne m'intéresse davantage » qu'une guérison sans son secours ; en présence d'un somnambule, j'écoute, » j'obéis ; c'est lui qui sait tout. Avec un malade non somnambule, qui me » dit qu'il sent entrer, *dans son corps,* la main que j'agite *à deux pieds de » lui* et qu'elle lui fait du bien ; ou qui me supplie quelquefois de cesser, parce » que, sans le vouloir, je le blesse ou je l'oppresse, j'apprécie mieux ma puis- » sance, et je suis plus sûr des effets. »

* M. le marquis de Puységur fils, ancien lieutenant-colonel de cavalerie, s'occupe peu de magnétisme. Il est auteur d'un ouvrage de morale composé

cette sévérité que commande, à l'avance, la nécessité de rendre un compte exact de ses effets, rechercha d'abord les causes du magnétisme sans somnambulisme; et il revint en cela aux principes de Mesmer, qui n'étaient eux-mêmes que ceux de Vanhelmont et Maxwell. Cette réserve ne fut pas du goût de tout le monde.

C'est encore M. Deleuze qui a fait entrevoir, sinon pour le momen au moins pour l'avenir, la possibilité de retrancher le mot *animal* dans la dénomination du magnétisme. Depuis la découverte de l'électricité on s'était souvent servi du mot *magnétisme*, de telle sorte que pour éviter la confusion des idées en magnétismes terrestre et humain, Mesmer avait été obligé d'appeler ce dernier *magnétisme animal*. Mais, en 1816, M. Deleuze entreprit de définir le magnétisme, pour le mot comme pour la chose, et il dit dans son excellente définition : « Je sais qu'il est désagréable de joindre au mot magnétisme » l'épithète *animal*. Aussi, la supprime-t-on lorsqu'elle n'est » pas nécessaire pour éviter toute équivoque (¹). »

On avait dit de Mesmer qu'il était un charlatan, et de M. de Puységur qu'il s'était laissé abuser par ses somnambules; partant de là, il n'y avait rien de changé en magnétisme aux yeux de ceux qui contestaient son existence et son utilité.

Mais on ne pouvait plus opposer à un homme connu par son savoir, sa prudence et ses talens littéraires (²), les griefs imaginaires mis en avant contre un médecin étranger et un gentilhomme. Personne ne contesta donc à M. Deleuze le mérite de son Histoire critique, et l'on ne put taxer de charlatanisme et de duperie les cures qu'il alléguait avoir opérées, puisqu'il

(¹) Définition du magnétisme. Annales du magnétisme, t. 8, p. 120.
(²) M. Deleuze était déjà connu, par plusieurs ouvrages, dans le monde savant; notamment par celui d'Eudoxe, Entretiens sur l'étude des sciences, des lettres et de la philosophie, 2 vol. in-8°, 1810.

pour ses enfans, mais qui passera dans les mains de tous ceux que leurs pères voudront sagement diriger. (De l'action divine sur les événemens humains; leçons tirées de l'histoire pour servir d'introduction à l'étude de l'état social, 1 vol. — 1840, Dentu.)

prouvait, après Mesmer, que le somnambulisme n'était pas indispensable pour guérir. Mais si les médecins se turent, par considération pour l'écrivain et par ignorance de la matière, ils n'en firent pas plus d'attention aux enseignemens nouveaux qui leur étaient mis sous les yeux, et l'Académie resta indifférente devant le succès d'un ouvrage qui, traduit en peu de temps dans toutes les langues, alla propager dans le monde entier les doctrines de Mesmer.

A partir de ce moment, néanmoins, tout change de face chez les médecins, dans les salons et au sein même de l'Académie de médecine de Paris. Des hommes plus hardis, plus sûrs d'eux-mêmes, se préparent à faire juger de nouveau le magnétisme par le corps savant, qui, dans le siècle précédent, et sous le nom de Faculté de médecine, a dégradé Paulmier et d'Eslon. Les membres de l'Académie vont se diviser et former deux camps, l'un pour continuer d'insulter les magnétiseurs et le magnétisme, l'autre pour examiner sévèrement les choses elles-mêmes sans s'occuper des hommes.

Bientôt les médecins chargés de cet examen seront applaudis par les uns et honnis par les autres; mais la cause du magnétisme sera jamais à jamais gagnée par cette division intestine. Car les temps ont changé, la parole est libre; on ne dégrade plus les médecins qui professent des doctrines nouvelles; on est même obligé de les entendre, et si l'Académie n'est pas encore unanime pour favoriser l'étude et la propagation du magnétisme, les plus distingués de ses membres s'en proclament les défenseurs.

Une lice nouvelle est donc ouverte, non pas positivement entre la médecine et le magnétisme, pas même entre les magnétiseurs et les médecins, mais entre quelques hommes médecins-magnétiseurs et l'Académie de Paris. Les membres opposans de cette assemblée renieront bientôt ceux des leurs en qui ils auront mis leur confiance, et tourneront contr'eux les armes dont ils se servaient contre les magnétiseurs; de telle sorte qu'il y aura une arène, là où était un tribunal, des combattans où il y avait des juges, et la voix publique décidera seule si un corps savant, dont les membres sont d'opinions diamétralement opposées, peut faire la loi à toute la France et arrêter les progrès de l'esprit humain.

CHAPITRE II.

Des journaux et cours publics de magnétisme.

Aussitôt après la publication du premier ouvrage de M. Deleuze, le besoin mutuel de se rendre compte des cures et des phénomènes magnétiques et somnambuliques devint plus grand pour tous les magnétiseurs. Aussi, dès le mois de juillet 1814, une Société choisie, sous la présidence de MM. de Puységur et Deleuze, publia successivement les Anales (¹) et la Bibliothèque du magnétisme (²). Ces journaux renferment des articles de M. Deleuze *sur la clairvoyance des somnambules, et la direction des traitemens magnétiques.* M. le comte Abrial y fit insérer de savantes recherches sur les notions que les anciens avaient eues du somnambulisme; des savans, des magnétiseurs, des médecins y exposèrent des systèmes, des moyens de pratique, et les récits des cures qui s'opéraient journellement.

L'Hermès vint ensuite (³), et beaucoup de médecins, devenus partisans zélés de la nouvelle doctrine, coopérèrent à sa rédaction.

En 1819, le docteur ALEXANDRE BERTRAND, encouragé par quelques expériences somnambuliques qu'il avait faites l'année

(¹) Annales du magnétisme, 1814 à 1816. 8 vol. in-8°. — Dentu libraire.
(²) Bibliothèque du magnétisme, 1818 à 1822. 8 vol. — Dentu.
(³) L'Hermès.

précédente, prit sur lui d'ouvrir des cours publics de magnétisme. C'était la première fois qu'une pareille tentative avait lieu; elle fut heureuse et le docteur fut écouté avec une véritable attention. Mais après un premier cours de quinze séances et un second de vingt-quatre, il ne trouva pas convenable d'aller plus loin.

Ce jeune homme jugea le magnétisme et le somnambulisme sur les faits dont il avait été le témoin, et il ne forma son opinion que sur eux ; tout ce qu'il avait vu lui paraissait réel, mais il ne tenait aucun compte de ce dont les autres avaient été les témoins. Bien plus, les admirables expériences faites à l'Hôtel-Dieu, sous la direction de M. Husson, ne purent l'empêcher de déverser le mépris et le ridicule sur les auteurs qui l'avaient précédé dans la carrière magnétique.

Avec du talent, Bertrand a fini par décrier ses propres ouvrages et se renier lui-même (¹).

CHAPITRE III.

Expériences du docteur Bertrand.

Si les ouvrages de M. Bertrand ne sont pas ce qu'il aurait pu les faire , s'il a fini par dénigrer les magnétiseurs et le magnétisme pour rentrer en grâce auprès des médecins de son temps, les faits qu'il avait observés n'en subsistent pas moins malgré lui. Il doit donc être curieux de connaître ceux qui l'ont déterminé à pratiquer le magnétisme et à vouloir traiter ensuite *ex professo* la matière. Je vais en rapporter quelques-uns; et certes, je ne crains pas d'avancer que

(¹) Voir, Traité du somnambulisme, 1823. In-8°. — Dentu. — Et Du magnétisme animal en France, 1826. In-8°. — Baillière.

tout lecteur sensé regrettera que M. Bertrand n'ait pas continué de servir une cause où il avait déjà si bien réussi :

« La première personne que j'ai eu occasion d'observer dans » l'état de somnambulisme, dit-il, était une jeune fille de quinze » à seize ans, nommée P. R..., orpheline, demeurant chez sa » tante, rue de la Poissonnerie, à Rennes. Cette malade, d'un » tempérament sanguin et d'une constitution robuste en ap- » parence, était attaquée d'une affection hystérique qui se » manifestait par des accès convulsifs d'une longueur et d'une » intensité effrayantes ; au reste, extrêmement irréguliers » pour l'époque de leur retour et pour leur durée.

» Quand on me proposa de donner des soins à cette per- » sonne, j'étais encore totalement étranger aux phénomènes » du somnambulisme ; j'avais simplement vu une malade dans » cet état, je l'avais même entendu parler en dormant, et ré- » pondre sans s'éveiller aux questions qu'on lui adressait ; et, » comme je ne pouvais supposer de la mauvaise foi, ni chez la » malade, ni chez la personne qui la magnétisait, j'en avais » assez vu pour soupçonner que cet état pouvait mériter at- » tention. Je commençai donc mon examen dans la disposition » la plus favorable pour arriver à la vérité, n'ayant aucune » opinion arrêtée d'avance sur ce qui devait faire le sujet de » mes recherches, et disposé à examiner avec le plus grand » soin tous les phénomènes qui se présenteraient.

» On traitait la malade par le magnétisme animal, et d'abord » je fus simple spectateur du traitement. Le magnétisme fut » administré, pendant vingt jours, sans produire sur elle aucun » autre effet qu'un sommeil profond qui survenait ordinaire- » ment au bout de six ou sept minutes, et pendant lequel elle » n'entendait absolument rien de ce qu'on lui disait, même » quand on parlait à haute voix et très près d'elle. Pendant les » premières séances, ce sommeil avait été troublé par des » mouvemens convulsifs très légers, et qui disparurent au » bout de quelques jours.

» Le 6 octobre, vingt-et-unième jour du traitement, le ma- » gnétiseur ayant été forcé de s'absenter, je pris moi-même sa

» place et je magnétisai la malade, qui s'endormit au bout de
» quelques minutes entre mes mains. Je lui parlai, mais d'a-
» bord elle ne m'entendit pas; au bout d'une heure je réitérai
» mes questions, et alors elle me parla sans s'éveiller; elle était
» en somnambulisme. Je ne décrirai point ce que j'éprouvai au
» moment où j'observai pour la première fois ce phénomène
» produit par moi-même; je dirai seulement qu'il ne me fut
» pas difficile de reconnaître par l'impression qu'il produisait
» sur moi, que si précédemment je n'avais pu en nier la réa-
» lité, j'étais bien éloigné d'avoir cette croyance vive que pro-
» duit la vue d'un fait qui frappe les sens. Je reste toujours
» convaincu que relativement à des phénomènes aussi extra-
» ordinaires, on peut bien, par suite de la discussion, arriver
» à reconnaître qu'il y a des raisons suffisantes pour les croire,
» mais qu'on n'y croit réellement que quand on les a vues.
» Cette première séance ne m'offrit pourtant rien de bien cu-
» rieux; la malade me parla sur sa maladie, et me parut en
» parler sagement; elle me dit qu'on l'avait *tuée en lui donnant*
» *de mauvais remèdes*, et que si on l'avait magnétisée dès le
» commencement, il y aurait longtemps qu'elle serait guérie.
» Elle ajouta que, quoique je lui eusse fait tirer du sang depuis
» peu de temps, il fallait encore que je lui en fisse tirer en lui
» appliquant des sangsues aux jambes. Enfin elle m'avertit
» elle-même de l'éveiller, après m'avoir annoncé qu'elle par-
» lerait désormais tous les jours dans son sommeil, et qu'il
» fallait qu'à l'avenir je la magnétisasse moi-même, parce que
» je lui ferais plus de bien que la personne qui lui avait jus-
» qu'alors donné des soins. Quand elle fut éveillée, elle ne se
» souvint de rien, et ne se douta même pas d'avoir parlé.
» Le lendemain mardi 7, je la magnétisai à la même heure;
» elle s'endormit aussi facilement que la veille, et suivant ce
» qu'elle m'avait annoncé, elle me répondit encore sans s'é-
» veiller; mais elle ne retrouva point le souvenir de ce qu'elle
» m'avait dit la veille. Interrogée par moi, elle me dit qu'elle
» pensait à sa maladie, et qu'elle voyait bien qu'elle aurait, le
» lundi suivant, entre neuf et dix heures du matin, une atta-
» que qui durerait jusque vers onze heures ou midi; qu'il fau-

» drait, pendant cette attaque, lui appliquer huit sangsues à
» chaque pied ; qu'elle me priait de me trouver là pour la ma-
» gnétiser ; que je la ferais tomber en somnambulisme au mi-
» lieu de ses convulsions, et qu'alors, si je lui parlais, elle
» m'entendrait et me répondrait. Elle ajouta que le soir du
» même jour, vers cinq heures, elle aurait une seconde attaque
» plus forte que la première, et qui durerait jusque vers neuf
» ou dix heures ; que cette attaque serait la dernière qu'elle
» aurait pendant sa maladie.

» Surpris au dernier point de cette prédiction, je profitai
» des huit jours qui me restaient pour avertir quelques méde-
» cins de mes amis, que j'eus soin de rendre témoins des prédic-
» tions de la malade, et que je me proposais de faire assister
» à leur accomplissement. La malade répéta tous les jours en
» somnambulisme les mêmes choses ; seulement elle ajouta
» le dimanche (la veille du jour fixé) que la première attaque
» qui devait avoir lieu entre neuf et dix heures commencerait
» très près de *neuf heures et demie.*

» Relativement au traitement qu'elle s'était prescrit, je le
» regardais comme très convenable ; mais l'exécution m'en
» paraissait embarrassante. Il était difficile en effet de lui main-
» tenir des sangsues, au milieu des agitations violentes qui la
» tourmentaient. Pourtant, comme à la rigueur la chose était
» possible, en prenant de grandes précautions, je pris la ré-
« solution de faire ce qu'elle m'avait demandé, dans le cas où
» l'accomplissement de sa prédiction me forcerait à reconnaî-
» tre qu'elle avait sur sa maladie des notions extraordinaires.

» Le lundi j'attendis l'heure fixée avec l'impatience qu'on
» peut se figurer. Avant neuf heures j'étais chez ma malade.
» Je m'y rendis seul, craignant que la présence de personnes
» étrangères ne la troublât, et ne lui fît soupçonner qu'elle
« était menacée de quelque accident. J'avais pourtant prévenu
» mes amis, et ils se tenaient à la portée de la maison, tout
» prêts à monter quand je les ferais avertir. Voici maintenant
» ce que je trouve dans le journal : je l'écrivis le jour même.

» L'accès annoncé a eu lieu ; il a commencé à *neuf heures*
» *vingt-cinq minutes,* et fini à onze heures et demie ; j'ai ma-

» gnétisé la malade, et elle a tombé en somnambulisme au mi-
» lieu de ses convulsions, qui alors ont été calmées, mais qui
» n'ont pas cessé entièrement.

» Je lis dans une note écrite dans l'après-midi :

» Je crois qu'après mon départ les parens n'ont pas laissé
» couler le sang des sangsues assez longtemps. La somnambule
» avait ordonné *qu'on fît saigner les morsures* jusqu'à ce
» qu'elle fût près de tomber en défaillance.

» La malade fut agitée dans l'intervalle du premier accès au
» second ; elle avait mal à la tête et à la gorge. Le second ac-
» cès commença à six heures, et les convulsions furent terri-
» bles jusqu'à sept heures et quart. Alors seulement je parvins
» à produire le somnambulisme, et elle se trouva dans une
» situation plus calme. A dix heures, elle me pria de l'éveiller ;
» son accès était fini, mais elle était très fatiguée.

» C'est ainsi qu'eut lieu l'accomplissement de la première par-
» tie de la prédiction relative aux accès. On ne pouvait espé-
» rer une plus grande exactitude sur ce point ; mais quant à la
» seconde partie, celle qui regardait l'annonce de la guérison,
» elle ne se réalisa pas de la même manière ; d'abord cet accès
» ne fut pas le dernier comme elle s'en était flattée.

» Le lendemain mardi, étant en somnambulisme, elle me
» dit qu'elle aurait encore le jeudi quelques atteintes de son
» mal, et qu'elle me priait de ne pas lui demander d'autres ex-
» plications, parce qu'elle était trop fatiguée pour parler.

» Mercredi 15, ce qu'elle doit avoir demain est un accès qui
» commencera à *dix heures et demie* et durera environ une
» heure ; elle m'a dit que si elle n'avait pas été guérie comme
» elle l'avait annoncé, c'était *parce qu'on n'avait pas laissé*
» *couler le sang assez long-temps*, qu'il faudrait encore lui
» appliquer huit sangsues à chaque pied pendant son accès, et
» laisser couler le sang plus longtemps.

» La prédiction s'accomplit, et les convulsions commencè-
» rent au coup de dix heures ; elles furent très violentes pen-
» dant une demi-heure, et il me fut impossible d'obtenir le
» sommeil au moyen des procédés magnétiques, que pendant
» son somnambulisme elle me recommandait d'employer toutes

» les fois qu'elle tomberait en convulsion, et même au plus
» fort de ses agitations. *A dix heures et demie*, elle tomba en
» somnambulisme; et à partir de ce moment, les convulsions
» devinrent beaucoup plus faibles et ne reparurent que par
» intervalles, jusqu'à onze heures vingt minutes, qu'elle me dit
» de l'éveiller, m'assurant que son accès était terminé, et me
» répétant bien positivement qu'elle était tout-à-fait guérie.
» J'avais quelques raisons de croire ce qu'elle m'annonçait,
» car, comme elle m'avait toujours dit vrai sur sa maladie, je
» ne devais pas m'attendre à ce qu'elle se trompât deux fois
» sur sa guérison. Malheureusement un accident imprévu ne
» me permit pas de vérifier ce qu'elle m'annonçait.

» La malade avait, comme je l'ai dit, perdu beaucoup de
» sang, et, en la quittant, j'avais recommandé d'être très sévère
» tout le reste de la journée sur le régime; mais les parens,
» auxquels tout ce qui venait de se passer inspirait une trop
» grande confiance, crurent n'avoir plus besoin d'aucune pré-
» caution, et la laissèrent manger avec excès des alimens in-
» digestes. Ils ne tardèrent pas à se repentir de leur impru-
» dence. Aussitôt après le repas, les convulsions reparurent
» avec violence. Comme j'étais à la campagne à deux lieues de
» la ville, on courut chez les médecins que j'avais menés le
» matin avec moi; ils me rapportèrent le lendemain qu'ils
» avaient trouvé la malade dans l'état le plus effrayant. Elle
» était immobile, sans connaissance, les bras étendus en
» croix, sa face était extrêmement rouge et gonflée. Elle resta
» plus de deux heures dans cet état, dont elle ne sortit qu'à
» sept heures du soir.

» Le lendemain matin les accidens se renouvelèrent avec la
» même intensité; on m'envoya chercher; je me transportai
» sur-le-champ chez la malade, et j'employai en vain pendant
» une heure et quart tous les procédés magnétiques pour la
» faire revenir. Au bout de ce temps elle parut reprendre
» d'elle-même connaissance. Je la magnétisai alors de nou-
» veau, et je parvins en quelques minutes à la faire tomber en
» somnambulisme. Dans cet état, je l'interrogeai sur l'accident
» qu'elle avait eu et sur les suites qui pourraient en résulter;

» elle me répondit que ce qui venait de se passer avait pro-
» duit en elle une si grande révolution, que dans le moment
» elle ne pouvait rien prévoir pour l'avenir ; qu'elle ne voyait
» plus le terme de sa guérison, et que seulement elle était
» trop sûre qu'elle aurait encore un grand nombre d'accès, et
» *elle m'en annonça deux pour le même jour. Ils arrivèrent*
» *comme elle les avait prédits ; et, pendant plus de deux mois*
» *que je l'ai magnétisée, elle n'a plus eu un seul accès qu'elle*
» *ne l'ait annoncé, et souvent même plusieurs jours d'avance.*

» J'ai cru qu'il pourrait être bon que j'entrasse dans quel-
» ques détails relativement aux premières observations que
» j'ai eu occasion de faire sur la prévision et sur le somnam-
» bulisme ; mais il faut maintenant que je me contente d'indi-
» quer d'une manière générale le résultat de mes observa-
» vations. Avant tout, il n'est pas inutile de rappeler que je
» m'étais imposé rigoureusement l'obligation d'écrire immé-
» diatement après chaque séance tout ce qui venait de se pas-
» ser ; je n'aurais osé me fier à ma mémoire pour l'exactitude
» des détails, et je craignais d'en venir à m'abuser moi-même
» dans un sujet qui prête tant aux erreurs de l'imagination.

» Il arrive presque toujours que ceux qui sont témoins de
» faits étranges, comme ceux du somnambulisme, ne prennent
» pas, pour les constater dans la suite aux yeux des autres,
» tous les soins qui seraient nécessaires pour les rendre in-
» contestables. Quand on observe un fait qui, pour la certi-
» tude, ne laisse dans le moment rien à désirer, on ne pense
» pas aux difficultés qu'on éprouvera plus tard quand on vou-
» dra le faire croire. Il semble qu'on s'imagine qu'on aura
» toujours l'observation présente à montrer pour forcer l'in-
» crédulité au silence ; mais les événemens passent : on se
» trouve réduit à raconter un fait qu'on ne présente plus que
» comme un souvenir dont les circonstances accessoires ont
» échappé, et qui ne peut plus inspirer la confiance qu'on lui
» aurait accordée dans le moment. Le seul moyen de fixer le
» souvenir des événemens c'est de les écrire ; les écrits res-
» tent toujours les mêmes, et on n'a plus à craindre les er-

» reurs de l'imagination, ni les infidélités de la mémoire. J'é-
» crivis donc, et je ne parle ici que d'après les notes prises au
» moment même.

» Or, je trouve consignées, dans mon journal, *plus de quatre-
» vingts prédictions* qui portaient presque toutes sur des ac-
» cès convulsifs. Ces accès avaient des caractères qui ne per-
» mettaient pas de croire qu'ils fussent feints. Tels étaient la
» fixité des yeux ouverts, sur lesquels rien ne pouvait faire
» impression, et un développement des forces musculaires si
» considérable, que trois ou quatre hommes robustes suffi-
» saient à peine pour retenir la jeune malade.

» Plusieurs fois elle m'a annoncé une espèce de sommeil
» léthargique qui durait une demi-heure, trois quarts d'heure,
» une heure entière. Pendant tout ce temps ses sens étaient
» absolument fermés à toute espèce d'impression. On sent
» combien il a dû m'être facile de m'assurer d'une pareille in-
» sensibilité. Eh bien! je déclare que j'ai fait toutes les expé-
» riences possibles pour la constater. Je l'ai souvent pincée à
» l'improviste d'une manière fort vive; quelquefois j'ai enfoncé
» *subitement* une épingle dans sa chair, à plusieurs lignes de
» profondeur. J'ai produit à son oreille un bruit éclatant, j'ai
» placé même pendant plus d'une minute, sous son nez, un
» flacon d'ammoniac débouché, et avec tous ces moyens je
» n'ai jamais pu parvenir à reconnaître en elle le plus léger in-
» dice de sensibilité (¹). »

« La même somnambule me fit une prédiction qui mérite
» que j'en fasse une mention particulière; elle m'annonça,
» dans son sommeil, que sa maladie se terminerait par *un dé-
» lire furieux* qui durerait quarante-deux heures; et plus de
» quinze jours d'avance, elle me prédit *qu'elle perdrait la rai-
» son* le vendredi 20 octobre, à deux heures après midi, et
» qu'elle ne reviendrait à elle que le dimanche 22, *à huit heu-
» res du matin*. Le délire arriva comme elle l'avait annoncé;

(¹) Bertrand. — Traité du somnambulisme, p. 163 à 175.

» je ne la quittai presque pas pendant tout ce temps ; et quand
» je n'étais pas auprès d'elle, quelques-uns de mes amis vou-
» laient bien me remplacer.

» Je n'ai jamais rien vu de pareil à ce qu'elle présenta pen-
» dant ces deux jours ; et certainement la seule crainte de sa
» prédiction, quand même elle l'aurait connue, n'aurait pas été
» capable de produire un effet aussi durable. Il faut ajouter
» qu'ayant entièrement perdu l'usage de la raison et tout sou-
» venir de son état ordinaire, *elle n'en sortit pas moins à*
» *l'heure qu'elle avait indiquée* de l'état d'aliénation complète
» où elle se trouvait (¹). »

La faculté somnambulique de connaître les maladies est une
chose qui paraît incompréhensible ; on se demande s'il est
possible qu'un homme ou une femme, qui n'ont aucunes notions médicales, puissent décrire l'état d'un malade et ordonner des remèdes rationnels. Quelles sont donc, à cet égard,
les observations du docteur Bertrand ?

« Aucune espèce de somnambulisme, dit-il, ne présente aussi
» fréquemment que le somnambulisme artificiel *la communica-*
» *tion sympathique des symptômes des maladies.* Par l'expres-
» sion dont je me sers ici, on doit entendre la faculté qu'ont les
» somnambules de sentir, par suite d'un simple contact, les
» douleurs que souffrent les personnes qui les approchent ;
» l'impression qu'ils en reçoivent n'est ordinairement que mo-
» mentanée, et rarement ils conservent à leur réveil les symp-
» tômes qui leur sont communiqués pendant leur sommeil.

» On trouve dans les ouvrages des magnétiseurs un grand
» nombre d'exemples de ce phénomène. Très peu pourtant
» me paraissent constatés avec assez de soin ; je préfère don-
» ner, sur ce sujet, le résultat de mes propres observations :

» J'observais une somnambule qu'on m'avait dit avoir la fa-
» culté de reconnaître les maladies ; je l'avais même vue plu-

(¹) Id. p. 178.

» sieurs fois donner des consultations à quelques malades qui
» avaient paru très surpris de la voir indiquer tous les maux
» dont ils étaient affectés. Je ne me contentai pourtant pas de
» ce qu'on m'en rapportait, et je voulus éprouver la somnam-
» bule sur une malade dont l'état me fût connu d'avance. Je
» la mis en conséquence en rapport avec une demoiselle de...,
» dont la principale maladie consistait dans des accès d'asthme
» qui la tourmentaient très souvent. Quand la malade arriva,
» la somnambule était endormie, et j'étais sûr qu'elle ne pou-
» vait connaître la personne que je lui amenais. Cependant,
» après quelques minutes de contact, elle parut respirer dif-
» ficilement, et bientôt elle éprouva tous les symptômes qui
» accompagnent une forte révolution d'asthme ; sa voix s'étei-
» gnit, et elle nous dit avec beaucoup de peine que la malade
» était sujette au genre d'oppression que sa présence venait
» de lui communiquer à elle-même. L'expérience ici était con-
» cluante, car il était absolument impossible que la somnam-
» bule pût avoir deviné la maladie qu'elle venait de décou-
» vrir.

    » Elle ne se borna pourtant pas là, et elle ajouta à ce
» qu'elle venait de dire le détail d'un grand nombre d'acci-
» dens et de douleurs partielles auxquelles la malade était su-
» jette, et qu'elle reconnut avec la plus grande précision, au
» moyen des souffrances qu'elle éprouvait elle-même dans les
» parties correspondantes de son corps ; mais ce qui surtout
» manifesta d'une manière incontestable la faculté qu'avait la
» somnambule, ce fut la découverte qu'elle fit *d'une affection*
» *dartreuse dont la malade était affectée aux parties génitales.*
» Personne de nous n'en avait connaissance, et la malade seule
» put nous apprendre combien elle avait rencontré juste en ce
» point ([1]).

    » Je menai à une autre somnambule une enfant de quatre
» ans, dont un des bras était estropié à la suite d'une chûte

([1]) Id., p. 228.

» qui avait déterminé un dépôt à l'articulation du coude ; de
» plus, un vice de constitution rendait sa marche gênée, et
» elle se balançait d'une jambe sur l'autre.

» On amena à la somnambule cette enfant, que la personne
» qui la portait tint sur ses genoux tout le temps qui précéda
« la consultation. *Rien n'avait donc pu lui faire connaître d'a-*
» *vance ce qu'elle devait dire.* Voici pourtant ce qui arriva.
» Quand on lui présenta l'enfant, elle souleva avec peine son
» bras plié, parut faire des efforts inutiles pour le porter à sa
» tête, et s'écria : *Oh ! la pauvre enfant, elle est estropiée !* On
» lui demanda ce qui avait occasionné l'accident qu'elle venait
» de reconnaître ; elle répondit que c'était une chute (*et c'était*
» *vrai*). Après cette première consultation, elle mit un peu
» d'intervalle, et puis elle continua : *Oh ! mon Dieu ! comme*
» *elle est faible des reins ! elle doit avoir bien de la peine à mar-*
» *cher* ; et *c'était encore exactement vrai* ([1]). »

Quand on parle aux médecins et aux chirurgiens de prendre
les conseils d'un somnambule avant de faire une opération,
pour savoir quel est l'état intérieur du corps, ils se moquent de
ce qu'on leur dit, et cependant Bertrand avait fait l'observation suivante :

« J'étais auprès d'une somnambule, que je magnétisais en-
» dormie sur son lit, quand je vis un de mes amis accompagné
» d'un jeune homme blessé depuis peu de temps en duel, et
» qui avait reçu une balle à la tête ; il était encore malade de
» sa blessure, et venait pour consulter. On me le dit à voix
» basse, sans parler du genre de la blessure ; et comme la
» somnambule parut disposée à donner la consultation qu'on
» lui demandait, je la mis en rapport avec le blessé, et me
» bornai à lui demander de déclarer ce qu'il avait. Elle parut
» chercher un instant, puis elle dit en s'adressant la parole à
» elle-même : « Non, non, ce n'est pas possible ; si un homme

([1]) Id., p. 231.

» avait eu une balle dans la tête, il serait mort. — Eh bien!
» lui dis-je, que voyez-vous donc? — Il faut *qu'il* se trompe,
» me dit-elle; *il me dit que monsieur a une balle dans la*
» tête(¹). » Je l'assurai que ce qu'elle disait était vrai, et lui de-
» mandai si elle pouvait voir par où la balle était entrée, et
» quel trajet elle avait parcouru. La somnambule réfléchit en-
» core un instant, puis ouvrit la bouche, et indiqua avec le
» doigt que la balle était entrée par la bouche, et avait péné-
» tré jusqu'à la partie postérieure du cou ; ce qui était encore
» vrai. Enfin elle poussa l'exactitude jusqu'à indiquer quel-
» ques-unes des dents qui manquaient dans la bouche, et que
» la balle avait brisées (²). »

Quand on lit, dans l'*Histoire des Convulsionnaires de Saint-
Médard*, qu'elles se faisaient fouler aux pieds et donner des
coups redoublés sur l'estomac, ces faits semblent fort extraordinaires, et ils le sont aussi ; mais il n'y a aucune différence entre les convulsionnaires et certains somnambules; j'en
citerai une preuve fournie par Bertrand :

« La première personne que j'ai rendue somnambule en
» employant les procédés du magnétisme, était une jeune fille
» de quinze à seize ans, d'un tempérament sanguin, et atta-
» quée d'une maladie hystérique. Elle était sujette à des con-
» vulsions d'une longueur et surtout d'une violence si consi-
» dérables, que je n'en ai jamais vu de pareilles depuis. Pen-
» dant les accès, qui la faisaient horriblement souffrir, elle ne
» conservait ordinairement aucune connaissance; mais lors-
» que je me trouvais là, si je parvenais à la faire tomber en

(¹) Les somnambules, en parlant d'eux mêmes, emploient quelquefois la troisième personne : c'est pour eux un besoin d'admettre une intelligence particulière qui les accompagne et les dirige. Leur esprit de veille et celui de somnambulisme sont deux choses différentes ; les païens distinguaient trois choses
dans l'homme : *anima*, *mens*, *corpus*, *l'âme*, *l'esprit*, *le corps* ; chez les
Hébreux, les prophètes étaient animés d'*un double esprit*.—Note de l'auteur.
(²) Id. p. 232.

» somnambulisme pendant ses convulsions, elle m'entendait
» quand je lui parlais, me répondait, et pouvait communiquer
» avec les personnes qui l'entouraient. Revenue à elle, elle
» n'en oubliait pas moins tout ce qui avait eu lieu pendant ce
» temps-là. Mais voici ce qui arriva, surtout pendant les
» premiers accès. Cette malheureuse jeune fille, dont l'ins-
» tinct était perverti par la force de la douleur, priait ins-
» tamment qu'on exerçât, sur elle, des pressions qui au-
» raient été capables, dans tout autre temps, de causer les
» plus graves accidens. J'avais beaucoup de peine à em-
» pêcher les personnes qui l'entouraient de lui fouler le ven-
» tre avec les genoux, comme elle le demandait, d'enfoncer
» leurs doigts dans le creux de son estomac, de la serrer
» même à la gorge de manière à l'étouffer, et cela dans la
» vue de chasser la prétendue boule hystérique dont elle se
» plaignait. Dans tout autre temps un pareil traitement lui au-
» rait fait éprouver les plus vives douleurs, il en serait résulté
» même de grands accidens. Pourtant en somnambulisme,
» *elle prétendait que cela ne faisait que la soulager*; bien
» plus, quand elle sortait de crise, elle ne paraissait pas
» même en souffrir la moindre incommodité ([1]). »

La volonté de M. Bertrand se faisait sentir d'une manière
évidente chez ses somnambules; témoin les faits suivans :

« J'ai vu un jeune homme qui, par suite de rêves effrayan
« faits pendant des accès de somnambulisme essentiel, ([2]) s'était
» persuadé qu'il mourrait dans peu de jours : il était entre les
» mains d'un magnétiseur qui reproduisait à volonté le som-
» nambulisme, et qui, aussitôt que le jeune homme était en-
» dormi, employait une foule de raisonnemens pour lui per-
» suader qu'il n'y avait rien de réel dans l'objet de ses craintes :
» tout cela était inutile, et les idées du crisiaque n'en parais-
» saient pas moins avoir la plus triste influence sur sa santé. Peu

[1] Id., p. 384.
[2] M. Bertrand appelait *essentiel*, le somnambulisme naturel.

» de jours avant l'époque fixée pour le moment de sa mort, il
» était déjà malade au lit, et donnait les plus graves inquiétu-
» des à son magnétiseur. Celui-ci vint me trouver, me raconta
» ce qui était arrivé, et l'embarras dans lequel il se trouvait.
» Je me rendis auprès du malade, qui, éveillé, ne se doutait
» pas de la cause de son mal. Je le fis endormir, et alors, au
» lieu de raisonner avec lui, je lui parlai avec emphase du
» pouvoir que je pouvais exercer au moyen du magnétisme
» animal ; et quand je le crus suffisamment disposé, j'en vins
» jusqu'à lui dire, avec le ton d'une entière confiance, que je
» ne *voulais pas qu'il lui arrivât rien de mal*, et je lui demandai
» s'il ne sentait pas déjà, en lui, les effets de l'influence puis-
» sante de ma volonté. Ces sortes de témérités réussissent
» presque toujours avec les somnambules. Celle-ci, comme
» je m'y attendais, eut un plein succès. Le malade parut
« étonné lui-même du changement qui venait de se faire en
» lui ; il se trouva mieux à son réveil, et guérit en peu de
» jours. Il n'avait eu connaissance, éveillé, ni de ses craintes
» primitives ni de la manière dont j'étais parvenu à en détruire
» l'effet (¹). »

Dans le second exemple, la somnambule comprend, *mentalement*, la volonté de son magnétiseur :

« J'avais coutume de faire sortir une malade du somnambu-
» lisme en lui faisant de légères frictions sur les bras ; et cette
» manœuvre, qui ne l'éveillait pas dans le courant de la
» séance, ne manquait jamais de produire cet effet à la fin,
» quand j'avais intention de la faire sortir du sommeil. Était-
» ce ma volonté seule qui donnait à ce procédé l'efficacité
» qu'il n'avait pas ordinairement ? ou bien les frictions sur les
» bras, faites au moment où j'avais coutume de cesser de ma-
» gnétiser la somnambule, étaient-elles devenues un signe
» conventionnel qui l'avertissait de mon intention ? Je fis plu-

(¹) Id., p. 293.

» sieurs essais pour savoir à quoi m'en tenir, sans obtenir au-
» cun résultat positif. Il me paraissait que deux causes diffé-
» rentes pouvaient l'éveiller, ou l'expression seule du com-
» mandement, ou l'acte simple de ma volonté sans commande-
» ment, et il me vint à l'idée de mettre ces deux puissances en
» opposition, et pour ainsi dire aux prises.

» Un jour donc je fis, à la fin de la séance, mes frictions ac-
» coutumées en lui disant : « Allons, allons, éveillez-vous... »
» Et pendant ce temps j'avais la ferme volonté de ne pas l'é-
» veiller. La malade parut d'abord visiblement troublée; puis,
» tout-à-coup son visage rougit beaucoup, ses traits s'altérè-
» rent, et elle eut quelques mouvemens convulsifs, sans sor-
» tir pourtant de l'état de somnambulisme. J'employai alors
» toute ma volonté à la calmer; et quand je la vis enfin rede-
» venue tranquille : « Qu'avez-vous donc, lui dis-je, qui vous
» a fait avoir des convulsions ? — Comment, me répondit-elle,
» *vous me dites de m'éveiller, et vous ne voulez pas que je m'é-*
» *veille !* » L'expérience était concluante; mais je ne la répétai
» pas, car je vis qu'il pourrait en résulter des accidens (¹). »

La preuve du développement de l'intelligence, pendant le
sommeil magnétique, se trouve dans ce qui suit :

« Je voyais une somnambule magnétisée par une personne
» en qui j'avais la plus grande confiance, et qui me raconta,
» de sa maladie, plusieurs choses qui prouvaient incontestable-
» ment qu'elle jouissait, quoiqu'à un faible degré, de la com-
» munication des pensées et de l'intelligence des langues.
» Malheureusement je ne m'étais jamais trouvé présent lors
» de l'apparition de ces phénomènes, et j'aurais pourtant beau-
» coup désiré pouvoir les constater par moi-même. Un jour
» qu'on me racontait quelque chose d'elle qui me parut très
» surprenant, je voulus faire une expérience que l'état de sa
» santé me permettait de tenter. Voulant éprouver si, comme

(¹) Id , p. 246.

» on me l'annonçait, elle était capable de comprendre, en som-
» nambulisme, le sens de mots qu'elle ne connaissait pas dans
» l'état de veille, je lui demandai si elle pouvait me dire ce que
» c'était que l'*encéphale*. Je parlais à une femme qui n'avait
» reçu aucune espèce d'instruction, et je suis bien sûr qu'elle
» n'avait jamais entendu prononcer le mot dont je lui deman-
» dais la signification ; j'étais donc bien loin d'espérer d'ob-
» tenir une réponse satisfaisante, quand je la vis se soulever
» sur son lit, porter la main à son front, et tracer lentement
» avec son doigt une ligne circulaire autour de sa tête, la fai-
« sant partir de la racine du nez, et passer derrière la bosse
» occipitale. On juge que je ne fus pas peu surpris de la voir
» me donner d'une manière aussi précise la signification du
» mot sur lequel je l'interrogeais. J'admirai même l'expédient
» dont elle s'était servie pour me montrer qu'elle m'avait com-
» pris. De quelque manière qu'elle s'y prît, il lui aurait été im-
» possible de me faire entendre par des paroles ce que son
» geste exprima si bien et si facilement. Faut-il croire, contre
» toute vraisemblance, que cette femme connaissait la signifi-
» cation du mot *encéphale* ? Faudrait-il attribuer au hasard le
» rapport qu'avait son geste avec la solution de ma question ?
» On le peut encore moins. Faut-il donc admettre que, pendant
» qu'à l'occasion de la question que je venais de lui faire, je
» pensais à l'encéphale, elle lut dans ma pensée la signification
» de ce mot ? Cette supposition ne paraîtrait pas plus admissi-
» ble que les autres, et je ne m'y arrêterais sûrement pas si
» cette expérience ne venait à la suite de tant d'assertions et
» de témoignages qui se réunissent en faveur de la même fa-
» culté.

» Je n'ai rien de plus concluant à dire sur ce qui m'est per-
» sonnel relativement à la communication directe des pensées.
» Je peux cependant ajouter qu'une des choses qui s'élèvent
» le plus dans mon esprit en faveur de ce phénomène, c'est le
» témoignage de la personne qui magnétisait la malade, et qui
» me raconta que quelques dames ayant pris la résolution de
» faire une chose qui devait lui être très agréable dans l'état
» d'indigence où elle se trouvait, elle avait voulu le lui appren-

» dre sans prononcer une parole, et seulement en étendant la
» main vers le creux de son estomac. Au bout de quelques
» instans sa figure prit l'air de l'attention, puis bientôt après
» celui de la satisfaction, et elle s'écria : « Ah! que ces dames
» sont bonnes! que je les remercie (¹)! »

Il y a beaucoup de malades qui ne peuvent se résoudre à
exécuter les prescriptions de la médecine; les uns s'y refusent tout-à-fait; ils aiment mieux souffrir; d'autres promet-
tent et ne tiennent point parole; dans ces cas divers, le somnambulisme vient en aide au magnétiseur et au malade.

Les Annales de la Bibliothèque du magnétisme renferment
un grand nombre d'exemples justificatifs de ce que j'avance;
mais je préfère en citer un rapporté par M. Bertrand dans
son *Traité du somnambulisme.*

« J'avais une malade à qui les bains froids étaient très utiles,
» mais qui avait une grande répugnance pour eux. Un jour
» qu'elle était endormie, je lui recommandai de ne pas man-
» quer d'exécuter sa propre prescription à ce sujet. Le temps
» était assez froid, il était même pluvieux, et elle me répon-
» dit qu'endormie elle désirait beaucoup avoir le courage de
» les prendre; mais qu'éveillée, elle ne voudrait pas y consen-
» tir. Alors j'avais déjà fait l'expérience précédente et plu-
» sieurs autres analogues. Enhardi par le succès, je résolus
» d'en tenter encore une pareille. Vous voyez, lui dis-je, qu'il
» est très avantageux pour vous que vous exécutiez ce que
» vous vous êtes prescrit. Eh bien! je veux que quand vous
» serez éveillée, vous ayez le désir d'aller vous baigner. Elle
» me dit que ce que je demandais était bien difficile, à cause
» de la grande aversion qu'elle avait pour le remède en ques-
» tion, et qu'elle ne savait pas si, malgré les efforts qu'elle
» allait faire elle-même dans le même sens, ma volonté pour-
» rait être suffisante. Quelque temps après je l'éveillai, et je

(¹) Id., p. 278.

» sortis sans lui dire un mot, bien curieux de savoir ce qui
» allait arriver.

» Voici ce qu'on me raconta le soir même:

» D'abord, elle n'avait pas plus parlé de bains qu'à son or-
» dinaire ; mais quelques heures après, quoique le temps, loin
» de paraître plus favorable, fût devenu de plus en plus mau-
» vais, elle dit, mais avec une sorte d'embarras et en hésitant
» comme une personne qui craint de dire une chose trop dé-
» raisonnable: « C'est singulier, le temps est si mauvais, et
» pourtant j'ai envie d'aller prendre un bain.., J'irais si je ne
» craignais pas de me faire mal. » On fut extrêmement surpris
» d'une résolution si contraire à la répugnance qu'on lui con-
» naissait, et on lui dit que j'avais averti qu'elle pouvait aller
» se baigner sans rien craindre du froid (1). »

J'ai dit au commencement de cet ouvrage (2) que le magnétisme pouvait amener une heureuse réforme dans les mœurs,
et c'est encore là une chose difficile à comprendre pour ceux
qui n'ont aucune notion à cet égard. Je veux en offrir un exemple qui n'appartient pas directement à M. Bertrand, mais que
ce médecin a cité sans élever le moindre doute sur sa réalité.

« L'empire de la volonté d'un magnétiseur sur l'esprit de
» son somnambule, dit M. Prevost, membre de la Société du
» magnétisme de Paris vient de m'offrir un fait qui tend à
» prouver que si le magnétisme guérit les infirmités du corps,
» il peut aussi triompher des passions qui nuisent à l'âme.

» Il me vint un jour en idée d'user de l'influence magné-
» tique que j'exerce sur une somnambule, pour porter re-
» mède, si je puis m'exprimer ainsi, aux mauvais effets
» qu'une forte discordance avait produits entre une mère et sa
» fille. Elles s'aimaient auparavant avec une tendresse récipro-
» que; mais l'indisposition fâcheuse dont j'étais témoin depuis
» sept à huit jours offrait des symptômes d'aversion de la

(1) Id., p. 190. — (2) Tome premier, p. 23.

» part de la fille, qui est somnambule et très lucide . Je crois
» devoir vous faire observer que cette personne a été mariée.
» Elle est d'ailleurs absolument indépendante de sa mère, sur
» laquelle elle a une grande supériorité de fortune. J'em-
» ployai sans succès tous les moyens persuasifs pour opérer
» une réconciliation. La résistance de la fille semblait insur-
» montable, et mes instances n'étaient payées que par un refus
» opiniâtre. Tout à coup, me sentant ému par un sentiment
» interne que je ne puis vous dépeindre, je me recueillis pen-
» dant quelques minutes, en appliquant sur mes yeux la main,
» que je présentai ensuite ouverte à une distance assez consi-
» dérable vers cette dame, et sans proférer un seul mot ; je
» voulus qu'elle entrât tout de suite dans un sommeil magnéti-
» que. A l'instant ses yeux se fermèrent et elle parut plongée
» dans un profond assoupissemsnt. Je m'approchai doucement
» de la somnambule, et je lui dis à voix basse : —Pourquoi con-
» servez-vous si long-temps rancune contre votre mère ? — Ne
» m'en parlez pas, me répondit-elle, vous savez que les
» torts..... Et l'interrompant aussitôt pour éviter des discus-
« sions au moins inutiles, j'ajoutai ; Songez que c'est votre
» mère ; pensez à sa tendresse pour vous ; réconciliez-vous
» avec elle, je vous en conjure.—Non, je ne le puis, répondit la
» somnambule,c'est plus fort que moi. Je pris alors un ton
» plus élevé et je prononçai d'une voix ferme : Réconciliez-
» vous avec votre mère, *je le veux* ! A ce dernier mot, la som-
» nambule éprouve une crise et s'agite avec des mouvemens
» convulsifs. La mère, présente à cette séance, était assise
» éloignée de sa fille. Elle se lève pour la secourir. Je lui fis
» signe de rester à sa place, et, en quelques minutes, je cal-
» mai la somnambule qui, d'ailleurs, jouit de la meilleure
» santé. Lorsqu'elle fut parfaitement tranquille, je lui deman-
» dai : Comment vous trouvez-vous ? Vous m'avez fait bien
» souffrir, me répondit-elle. J'ajoutai : C'est pour votre bien,
» vous le savez. Oui, dit la somnambule, je le sens. Je lui de-
» mandai de me promettre qu'aussitôt qu'elle serait éveillée,
» elle irait embrasser sa mère ; elle y consentit.

« Pendant ce colloque, la mère, fortement émue, fondait en
» larmes. J'éveille enfin la somnambule. Elle ouvre les yeux,
« se lève, fixe sa mère, court à elle et se précipite dans ses
» bras. Toutes deux confondirent leurs larmes qu'elles répan-
» daient avec abondance. Cette scène muette était vraiment
» touchante, et je n'ai pas honte d'avouer que je pleurai aussi
» de mon côté. Je voulus cependant mettre un terme à des
» émotions d'attendrissement qui, toutes satisfaisantes qu'elles
» fussent, n'en étaient pas moins pénibles ; et faisant asseoir
» la jeune dame, je l'endormis de nouveau en moins d'une
» minute par le seul acte de ma volonté. Je voulais aussi con-
» naître la situation de son âme, et je lui demandai : Qu'éprou-
» vez-vous maintenant? Je sens, me répondit-elle, un bien-
» être inexprimable. Je suis soulagée d'un poids énorme. Que
» de reconnaissance je vous dois! Le chagrin que ma situa-
» tion vous faisait éprouver s'est emparé de mon âme, dans le
» même moment où votre volonté forte m'a terrassée. J'ai
» vu comme un éclair dont j'ai ressenti la commotion, et ma
» volonté a été absorbée par la vôtre (¹). »

Tels sont les faits admirables que le médecin Alexandre
Bertrand a insérés dans l'ouvrage qu'il a intitulé *Traité du
Somnambulisme*. Conçoit-on, qu'après avoir eu le bonheur
d'être témoin de pareilles choses, on renie la vérité et ses propres croyances? C'est pourtant ce que Bertrand a fait. Et
comme l'observe fort bien le spirituel auteur du *Rapport
confidentiel sur le Magnétisme* : « M. Bertrand, après avoir écrit
» que le magnétisme était une chimère, avoua cependant que
» tous les faits de guérison et de somnambulisme étaient réels;
» mais il soutint qu'il ne fallait en accuser que l'*imagination*
» des magnétisés (²). »

(¹) Bertrand. — Traité du somnambulisme, p. 298. — Id., Annales du magnétisme, t. 6, p. 133.

(²) Rapport confidentiel sur le magnétisme animal et sur la conduite de l'A-
cadémie royale de médecine, traduit de l'italien du R. P. Scobardi, par Ch. B.,
D. M. In-8°. — Dentu et Germer-Baillière, p. 74.

S'il en est ainsi, l'imagination a été bien négligée jusqu'à ce moment, et j'ai donc encore eu raison de dire quelques pages plus haut (¹) « que le somnambulisme ouvrait aux philo- » sophes un champ sans limites. »

Au docteur Bertrand succède bientôt une foule de médecins qui essaient de vérifier les phénomènes somnambuliques; et ils ont tant de morgue et de suffisance, qu'à peine témoins de quelques faits, ils se croient plus instruits que ceux qui, depuis quarante ans, s'occupent spécialement de magnétisme. Tel est enfin le degré de folie où ils tombent, que ne pouvant soutenir une discussion avec des magnétiseurs, ils entreprennent de poser, *entre eux*, les bornes d'une science qu'ils ne connaissent pas. Ainsi, Bertrand le renégat, se croyant un homme important pour avoir osé dire à de plus ignorans que lui que le magnétisme était *une chimère*, prétendit démontrer à un de ses confrères, auteur de *Lettres morales sur le Magnétisme*, qu'il n'avait pas la plus légère connaissance du sujet qu'il traitait avec tant de prétention, et que son travail n'avait aucune espèce de valeur *scientifique* (²) : ce qui fait dire à l'auteur du *Rapport confidentiel* : « Nous sommes parfaitement de l'avis de M. Ber- » trand; mais nous ne pouvons nous empêcher en même » temps de faire remarquer l'aveuglement risible de ces sa- » vans orgueilleux qui n'aspirent à rien moins qu'à diriger » l'opinion publique et qui, divisés entre eux, n'étant soumis » à aucune autorité, n'ayant ni lien, ni but, donnent au » monde le spectacle pitoyable de leurs disputes quotidien- » nes (³)! »

Que de médecins ont marché sur les traces de Bertrand! Combien d'entre eux ont jugé et dénigré le magnétisme sans le connaître! je vais le prouver. Mais en faisant connaître leurs

(¹) Voir page 230.
(²) Bertrand. — Du magnétisme en France, note 5, p. 533.
(³) Rapport confidentiel, p. 75,

faiblesses déplorables, ainsi que les malheurs dont ils ont été cause, je ne manquerai pas de mettre en regard la noble conduite de plusieurs d'entre eux. Célébrer les bonnes actions de quelques hommes, c'est engager les autres à marcher sur leurs traces ; la médecine compte, d'ailleurs, assez d'hommes illustres qui ont agrandi le cercle des connaissances humaines, et le moment est enfin venu où les peuples, lisant avec une respectueuse reconnaissance dans les livres du grand Hippocrate, ces belles paroles : *La médecine est le plus noble des arts*, se trouveront heureux d'effacer eux-mêmes celles qui suivent.... *Mais l'ignorance de ceux qui l'exercent la font regarder depuis longtemps comme le plus méprisable* [1].

CHAPITRE IV.

Des expériences de M. Dupotet, à l'Hôtel-Dieu, sous la direction de M. Husson.

Dès 1820, des expériences eurent lieu publiquement dans les hôpitaux, pour convaincre les médecins de la réalité et de la puissance de l'agent magnétique ; ce ne furent plus alors les magnétiseurs qui vinrent proposer aux médecins de leur faire voir des expériences, mais presque toujours des médecins mêmes.

Le 20 octobre 1820, M. Rossen, docteur médecin, eut occasion de parler, pendant la visite de M. Husson, médecin en chef de l'Hôtel-Dieu, d'une cure dont M. le docteur Desprez venait de rendre un compte particulier à la Société de médecine pratique de Paris. Il s'agissait d'une *névralgie* sciatique rebelle à

[1] Voir ce beau passage d'Hippocrate, à la page 262 du tome 1er.

tous les moyens thérapeutiques ordinaires, et dont le magnétisme avait opéré la guérison dans un court espace de temps ([1]).

Quelques médecins et étudians en médecine , qui étaient présens, prièrent aussitôt M. Husson de permettre que l'on essayât de cet agent, nouveau pour eux, sur quelques malades de l'hôpital auprès desquels on se trouverait avoir infructueusement épuisé toutes les ressources de l'art. M. Husson ayant adhéré à cette demande, M. Desprez se chargea de prier un magnétiseur de se rendre au vœu commun de ces messieurs et de venir faire des expériences sous les auspices de M. Husson, et devant un nombre donné d'observateurs réunis à l'Hôtel-Dieu.

M. DUPOTET, magnétiseur déjà très connu à cette époque par de nombreux succès, voulut bien faire les expériences désirées. On lui imposa la condition de laisser choisir les malades et les témoins, ce qu'il dit lui être indifférent ; le docteur Husson se chargea de tenir la plume et de dresser lui-même les procès-verbaux.

Deux malades, principalement affectés de vomissemens, une femme nommée Barillière, âgée de 35 ans, et une fille de

(2) Le docteur DESPREZ avait été amené au magnétisme et convaincu par des faits qui ne lui avaient laissé aucun doute sur sa puissance ; on va voir combien ce fut heureux pour lui :

A la suite d'une couche, madame Desprez éprouva des accidens très graves contre lesquels tous les secours de l'art furent inutiles. La malade perdit ses forces. Sentant sa fin approcher, elle adressa à son mari un dernier adieu, et resta privée de sentiment. Ses confrères et ses amis, la croyant expirée, voulurent arracher M. Desprez de l'appartement ; mais retenu par une espérance indéfinissable, il s'y refusa et les supplia de le laisser seul avec elle. Dès qu'ils furent sortis, il s'empresse de fermer la porte, se déshabille, se couche auprès de sa femme, la prend dans ses bras et cherche à la réchauffer, à la ranimer de sa vie..... Au bout de vingt minutes, elle pousse un profond soupir, ouvre les yeux, se reconnait, et recouvre la parole. Quelques jours après, elle était rendue à la santé *.

* Foissac. — Rapports sur le magnétisme, p. 272.

18 ans nommée Samson, furent amenées dans la chambre de la mère religieuse pour être magnétisées ; les expériences ne se prolongèrent véritablement que sur la fille Samson.

On était à la fin d'octobre et la malade était à l'hospice depuis le mois de mai. Elle vomissait le sang et les alimens ; il y avait suppression des menstrues ; faiblesse très grande ; impossibilité de marcher seule ; la malade gardait le lit depuis cinq mois ; tout annonçait chez elle une mort prochaine, et les médecins qui la soignaient ne se dissimulaient plus l'inutilité de tout remède.

Dès la première séance, le magnétisme eut pour effet d'arrêter les vomissemens ; mais les médecins firent observer au magnétiseur *qu'il ne fallait pas crier au miracle pour cela ;* sur quoi, celui-ci leur répondit, fort sagement, qu'il ne croyait pas que le magnétisme pût guérir aussi promptement de telles affections, mais que la suspension des vomissemens était d'un bon augure.

A la troisième séance, la Dlle Samson tomba en somnambulisme. On la porta dans son lit, où elle dormit plusieurs heures de suite.

A la sixième, étant entrée en somnambulisme assez promptement, elle répondit avec beaucoup de facilité aux questions du magnétiseur ; elle était parfaitement *isolée ;* on cria à ses oreilles, on frappa sur ses meubles, elle demeura étrangère à tout ce bruit.

Insensiblement elle est endormie par la seule volonté de M. Dupotet et assure que le magnétisme est le remède *qui la guérira.*

Un jour, M. Husson dit à M. Dupotet : « Vous endormez la » malade, sans la toucher, et même très promptement ; je » voudrais que vous essayassiez d'obtenir le sommeil sans » qu'elle vous vît et sans qu'elle fût prévenue de votre » arrivée. »

M. Dupotet ne garantit point le succès de cette expérience, quoiqu'il l'eût faite plusieurs fois en d'autres occasions. On convint d'un signal que M. Dupotet pourrait entendre, c'est-à-dire qu'il fut convenu que M. Dupotet magnétiserait la ma-

lade lorsque le docteur Husson laisseraittomber les ciseaux
qu'il avait à la main. On fait donc entrer M. Dupotet dans un
cabinet noir fort incommode, mais dans lequel il ne consentit pas moins à se laisser enfermer, ne voulant éluder aucune
difficulté, ne laisser aucun doute aux hommes de bonnefoi,
et aucun prétexte à la malveillance.

La malade étant arrivée, on la place le dos tourné au cabinet qui recèle son magnétiseur. On s'étonne avec elle de ce
qu'il n'est pas encore arrivé; on conclut de ce retard qu'il ne
viendra pas, que c'est mal à lui de se faire attendre; on donne
enfin, à son absence, toutes les apparences de la vérité.

Au signal convenu, M. Dupotet magnétise la demoiselle Samson, tout en ignorant la distance où elle est placée. Trois minutes après, elle était endormie. Cette expérience se répète et
obtient le même succès.

A la treizième séance, le docteur Husson annonce à M. Dupotet que l'un des médecins en chef de l'Hôtel-Dieu désire
être présent aux expériences, et, surtout, voir endormir la malade à travers la cloison. Le magnétiseur trouve cela très bien;
le médecin entre; on convient d'un signal, on enferme M. Dupotet, et la demoiselle Samson arrive.

On lui dit, de suite, que M.Dupotet ne viendra pas.Cette fille
demande alors à se retirer. Mais le médecin visiteur lui demande *si elle digère la viande?* (c'était le mot du signal;) aussi-
tot M. Dupotet magnétise, et la malade s'endort encore au
bout de trois minutes. Le visiteur touche, pince, questionne
la somnambule, mais elle ne sent ni ne répond.

Il se passe alors une de ces scènes comiques qui sont inap-
préciables :

Ce médecin qui avait sollicité d'être admis aux expériences,
comptant bien sans doute qu'elles échoueraient devant un
homme *comme lui*, ne sut plus quelle contenance tenir. Il ne
pouvait pas nier, et il ne voulait pas avouer : « Ne sachant donc
» plus à quel saint se vouer, dit à ce sujet le révérend père Sco-
» bardi, et ne pouvant, *raisonnablement*, convenir d'un faitaussi

» étrange, notre digne ami fit alors semblant de se mettre en
» colère et reprocha fort aigrement à M. Dupotet d'*avoir avec*
» *la fille Samson des intelligences relatives à ce qui se passait* (¹).»

En sorte que M. Dupotet était, aux yeux de ce témoin récalcitrant, un nouveau Grandier, ensorcelant les jeunes filles pour confondre l'orgueil de la médecine.

Il semble, enfin, que cette expérience devait humilier les médecins les plus entêtés et les plus rebelles ; en voici une nouvelle preuve :

Un des témoins, M. Alexandre Bertrand, élève un doute, et finit par soutenir qu'il n'y a pas besoin de magnétiseur pour endormir la malade, qu'elle s'endormira par le fait de l'imagination. On prie alors M. Dupotet de venir plus tard ; la malade vient à l'heure ordinaire, et ne s'endort pas. Mais M. Dupotet arrive ; et *elle s'endort à l'instant.*

Avec le temps, la demoiselle Samson était arrivée à voir l'intérieur de son corps : elle dit que son estomac était rempli de petits boutons rouges. On lui demande si elle peut dire ce qui lui fait mal dans le côté : « C'est le sang, dit-elle, et pas
» autre chose. Dans mon côté, il y a une petite poche pleine
» de sang auprès du cœur et un fil si petit, si petit qui fait
» battre mon cœur. Je le vois, comme on le verrait dans un
» corps ouvert. C'est quand cette poche est pleine que je vomis
» le sang. — De quelle grosseur est la poche dont vous parlez ?
» — Comme une noix, et la peau est toute fine (²). »

La malade annonçait elle-même qu'elle était en voie de guérison, lorsque le docteur Husson passe à l'hospice de la Pitié et un autre médecin lui succède. M. Dupotet demande à ce médecin la permission de continuer les expériences magnétiques, et il obtient d'abord son consentement.

(1) Scobardi. — Rapport confidentiel sur le magnétisme, p. 46.
(2) On voit que la malade avait un anévrisme.

Or, depuis le 26 octobre, jour auquel la malade avait été magnétisée pour la première fois, *elle n'avait pas vomi*; sa fièvre l'avait quittée; elle n'éprouvait plus que rarement des palpitations;.... quelles furent la surprise et la douleur de M. Dupotet, lorsqu'un jour le successeur de M. Husson, sans aucun préambule, ni excuse, le pria *de suspendre les séances et tout traitement magnétique, et de se retirer !!!*

Renvoyé de l'hospice, comme le dernier des hommes, M. Dupotet n'en avertit pas moins le médecin en chef et ses internes des conséquences de cette interruption, c'est-à-dire du retour des vomissemens. La malade, qui s'était préparée pour venir, fut se recoucher quand on lui dit qu'elle ne serait pas magnétisée; elle mangea comme à l'ordinaire; mais, dans le cours de la journée, *elle vomit tout ce qu'elle avait pris*, et le soir elle eut un peu de fièvre. Le lendemain, *les vomissemens continuèrent*, la malade sentit des douleurs à l'épigastre; cette infortunée pleurait et se lamentait, toute la journée, de ce qu'on l'abandonnait ainsi, après avoir trouvé le remède convenable à sa maladie. Le médecin en chef, témoin de ses souffrances, restait insensible (1).

« Ainsi, dit à ce sujet, M. Mialle dans son *Exposé des cures
» opérées par le magnétisme*, l'administration laissait aux mé-
» decins la liberté d'employer les remèdes dits *héroïques*, ainsi
» que l'usage de *tous les poisons*, mais elle leur défendait,
» comme une chose dangereuse, de *poser les mains sur un
» malade avec l'intention de le guérir* (2) »

Quelle conduite! on voit bien que les médecins de ce temps-là n'ouvraient jamais Hippocrate; le rouge de la honte leur eût

(1) Dupotet. — Exposé des expériences sur le magnétisme animal, 1821-1826. — Mialle. — Exposé des cures opérées par le magnétisme, t. 2, p. 425-453. — (2) Id., t. 2, p. 453.

couvert le front, en y lisant : « Mon opinion est QU'IL NE FAUT
RIEN NÉGLIGER DANS UN ART QUI INTÉRESSE TOUT LE MONDE (1). »

CHAPITRE V.

Expériences de M. Robouam.

Le médecin en chef, successeur de M. Husson, ayant été
témoin du désespoir de la fille Samson, fut cependant ému de
sa position. C'est pourquoi il invita l'interne de la salle, M. Robouam, à la magnétiser, mais sans aucune espèce d'appareil,
et *le plus secrètement possible*. Celui-ci qui ne demandait pas
autre chose, profondément convaincu du bien qui devait en résulter, commença son traitement.

La malade s'endormit de suite, sous sa main, et lui présenta
de nouveau tous les phénomènes observés quand elle était magnétisée par M. Dupotet. Elle lui dit *qu'il lui faisait beaucoup
de bien;* mais qu'elle serait plus longtemps à guérir cette fois,
à cause de l'interruption qui avait eu lieu.

Dès ce jour *les vomissemens s'arrêtèrent;* M. Robouam continua de la magnétiser tous les jours; M. Dupotet, malgré la
défense qui lui en avait été faite, allait quelquefois unir ses
soins à ceux de son remplaçant, mais seulement comme
magnétiseur accessoire.

Peu à peu, tous les symptômes fâcheux disparurent : la malade commença à manger le quart de portion, à boire de l'eau
de gomme et du lait; elle digérait bien; la maigreur disparais-

(1) **Hippocrate.** — Du régime dans les maladies aiguës : εμοι δ'ανδανει μεν εν
πασν τη τεχνη προσεχειν τον νοον; — *mihi vero placet, ut in universa arte
mentem adhibeamus.* — Vanderlinden, t. 2, p. 258.

sait à vue d'œil; elle put se lever et elle n'éprouvait de palpitations que de loin en loin. Dans le courant de décembre les douleurs de l'épigastre disparurent presqu'entièrement, le rétablissement sembla tout-à-fait assuré. Cependant quelques vomissemens et des palpitations s'étant montrés de nouveau, les deux magnétiseurs reprirent leur tâche ; les règles parurent et coulèrent cette fois pendant trois jours avec abondance. Dès lors la malade se trouva beaucoup mieux et n'eut plus besoin que de quelques soins. Aucun accident ne s'étant renouvelé, elle pouvait faire le service de la chambre et se livrer, sans en être incommodée, aux travaux de sa condition. *Elle sortit enfin de l'Hôtel-Dieu*, dans un état de santé suffisamment consolidé, le 20 janvier 1821 (¹).

Voilà certainement une belle et utile expérience. Quel cas en a fait l'Académie ? son attention a-t-elle été excitée ? nullement ; une partie de ceux qui en avaient été les témoins ont fait tout ce qu'il était possible pour la nier. Ainsi, cinq ans après, dans la séance de l'Académie de médecine du 24 janvier 1826, le médecin en chef, qui avait été si désespéré des succès de M. Dupotet, dit que l'on vantait *à tort* le magnétisme comme moyen thérapeutique, puisqu'*au moment où l'on publiait la guérison de la fille Samson, elle rentrait dans les salles de l'Hôtel-Dieu* POUR Y MOURIR. On pense bien que l'Académie dut croire à la véracité d'une semblable assertion *dans la bouche du médecin de l'hospice ;* un tel homme devait savoir à quoi s'en tenir et ne parler qu'à coup sûr ; cependant *le fait était faux ;* car, six ans après, la *défunte* fut retrouvée en bonne santé et présentée, par M. Dupotet, à la commission de l'Académie royale de médecine; il n'était mort à l'Hôtel-Dieu qu'une *veuve Catherine Samson, âgée de soixante-huit ans* (²) !

Encouragé par son premier succès, M. Robouam continua ses expériences, et fit remarquer à son chef l'isolement complet et l'insensibilité totale de la fille Samson : celle-ci lui dit

(¹) Dupotet. — Exposé des expériences de l'Hôtel-Dieu. — Mialle. — Exposé des cures..... au mot *Vomissement.* — (²) Id. — Rapport confidentiel, p. 90.

un jour à ce sujet, dans l'état de veille : « Vous prétendez que
» je dors et qu'aucun effort pour me réveiller ne réussit; met-
» tez-moi donc les jambes dans un bain de moutarde et vous
» verrez si je ne suis pas réveillée aussitôt. » Le sinapisme fut,
en effet, administré durant le sommeil magnétique; et beaucoup plus fort qu'il n'est d'usage de l'employer communément;
toutefois sans que la malade eût été prévenue à l'avance que
l'on opérait suivant son conseil.

On la tint, dans ce bain, plus longtemps que de coutume;
la peau fut entièrement rubéfiée; la patiente ne témoigna
aucun désir d'en sortir et n'éprouva aucune douleur apparente;
mais, au réveil, elle jeta des cris perçans, dit qu'on l'avait
brûlée, et s'indigna qu'on l'eût traitée de cette manière.

Cette suite d'essais inutiles pour vaincre l'état d'insensibilité
extérieure conduisit le même médecin en chef à porter les
expériences à un point extrême :

Il invita M. Robouam à magnétiser et mettre deux malades
en somnambulisme. Préalablement, il prévint ces derniers que
s'ils s'endormaient *complaisamment* (mot très flatteur pour
M. Robouam) sous les passes de son interne, il leur ferait
appliquer de suite *un moxa.*

Les deux individus, successivement magnétisés, furent mis
chacun en peu de temps en état de somnambulisme isolé.
Alors le médecin fit appliquer, à chaque malade, un moxa, et
les souffla lui-même. Aucun des deux sujets ne donna, ni
dans le cours du sommeil magnétique, ni pendant que l'opération dura, *de signe quelconque de sensibilité.* Mais au moment
du réveil, toutes les douleurs se firent sentir [1].

Mes lecteurs croient sans doute que le médecin en chef va
sinon se convertir au magnétisme, au moins rendre hommage
à la vérité; l'interne le croyait également, car il lui dit après
l'épreuve: *Eh bien! Monsieur, êtes-vous convaincu?* — Non,
répond celui-ci, mais *je suis ébranlé* [2].

(1) Mialle. — Exposé des cures....., t. 2, p. 460. — Foissac. — Rapports sur
le magnétisme, p. 280. — (2) Id.

Quant à moi, je suis bien sûr que si l'un de mes lecteurs a jamais besoin de se faire magnétiser, il n'ira pas, jusqu'à nouvel ordre, dans un hospice où l'on préfère *brûler vifs* de pauvres malades, plutôt que de les laisser guérir par un simple attouchement. « Car, si de pareilles épreuves ne sont pas » suffisantes, dit, à ce sujet, le prudent mais énergique disciple » de Deleuze, M. Mialle, que reste-t-il à faire aux médecins, si » ce n'est de *disséquer un somnambule vivant* ([1]) ? »

CHAPITRE VI.

Expériences du docteur Georget.

Les expériences de l'Hôtel-Dieu firent une grande sensation. Elles prouvèrent que le magnétisme et le somnambulisme étaient réels. Tout le monde le reconnut ; et les médecins furent obligés de modifier leurs opinions : ils prétendirent que les malades s'endormaient, à la vérité, sous la main de leur magnétiseur, mais qu'ils ne voyaient ni ne pouvaient voir leurs maladies et l'intérieur de leur corps ; qu'enfin le magnétisme ne produisait que des effets physiques.

Ainsi, Gall avait prétendu qu'il était impossible qu'un homme, *par sa volonté et sa puissance animale*, pût mettre un malade en somnambulisme. « *Ce serait*, disait-il, *une découverte du premier ordre et une éclatante vérité* ([2]). » Or, ce fait existe en 1821 ; des médecins sont obligés de le constater ; seulement ils en conviennent à regret, et proposent la solution d'autres difficultés.

([1]) Mialle. — Exposé des cures....., t. 2, p. 461.
([2]) Voir ci-dessus, p. 268.

Le docteur GEORGET avait assisté aux expériences faites par M. Dupotet à l'Hôtel-Dieu; son incrédulité en avait été ébranlée; et bien que, six mois avant, il eût dit qu'il ne fallait pas prendre la peine de réfuter les rêveries et les croyances des magnétiseurs, il eut le bon sens de revenir sur ses propres idées. Il examina, réfléchit, essaya, et réussit à produire des phénomènes extraordinaires. Il mit un grand nombre de malades en somnambulisme, particulièrement des aliénés. Les malades, devenus somnambules, mis en communication avec d'autres malades, prenaient momentanément leurs maladies; ils voyaient l'intérieur de leurs corps et leur état morbide. Ils ordonnaient des remèdes, et ne se souvenaient de rien au réveil.

Georget, bon médecin, imprudent magnétiseur, rendait les malades totalement insensibles, leur faisait respirer des poisons, et brûlait sur eux des moxas. Pendant la durée des crises, les somnambules ne se plaignaient pas; mais si Georget leur rendait la sensibilité, les douleurs devenaient très violentes.

La curiosité, l'étonnement portèrent ce médecin à tenter les expériences les plus dangereuses; il paralysait les membres, et produisit, un jour, une telle immobilité du thorax (*poitrine*) et une telle imminence de suffocation, qu'il en fut effrayé lui-même, et se promit bien de ne plus recommencer.

Les phénomènes se montraient en foule dans ses expériences :

« J'ai vu, dit-il, j'ai vu, positivement vu, un assez grand nombre de fois, des somnambules annoncer plusieurs heures, plusieurs jours, vingt jours d'avance, l'heure, la minute même de l'invasion d'accès épileptiques et hystériques, et de l'éruption des règles; indiquer quelle serait sa durée, l'intensité des accès, et toutes ces choses se sont exactement vérifiées, etc. (¹) »

Pétronille, une de ses malades, épileptique à la suite d'une chute dans le canal de l'Ourcq, lui demanda un remède qui

(¹) Georget. — Physiologie du système nerveux, t. 1, p. 258 à 302.

rappelle ceux indiqués autrefois dans les temples d'Esculape. Ainsi, elle voulut *qu'on la jetât dans l'eau* pendant qu'elle aurait ses règles *(contraria contrariis)* ; et elle dicta à Georget, ainsi qu'à ses deux confrères, MM. Londe et Métivié qui devaient l'aider, ce qu'ils auraient à faire et à dire.

On la mit donc en somnambulisme ; mais on la réveilla bientôt, à moitié, *comme elle l'avait recommandé*, afin que la vue de l'eau lui fît impression. Puis encore, *comme elle l'avait recommandé*, le docteur Londe s'écria : « Allons, messieurs, il faut ▸ la jeter à l'eau ! » On la saisit, elle résiste, mais on la plonge, malgré elle, dans un bain froid ; on lui retient la tête sous l'eau, et on ne la retire qu'au moment indiqué par elle en somnambulisme ; elle était presque asphyxiée ; et il fallut employer les moyens d'usage pour la rappeler à la vie (¹).

Elle dit un jour à M. Londe que dans quinze jours *il aurait une affaire d'honneur et qu'il serait blessé.* Celui-ci tire son agenda et y consigne cette prédiction. Au bout de la quinzaine, il a une discussion avec un de ses confrères. Il se bat en duel, reçoit un coup d'épée ; et pendant qu'on le ramène chez lui en voiture, il tire son agenda et fait lire à son heureux adversaire la prédiction qui lui avait été faite (²).

Telle est cependant la crainte que les médecins ont de leurs confrères quand il s'agit de magnétisme, et combien il est dangereux pour un médecin de se dire magnétiseur, que Georget, dans *sa Physiologie du système nerveux*, ne nomme ni ses somnambules, ni le lieu de ses expériences, ni les témoins, ni les médecins qui y concouraient. « *C'est par la raison*, dit-il, ▸ (qui le croirait ?) *que nous vivons dans un temps* où il est *peut-* ▸ *être* encore pardonnable de cacher ses croyances au magné- » tisme (³). »

(²) M'alle. — Exposé des cures opérées par le magnétisme. t. 1ᵉʳ, p 259.
(²) Mialle. — Exposé des cures opérées par le magnétisme, t. 1, p. 258.
(³) Georget. — Physiologie, t. 1, p. 268.

Ces craintes de Georget ont eu un résultat fâcheux pour la science ; car dans sa *Physiologie du système nerveux*, il annonce qu'il est obligé de différer la publication de phénomènes extraordinaires : « La personne dont j'aurais à parler, dit-il, m'a offert des phénomènes fort étonnans de prévision et de clairvoyance, tels que dans aucun ouvrage de magnétisme, *pas même celui de Petétin*, je n'ai rien rencontré de plus extraordinaire, pas même les phénomènes que j'ai observés (¹). »

J'ai raconté, dans mon *Introduction* (²), comment cet estimable jeune homme, bon médecin, mais magnétiseur sans expérience, laissa périr une de ses somnambules parce qu'il fut effrayé de ce qu'elle avait prédit sa mort; et comment il prit soin, par un testament, de recommander qu'on rendît publiques, après lui, les modifications salutaires que la vue des phénomènes magnétiques avait apportées dans ses opinions philosophiques et religieuses (³).

CHAPITRE VII.

Article *Magnétisme* du docteur Rostan, dans le Dictionnaire de médecine en quinze volumes (1825), et ses expériences.

En 1825, parut un Dictionnaire de médecine en quinze volumes, et l'article *magnétisme* y fut traité par le docteur Rostan. Ainsi que Georget, M. Rostan avait d'abord regardé les

(¹) Georget. — Physiologie du système nerveux, t. 2, p. 404.
(²) Introduction au magnétisme, p. 444.
(³) Foissac, Rapports sur le magnétisme, p. 290.

magnétiseurs comme des fous ; bien plus, il les avait traités publiquement de dupes et de fripons.

Enhardi et éclairé par les expériences de Georget, il essaya d'en faire lui-même, et finit par écrire ce dont il a été témoin :

« J'ai vu, bien vu, dit-il ; mais comment se peut-il que des » somnambules jouissent de l'étonnante faculté de prophétiser » l'avenir ? J'ai vu dans ce genre des faits bien singuliers; mais » j'avouerai que bien que je les aie souvent vus, je doute en- » core (¹). »

Comme Georget, comme tous les médecins qui veulent magnétiser, sans avoir daigné lire les ouvrages des hommes qui ont écrit sur la matière, M. Rostan fit des expériences de tout genre, et dont il est inutile de parler après celles de Georget.

Mais un jour il prit sa montre, et la plaça à trois ou quatre pouces derrière la tête d'une somnambule. « Voyez-vous » quelque chose? lui dit-il. — Certainement, répond-elle, je » vois quelque chose qui brille, ça me fait mal. — Qu'est-ce? » — Je ne sais pas. — Regardez bien. — C'est une montre.

» Mais, dit le docteur Ferrus qui était présent, si elle voit » que c'est une montre, elle dira bien quelle heure il est. — » Non, c'est trop difficile. — Essayez. — Il est huit heures « moins dix minutes. » C'était vrai.

On dérange les aiguilles, on change l'heure ; la somnambule ne se trompe pas.

« Ainsi donc, dit M. Rostan, voilà bien la faculté de voir » transportée dans d'autres organes que ceux qui en sont » chargés dans l'état normal ; et ce fait, je l'ai vu, je l'ai fait » voir. »

En parlant des effets thérapeutiques de magnétisme, l'auteur de l'article dit : « Ils étaient bien peu médecins, peu physio- » logistes et peu philosophes, ceux qui ont nié ces effets. Ne » suffit-il pas que le magnétisme détermine des changemens » dans l'organisation, pour conclure rigoureusement qu'il peut

(¹) Dictionnaire de médecine en 15 vol., édit. de 1825 , p. 489.

» jouir de quelque puissance dans la cure des maladies? Cette
» vérité démontrée par le raisonnement, l'est bien plus encore
» par l'expérience. L'influence directe de ce nouvel agent, sur
» le système nerveux, me porte à croire que son action doit
» d'abord s'exercer efficacement dans les maladies nerveuses
» et principalement dans les maladies nerveuses générales.....
      » Mais sa puissance sera-t-elle bornée aux maladies du
» système nerveux? Le cerveau étant profondément modifié
» par ce moyen, ne peut-il pas à son tour opérer quelques
» changemens avantageux dans un organe souffrant? *en sus-*
» *pendant la douleur , ne produira-t-il pas un premier bien-*
fait (¹)? »

Sans m'arrêter , ici , à relever les erreurs que contient cet
article sur de graves conséquences déduites par l'auteur, sans
les avoir assez raisonnées, et dont la malveillance s'est ensuite
emparée pour les faire valoir comme si elles émanaient d'un
magnétiseur expérimenté , je dirai que l'article de M. Rostan,
en raison de la réputation *médicale* de son auteur, attira l'attention des savans, des médecins, du clergé, des magnétiseurs
et du public lui-même. Il est présumable que toutes les contrariétés qu'il lui a suscitées l'ont déterminé, non pas, comme
Alexandre Bertrand, à renier ses propres écrits, mais à laisser supprimer son article lors de la seconde édition du Dictionnaire de médecine en 1832.

Sans doute , c'est un acte de faiblesse ; mais combien il est
heureusement effacé par le souvenir du courage qu'il fallut en
1825 à M. Rostan pour publier ses opinions !

(¹) Dictionnaire cité, p. 433.

SECTION DEUXIÈME.

DU JUGEMENT DES EFFETS MAGNÉTIQUES PAR UNE COMMISSION NOM-
MÉE PAR L'ACADÉMIE ROYALE DE MÉDECINE DE PARIS
(1826 A 1831.)

CHAPITRE PREMIER.

De la nomination d'une commission, par l'Académie royale de médecine de Paris, pour juger les effets du magnétisme, et des débats
qui l'ont précédée.

Georget, M. Rostan et nombre d'autres médecins, étaient
donc devenus des magnétiseurs, sinon instruits, au moins sincères, lorsqu'à cette époque un autre médecin de Paris, le
docteur Foissac, tout aussi incrédule que Georget et M. Rostan, ayant eu, avec M. le docteur Husson, une conversation
assez suivie sur le magnétisme, eut le bon esprit de faire cette
réflexion : qu'il serait bien singulier qu'un homme d'un mérite
aussi distingué que M. Husson fût dupe d'une illusion.

Il se fit d'abord magnétiser et n'éprouva rien ; puis il essaya
à son tour, et eut aussitôt des somnambules qui lui présentèrent,
comme toujours, des phénomènes extraordinaires pour l'époque. Il en parla à quelques membres de l'Académie de médecine et les trouva aussi convaincus que lui : ceux-ci pensaient
que l'on devait examiner de nouveau le magnétisme ; mais ils
craignaient, dans le sein même de l'Académie, de nombreux
adversaires.

Cette dernière opinion n'intimida pas le docteur Foissac. Il fit imprimer un mémoire sur le magnétisme (1), le distribua aux Académiciens, demanda un nouvel examen et offrit de faire voir des somnambules. L'Académie resta muette.

Mais M. Foissac insista, il récrivit ; et, cette fois, un médecin, aussi distingué par son caractère affectueux que par ses talens, et dont on déplore aujourd'hui doublement la perte à cause de l'excellent ouvrage publié, après sa mort, *sur la Folie*, le docteur Marc se leva et fit sentir la nécessité d'examiner encore le magnétisme pour en déterminer la réalité ou la fausseté; rappelant les encouragemens qui lui avaient été donnés par les souverains étrangers, l'Académie de Berlin et un grand nombre de savans, il demanda s'il était possible de supposer que des hommes d'un mérite éminent, un corps savant du premier ordre, et des gouvernemens connus pour s'entourer de l'élite des médecins, aient pu, en différens lieux, à différentes époques, devenir les dupes de jongleurs ou d'enthousiastes, et exécuter, propager, ordonner et favoriser des travaux tendant vers un but chimérique (2).

Marc proposa donc de nommer une commission; mais aux paroles très sages qu'il avait mises en avant, un membre répondit en style burlesque : « *Qu'il ne fallait pas s'occuper de* » *bêtises, que le magnétisme était mort et enterré depuis long-* » *temps et que ce n'était pas à l'Académie à l'exhumer.* » Néanmoins, l'Académie ne tint pas compte de ce propos, et si elle eut la faiblesse de ne point adopter, de suite, les conclusions du docteur Marc et de ne pas constituer une commission *pour statuer* sur le magnétisme, elle en nomma cependant une pour savoir *si elle s'en occuperait.* C'était bien peu, et c'était beaucoup: le magnétisme passant encore aux yeux d'un grand nombre de personnes pour une chimère ou une imposture, on conçoit les craintes de l'Académie, et bien qu'elle eût pu mieux faire en cette circonstance, il est juste de reconnaître qu'elle fit encore bien.

(1) Mémoire sur le magnétisme animal. In-8°, 10 pages. 1825.
(2) Rapports sur le magnétisme, p. 47.

La commission nommée le 11 octobre 1825, composée de MM. Marc, Adelon, Pariset, Burdin et Husson, fit son rapport par l'organe de ce dernier.

Elle se fonda sur les progrès successifs de la médecine, sur ses erreurs involontaires, et sur le besoin incessant de s'instruire, pour déclarer qu'elle était d'avis que l'Académie nommât une commission spéciale pour s'occuper de l'étude et de l'examen du magnétisme animal. La commission rappela la théorie de Mesmer et ses pratiques, les nobles et savans écrits de MM. de Puységur et Deleuze, ceux de MM. Bertrand et Georget et les encouragemens donnés au magnétisme par les souverains étrangers (1).

Ce rapport fit une vive impression sur l'assemblée, mais en sens divers, pour et contre, et des orateurs prirent la parole.

Les uns crurent avoir tout dit quand ils eurent répété que le magnétisme n'est qu'*une jonglerie.*

Un membre établit un parallèle entre les somnambules et *les arbres de la forêt de Dodone* (disant, à cet égard, la vérité à son insu).

Un autre demande qu'on mette le magnétisme *en bouteilles.*

Celui-ci craint que par suite de l'action à *distance*, quelque grand magnétiseur ne vienne, *de son grenier de Paris*, *ébranler les trônes de la Chine et du Japon.*

Celui-là dit que le magnétisme n'a pas changé; qu'en 1784 *il était vêtu* à la française et qu'aujourd'hui il est *en frac* : il partage les magnétiseurs en deux classes : les dupes et les fripons.

L'un soutient que *tout*, en magnétisme, est *déception* et *jonglerie*; cependant il cite une somnambule, *dirigée par un pharmacien*, et qui se distinguait *par l'art avec lequel elle formulait les médicamens qu'elle conseillait.*

Un autre insulte la mémoire révérée de M. de Puységur : « Il a vu, dit-il, la fameuse somnambule, la femme Maréchal, » et il dit qu'il a des raisons *de soupçonner la fraude!....* parce

_____

(1) Foissac. — Rapports sur le magnétisme, p. 12 à 36.

» qu'on n'a pas voulu lui laisser faire des expériences sur cette
» femme (¹). »

A entendre toutes ces gentillesses de bas étage, de la bouche de médecins honorables, il était facile de reconnaître
que le mot *magnétisme* leur avait donné le vertige; aussi toutes ces insultes, contre une science naissante, firent place à
des opinions graves :

M. Virey approuve la proposition.

M. Orfila demande si l'on aurait dû traiter Franklin de jongleur parce qu'il proposait de se rendre maître de la foudre
avec une pointe de métal.

M. Chardel ne trouve rien d'étonnant dans l'action d'un
homme sur un autre, après qu'on a été témoin des merveilles
du galvanisme.

Marc relève les savans de l'Allemagne et ne les en tient que
pour plus honorables, en s'occupant, comme ils le font, de
magnétisme.

Itard dit que les plaisanteries sont déplacées, qu'elles ne
portent que sur les abus, et qu'il s'agit justement de démêler
le vrai d'avec le faux : il dit qu'il n'y a rien de plus digne d'un
savant que d'apprendre ce qu'il ne sait pas : que l'on ne doit
jamais craindre le ridicule quand on agit dans l'intérêt de la
science et de l'humanité.

« On représente, dit Georget, les magnétiseurs comme des
» ignorans et des imbéciles, et ce sont, en partie, des savans, des
» naturalistes, des médecins, des philosophes, qui écrivent sur

----

(¹) Un homme d'esprit, qui a pris le nom pseudonyme du *révérend père*
Scobardi, a eu l'heureuse idée de remettre sous les yeux du public, dans un
petit ouvrage intitulé: Rapport confidentiel sur le magnétisme animal,
toutes les absurdités, les injustices, les injures, et même les bassesses échap-
pées aux adversaires du magnétisme. J'ai déjà eu occasion de citer ce livre, et
j'engage mes lecteurs à le consulter ; il est aussi exact que spirituel et amusant ;
il leur donnera une juste idée de l'état d'aberration où peut conduire la prévention et surtout la haine aveugle de la vérité. — 1 vol. in-8° de 160 pages.
Germer-Baillière et Dentu, 1839.

» cette matière. Ce ne sont pas des ignorans qu'ils convertis-
» sent, mais des hommes distingués; on crie au charlatanisme!
» mais un charlatan se cache et fait mystère des moyens qu'il
» emploie, tandis que les magnétiseurs provoquent les examens
« et répètent sans cesse : « faites comme nous. »

« La médecine, dit enfin M. GUERSANT, a toujours été le
» point de mire des sarcasmes; en a-t-elle souffert? Les Pur-
» gon de Molière, les Sangrado de Lesage en ont-ils détruit
» un seul fait ([1])? »

Ces justes réflexions imposèrent silence aux détracteurs
du magnétisme ; et comme, en définitive, tous les honorables membres, ou à peu près, ne pouvaient pas parler, *ex
professo,* sur une matière qui leur était inconnue, on vota sur
les conclusions du rapport : l'Académie adopta la proposition
de nommer une commission permanente pour se livrer à l'étude
et à l'examen du magnétisme animal, et le 28 février 1826, elle
se trouva composée de MM. Bourdois de la Motte, président;
Fouquier, Guéneau de Mussy, Guersant, Itard, J.-J. Leroux,
Marc, Thillaye, et Husson rapporteur.

CHAPITRE II.

Des expériences de la Commission.

Rien ne fut épargné, en soins et en précautions, par les commissaires pour éclairer l'Académie; et sans qu'ils aient obtenu
des somnambules, tout ce que des magnétiseurs consommés

([1]) Voir, dans les *Rapports* publiés par M. Foissac, la relation plus étendue
des débats académiques et la réplique de M. Husson, p. 36 à 99.

auraient été en droit d'attendre, les phénomènes qui se présentèrent à la commission furent on ne peut plus convaincans,
ainsi qu'on va le voir par ce que j'en rapporterai :

Louise Delaplane, — 16 ans; — suppression menstruelle; —
douleurs, tension et gonflement du bas ventre; — entrée
à l'hôpital de l'Hôtel-Dieu le 13 juin 1826. — Les sangsues
n'amènent aucun soulagement. — Magnétisée par M. Foisssac,
elle s'endort au bout de huit minutes, On lui parle, elle ne répond pas; on jette près d'elle un paravent de fer blanc, elle
reste immobile; on brise avec force un flacon, elle se réveille.
A la deuxième séance, elle ne peut répondre que par des signes;
à la troisième, elle donne à entendre que dans deux jours elle
parlera et indiquera la nature et le siège de sa maladie. On la
pince au point de faire naître une ecchymose, elle reste insensible, mais elle se plaint au réveil de la douleur que lui cause
la partie pincée et ecchymosée ([1]).

Baptiste Chamel est magnétisé par M. Dupotet qui dirige
son doigt en pointe sur le malade, et l'on voit, dans les doigts
index et médius de ce dernier, un léger mouvement semblable
à la convulsion déterminée par une pile galvanique. Six minutes après, le doigt du magnétiseur dirigé vers le poignet
gauche imprime à cette partie un mouvement complet de convulsion ([2]).

M. Chalet, consul de France à Odessa, magnétisé par M. Dupotet, offre un exemple particulier de convulsion : le magnétiseur dirige son doigt vers l'oreille gauche, et aussitôt on
aperçoit, dans les cheveux qui sont derrière l'oreille, un mouvement que l'on attribue à la contraction des muscles de cette
région; on renouvelle des passes avec une main, sans diriger
le doigt vers l'oreille, et il se manifeste, dans cette dernière,
un mouvement général et brusque d'ascension ([3]).

[1] Foissac. — Rapports sur le magnétisme, p. 141. — [2] Id., p. 143. —
[3] Id., p. 151.

Il eût été presque inutile de constater les phénomènes de la sensibilité ou de l'insensibilité extrêmes, si l'on n'avait pas cherché à les mettre à profit, et la commission croit devoir rendre compte du fait suivant :

Madame Plantin, âgée de soixante-quatre ans, consulta le 8 avril 1829 M. Jules Cloquet, pour un cancer ulcéré qu'elle portait au sein droit depuis plusieurs années et qui était compliqué d'un engorgement considérable des ganglions axillaires correspondans. M. Chapelain, médecin de cette dame, et qui la magnétisait depuis quelques mois, dans l'intention de dissoudre l'engorgement du sein, n'avait pu obtenir d'autre résultat qu'un sommeil profond, pendant lequel la sensibilité semblait anéantie, les idées conservant toute leur lucidité. Il proposa à M. Cloquet de l'opérer pendant qu'elle serait plongée dans le sommeil magnétique. Ce dernier, qui avait jugé l'opération indispensable, y consentit, et l'on décida qu'elle aurait lieu le dimanche suivant, 12 avril. La veille et l'avant-veille, cette dame fut magnétisée par M. Chapelain, qui la disposait, lorsqu'elle était en somnambulisme, à supporter sans crainte l'opération, et qui l'amena même à en causer avec sécurité, tandis qu'à son réveil elle en repoussait l'idée avec horreur.

Le jour fixé pour l'opération, M. Cloquet, en arrivant à dix heures et demie du matin, trouva la malade habillée, et assise dans un fauteuil, dans l'attitude d'une personne paisiblement livrée à un sommeil naturel. Il y avait à peu près une heure qu'elle était revenue de la messe qu'elle entendait habituellement à la même heure et M. Chapelain l'avait mise dans le sommeil magnétique depuis son retour. La malade parla avec beaucoup de calme de l'opération qu'elle allait subir.

Tout étant disposé pour l'opérer, elle se déshabilla elle-même et s'assit sur une chaise ; M. Chapelain soutint le bras droit ; le bras gauche fut laissé pendant sur le côté du corps. M. Pailloux, élève interne de l'hôpital Saint-Louis, était chargé de présenter les instrumens et de faire les ligatures.

Une première incision, partant du creux de l'aisselle, fut dirigée au-dessus de la tumeur jusqu'à la face interne de la mamelle. La deuxième, commencée au même point, cerna la tumeur par en bas et fut conduite à la rencontre de la première. M. Cloquet disséqua, avec précaution, les ganglions engorgés, à raison de leur voisinage de l'artère axillaire, et extirpa la tumeur. La durée de l'opération a été de dix à douze minutes.

Pendant tout ce temps, la malade a continué de s'entretenir tranquillement avec l'opérateur et n'a pas donné le plus léger signe de sensibilité : aucun mouvement dans les membres ou dans les traits, aucun changement dans la respiration, ni dans la voix, aucune émotion, *même dans le pouls*, ne se sont manifestés ; la malade n'a pas cessé d'être dans l'état d'abandon et d'impassibilité automatiques où elle était quelques minutes avant l'opération. On n'a pas été obligé de la soutenir ; on s'est borné à la contenir. Une ligature a été appliquée sur l'artère thorachique latérale, ouverte pendant l'extraction des ganglions. La plaie étant réunie, par des emplâtres agglutinatifs, et pansée, l'opérée fut mise au lit, toujours en état de somnambulisme dans lequel on l'a laissée quarante-huit heures. Une heure après l'opération, il se manifesta une légère hémorragie qui n'eut pas de suite. Le premier appareil fut levé le mardi suivant 14 ; la plaie fut nettoyée et pansée de nouveau ; la malade ne témoigna aucune sensibilité ni douleur ; le pouls conserva son rhythme habituel.

Après ce dernier pansement, M. Chapelain réveilla la malade dont le sommeil somnambulique durait *depuis deux jours*. Cette dame ne parut avoir aucune idée, aucun sentiment de ce qui s'était passé. Mais en apprenant qu'elle avait été opérée, et voyant ses enfans autour d'elle, elle en éprouva une très vive émotion que son magnétiseur fit cesser à l'instant (¹).

La commission vit avec raison, dans cette observation, la preuve la plus évidente de l'abolition de la sensibilité pendant le somnambulisme, et elle déclara que, bien qu'elle n'en eût pas été témoin, elle la trouvait empreinte d'un tel ca-

(¹) Foissac. — Rapports sur le magnétisme, p. 156 à 159.

ractère de vérité, elle lui avait été attestée et répétée par un si bon observateur qui l'avait communiquée à la section de chirurgie, qu'elle ne craignait pas de la présenter à l'Académie, comme le témoignage le moins contestable de cet état de torpeur et d'engourdissement provoqué par le magnétisme.

M. Petit, d'Athis, offre le spectacle de la vision sans le secours des yeux et à travers des corps opaques. Le rapporteur fait, avec M. Petit, une partie de piquet, il cherche à le tromper, en annonçant une carte ou une couleur pour une autre ; mais la mauvaise foi calculée du rapporteur, et qui fait sourire les assistans, n'empêche pas M. Petit de jouer la carte nécessaire et de savoir la couleur du point de son adversaire.

Le docteur Ribes tire de sa poche un catalogue, et le présente à M. Petit, qui, après quelques efforts, lit : LAVATER : *Il est bien difficile de connaître les hommes......* On lui met sous les yeux un passeport, il dit ce que c'est. On substitue un port d'armes au passeport et on le lui présente du côté blanc : le somnambule ne s'y méprend pas, il dit que c'est une pièce encadrée, *assez semblable à la première*, on la retourne et il lit : *De par le Roi; port d'armes.*

On lui montre une lettre ouverte, il dit ne pouvoir la lire, parce qu'il n'entend pas l'anglais. C'était, en effet, une lettre écrite en anglais.

Le docteur Bourdois, président de la commission, tire de sa poche une tabatière sur laquelle est un camée encadré par de l'or. Le somnambule ne peut le voir distinctement, le cadre d'or l'éblouit. Quand on a couvert ce dernier avec les doigts, il voit l'*emblême de la fidélité*. Pressé de dire quel est cet emblême, il ajoute : « Je vois un chien, il est comme dressé, de- » vant un autel (¹).

(¹) Id., p. 159 à 167.

Paul Villagrand, étudiant en droit, âgé de vingt-deux ans, frappé d'une attaque d'apoplexie, avec paralysie de tout le côté gauche du corps, devient un somnambule remarquable :

Entré à la Charité le 8 avril 1827, tous les remèdes sont inutiles pendant cinq mois. Magnétisé le 25 septembre par M. Foissac, il s'endort et s'ordonne des remèdes : un bain de Barèges, une saignée au bras droit. Le 28, il prévient, en somnambulisme, qu'il va marcher sans béquilles. A son réveil il ne se souvient pas de cette prédiction et demande ses béquilles : on lui répond qu'il n'en a plus besoin : en effet, il se lève, se soutient sur la jambe paralysée, traverse la foule, descend la marche de la chambre d'expériences, traverse la deuxième cour de la Charité, monte deux marches, et, arrivé au bas de l'escalier, il s'assied. Après s'être reposé, il monte vingt-quatre marches pour aller à sa chambre et fait encore une nouvelle promenade, au grand étonnement de tous les malades qui l'avaient vu jusqu'alors cloué dans son lit.

Le 11 octobre, on le pince à plusieurs reprises, on lui enfonce une épingle à une ligne de profondeur dans le sourcil et le poignet : insensibilité complète. Il annonce qu'il sera complètement guéri à la fin de l'année, si on lui établit un séton de deux pouces, au-dessous de la région du cœur [1].

Un état de choses aussi satisfaisant aurait dû exciter le zèle des administrateurs de l'hospice, mais ce fut tout le contraire. On a vu, en 1820, M. Dupotet renvoyé de l'Hôtel-Dieu, bien que la fille Samson lui dût le rétablissement de sa santé; ici, il en est encore de même et M. Fouquier reçoit, du conseil général des hospices, une lettre qui l'invitait *à suspendre les expériences magnétiques qu'il avait commencées!!!*

Que fait alors M. Foissac? abandonne-t-il à des médecins ordinaires un pauvre malade qui disait ne pouvoir louer assez l'efficacité du magnétisme? non: il le fait sortir de l'hôpital, le place dans une chambre particulière rue des Petits-Augustins où il continue son traitement.

[1] Id., p. 167 à 170.

Qu'arrive-t-il alors? La commission s'empresse de se rendre chez le malade; et le 29 octobre, Paul affirme qu'il sera guéri le 1er janvier; il témoigne le désir d'être mis et maintenu, *pendant huit jours*, en somnambulisme. Magnétisé le 25 décembre, il reste en somnambulisme jusqu'au 1er janvier.

Il était endormi depuis trois jours, lorsqu'il part, *en sommeil magnétique*, de la rue Mondovi, pour aller trouver M. Fouquier à la Charité. Il reconnaît les personnes auprès desquelles il a couché à l'hospice, les élèves de service, et il lit les yeux fermés quelques mots que lui présente son magnétiseur.

Le 1er janvier, la commission se réunit chez M. Foissac, où elle trouva Paul *endormi depuis le 25 décembre*. Il déclara qu'il était guéri; qu'en ne commettant aucune imprudence, il arriverait dans un âge avancé, et qu'il succomberait à une attaque d'apoplexie.

Éveillé, il sort de chez M. Foissac, marche, court dans la rue d'un pas ferme et assuré. A son retour, il porte, avec la plus grande facilité, une personne présente qu'il n'avait pu soulever qu'avec peine dans son somnambulisme.

Le 12 janvier, devant le docteur Ségalas, M. de Las Cases député, et M. de Rumigny aide-de-camp du roi, MM. Fouquier, Itard, Marc et Husson, tiennent ses yeux constamment fermés, en appliquant leurs doigts sur ses paupières. On présente un jeu de cartes au somnambule; il reconnaît, facilement et successivement, le roi de pique, l'as de trèfle, la dame de pique, le neuf de trèfle, le sept et la dame de carreau.

M. Ségalas lui présente (les paupières toujours tenues fermées) un volume dont on s'était muni, et il lit : *Histoire de France*. On ouvre le livre, et il lit encore : *au moment où on le croyait le plus occupé des plaisirs du carnaval.....*

D'autres expériences sont faites devant le célèbre docteur Broussais et son élève, M. Frapart : le somnambule lit toujours parfaitement [1].

Le phénomène de la prévision des accès épileptiques se manifeste, devant la commission, chez le sujet suivant :

[1] Id., p. 173 à 175.

Pierre Cazot, âgé de vingt ans, chapelier, né d'une mère épileptique, sujet depuis dix ans à des attaques qui se renouvellent cinq à six fois par semaine, entre à la Charité en 1827. Magnétisé par M. Foissac, il s'endort à la troisième séance, devient somnambule à la dixième. A neuf heures du matin, le 19 août, il annonce qu'à quatre heures il aura une attaque, mais qu'on peut la prévenir en le magnétisant. On préfère vérifier l'exactitude de la prévision : *à quatre heures précises* l'accès éclate.

On lui enfonce une épingle d'un pouce de long entre l'index et le pouce de la main droite ; on lui perce le lobe de l'oreille, on lui écarte les paupières et on lui frappe la conjonctive avec la tête d'une épingle : le malade est insensible.

La commission, malgré sa confiance en M. Foissac, arrête qu'on le mettra à l'épreuve : on prie M. Foissac de magnétiser Cazot à distance, on le place dans une pièce voisine d'où il magnétise : on interroge Cazot en son absence, et il annonce, en somnambulisme, qu'il aura deux accès le 3 novembre et le 9 décembre. On fait rentrer le docteur, on dresse le procès-verbal, et afin d'induire M. Foissac en erreur, le rapporteur lit que l'accès aura lieu le 4 et non le 3, jour fixé par le malade, et le docteur prend note du 4 novembre. Mais plus tard, ayant magnétisé Cazot, celui-ci lui dit, en somnambulisme, qu'il se trompe, que c'est le 3, *à quatre heures cinq minutes du soir*, et non le 4, qu'il aura un accès. Sur quoi, M. Foissac s'empresse, dès le 1er novembre, d'en avertir M. Itard, croyant qu'il y avait erreur dans le procès-verbal.

Le 3, la commission n'attend pas M. Foissac, elle se rend, seule, chez Cazot à quatre heures du soir : elle apprend qu'il s'est couché et qu'il dort. On monte dans sa chambre, on lui parle, on le remue, on le secoue, il ne s'éveille pas. Mais *à quatre heures six minutes* l'accès a lieu.

Ce malade avait annoncé sa guérison pour le mois d'août ; mais le 24 avril, voulant arrêter un cheval fougueux, il eut la tête fracassée et mourut le 15 mai [1].

(1) Foissac. — Rapports, p. 176 à 187.

La vue intérieure se fait remarquer chez une jeune personne malade, la demoiselle Céline :

Mise en somnambulisme, la malade présente d'abord divers phénomènes d'insensibilité ; puis la commission reconnaît chez elle, par trois fois, la facilité de découvrir les maladies des personnes qu'elle touche, et d'indiquer les remèdes qu'il convient de leur opposer.

On prie mademoiselle Céline d'examiner la santé du docteur Marc : elle applique la main sur le front et la région du cœur, et au bout de trois minutes elle dit : que le sang se portait à la tête ; que M. Marc avait mal dans le côté gauche ; qu'il avait souvent de l'oppression après avoir mangé ; qu'il devait avoir souvent une petite toux ; que la partie inférieure de la poitrine était gorgée de sang ; que quelque chose gênait le passage des alimens ; que pour guérir M. Marc, il fallait qu'on le saignât largement, que l'on appliquât des cataplasmes de ciguë et que l'on fît des frictions avec du laudanum sur la partie inférieure de la poitrine ; qu'il bût de la limonade gommée ; qu'il mangeât peu et souvent, et qu'il ne se promenât pas immédiatement après le repas.

M. Marc dit en effet à la commission, *qu'il éprouvait tout ce que la somnambule annonçait ;* qu'il avait de l'oppression lorsqu'il marchait en sortant de table ; que souvent il avait de la toux, et qu'avant l'expérience il avait mal dans le côté gauche de la tête, mais qu'il ne ressentait aucune gêne dans le passage des alimens.

Frappé de cette analogie entre ce qu'éprouvait réellement M. Marc et ce qu'annonçait la somnambule, la commission attendit, pour constater de nouveau un pareil phénomène, une autre occasion qui finit par se présenter :

Mademoiselle de N..., fille de M. le marquis de N..., pair de France, âgée de vingt-trois à vingt-cinq ans, était atteinte depuis deux ans d'une hydropisie ascite, accompagnée d'obstructions nombreuses.

Le 21 février 1827, le rapporteur alla chercher M. Foissac

et mademoiselle Céline, et il les conduisit dans sa voiture au Faubourg-du-Roule, sans leur indiquer ni le nom, ni la demeure, ni la nature de la maladie de la personne qu'il voulait soumettre à l'examen de la somnambule.

La malade ne parut dans la chambre où se fit l'expérience, que quand mademoiselle Céline fut endormie, et celle-ci procéda aussitôt à son examen : elle dit que tout le ventre était malade, qu'il existait un squirre et une grande quantité d'eau du côté de la rate; que les intestins étaient très gonflés; qu'il y avait des poches où des vers étaient renfermés, et des grosseurs dans lesquelles étaient contenues des matières puriformes; enfin que ces grosseurs devaient être douloureuses. Elle ordonna un traitement, mais il ne fut pas suivi, et l'eût-il été, il n'aurait pas empêché la malade de succomber.

Le rapporteur ayant été appelé à une consultation pour madame la comtesse de L..., trouva cette dame ayant le côté droit du col profondément engorgé par une grande quantité de glandes rapprochées les unes des autres. L'une d'elles était ouverte, et donnait issue à une matière purulente jaunâtre.

Mademoiselle Céline, magnétisée par M. Foissac, se mit en rapport avec la malade et dit : que l'estomac avait été attaqué par une substance *comme du poison*; que les intestins étaient légèrement enflammés; qu'il existait à la partie supérieure droite du col une maladie scrofuleuse qui avait dû être plus considérable qu'elle ne l'était; qu'en suivant un traitement qu'elle indiqua, il y aurait de l'amélioration dans quinze jours ou trois semaines. On suivit ce traitement pendant quelque temps, et il y eut une amélioration notable.

Il résulta de ces observations, pour le rapporteur, que dans l'état de somnambulisme mademoiselle Céline avait indiqué les maladies de trois personnes; que ses déclarations sur leur état avaient été trouvées justes; que les divers traitemens qu'elle avait prescrits ne sortaient pas du cercle des remèdes qu'elle pouvait connaître; qu'elle les a appliqués avec une sorte de discernement.

Là, se bornèrent les expériences de la commission.

CHAPITRE III.

Du rapport de la Commission et de sa présentation à l'Académie.

La commission se présenta le 21 juin 1831 à l'Académie, et M. Husson, l'un de ses membres, y donna lecture du rapport *par lui rédigé* et signé de tous (¹).

Après l'exposé des expériences auxquelles elle s'était livrée, et que je viens de rapporter, la commission avait résumé son opinion dans les conclusions suivantes :

« 1. Le contact des pouces ou des mains, les frictions, ou » certains gestes que l'on fait, à peu de distance du corps, et » appelés *passes*, sont les moyens employés pour se mettre en » rapport, ou, en d'autres termes, pour transmettre l'action » du magnétiseur au magnétisé.

» 2. Les moyens qui sont extérieurs et visibles ne sont pas » toujours nécessaires, puisque, dans plusieurs occasions, » la volonté, la fixité du regard, ont suffi pour produire les » phénomèmes magnétiques, même à l'insu du magnétisé.

» 3. Le magnétisme a agi sur des personnes de sexe et » d'âge différens.

» 4. Le temps nécessaire pour transmettre et pour faire » éprouver l'action magnétique a varié depuis une demi-heure » jusqu'à une minute

» 5. Le magnétisme n'agit pas en général sur les personnes » bien portantes.

» 6. Il n'agit pas non plus sur tous les malades.

(¹) Deux membres, n'ayant pas assisté aux expériences, n'ont pas signé ce rapport. La Commission se trouva donc composée de MM. Bourdois de la Motte, Fouquier , Guéneau de Mussy, Guersant, Itard, J.-J. Leroux, Marc, Thillaye, et Husson rapporteur.

» 7. Il se déclare quelquefois, pendant qu'on magnétise,
» des effets insignifians et fugaces qui ne peuvent pas être at-
» tribués au magnétisme seul, tels qu'un peu d'oppression,
» de chaleur ou de froid, et quelques autres phénomènes
» nerveux dont on peut se rendre compte sans l'intervention
» d'un agent particulier ; savoir, par l'espérance ou la crainte,
» la prévention et l'attente d'une chose inconnue et nouvelle,
» l'ennui qui résulte de la monotonie des gestes, le silence et
» le repos observés dans les expériences, enfin par l'imagina-
» tion, qui exerce un si grand empire sur certains esprits et
» sur certaines organisations.

» 8. Un certain nombre des effets observés ont paru dépen-
» dre du magnétisme seul, et ne se sont pas reproduits sans
» lui. Ce sont des phénomènes physiologiques et thérapeuti-
« ques bien constatés.

» 9. Les effets réels produits par le magnétisme sont très
» variés : il agite les uns, calme les autres ; le plus ordinaire-
» ment il cause l'accélération momentanée de la respiration
» et de la circulation, des mouvemens convulsifs fibrillaires
» passagers ressemblant à des secousses électriques, un en-
» gourdissement plus ou moins profond, de l'assoupissement,
» de la somnolence, et dans un petit nombre de cas, ce que
» les magnétiseurs appellent *somnambulisme*.

» 10. L'existence d'un caractère unique propre à faire re-
» connaître, dans tous les cas, la réalité de l'état de somnam-
» bulisme, n'a pas été constatée.

» 11. Cependant on peut conclure avec certitude que cet
» état existe, quand il donne lieu au développement des fa-
» cultés nouvelles qui ont été désignées sous les noms de *clair-*
» *voyance*, d'*intuition*, de *prévision intérieure*, ou qu'il produit
» de grands changemens dans l'état physiologique, comme
« l'*insensibilité*, *un accroissement subit et considérable de forces*,
» et quand cet effet ne peut être rapporté à une autre cause.

» 12. Comme parmi les effets attribués au somnambulisme il
» en est qui peuvent être simulés, le somnambulisme lui-même
» peut quelquefois être simulé, et fournir au charlatanisme
» des moyens de déception.

» Aussi dans l'observation de ces phénomènes, qui ne se
» présentent encore que comme des faits isolés qu'on ne peut
» rattacher à aucune théorie, ce n'est que par l'examen le
» plus attentif, les précautions les plus sévères, et par des
» épreuves nombreuses et variées qu'on peut échapper à
» l'illusion.

» 13. Le sommeil provoqué avec plus ou moins de promp-
» titude, et établi à un degré plus ou moins profond, est un
» effet réel, mais non constant, du magnétisme.

» 14. Il est démontré qu'il a été provoqué dans des circons-
» tances où les magnétisés n'ont pu voir et ont ignoré les
» moyens employés pour le déterminer.

« 15. Lorsqu'on a fait tomber une fois une personne dans
» le sommeil magnétique, on n'a pas toujours besoin de re-
» courir au contact et aux passes pour la magnétiser de nou-
» veau. Le regard du magnétiseur, sa volonté seule, ont sur elle
» la même influence. Dans ce cas on peut non seulement agir
» sur le magnétisé, mais encore le mettre complètement en
» somnambulisme, et l'en faire sortir à son insu, hors de sa
» vue, à une certaine distance, et au travers des portes fer-
» mées.

» 16. Il s'opère ordinairement des changemens plus ou
» moins remarquables dans les perceptions et les facultés des
» individus qui tombent en somnambulisme, par l'effet du
» magnétisme.

» Quelques-uns au milieu du bruit de conversations con-
» fuses n'entendent que la voix de leur magnétiseur ; plu-
» sieurs répondent d'une manière précise aux questions que
» celui-ci, ou que les personnes avec lesquelles on les a mis
» en rapport, leur adressent ; d'autres entretiennent des con-
» versations avec toutes les personnes qui les entourent : tou-
» tefois il est rare qu'ils entendent ce qui se passe autour d'eux.
» La plupart du temps, ils sont complètement étrangers au
» bruit extérieur et inopiné fait à leur oreille, tel que le reten-
» tissement de vases de cuivre vivement frappés près d'eux,
» la chûte d'un meuble, etc.

» Les yeux sont fermés, les paupières cèdent difficilement

» aux efforts qu'on fait avec la main pour les ouvrir ; cette
» opération, qui n'est pas sans douleur, laisse voir le globe
» de l'œil convulsé, porté vers le haut, et quelquefois vers
» le bas de l'orbite.

» Quelquefois l'odorat est comme anéanti. On peut leur faire
» respirer l'acide muriatique ou l'ammoniaque, sans qu'ils en
» soient incommodés, sans même qu'ils s'en doutent. Le con-
» traire a lieu dans certains cas, et ils sont sensibles aux
» odeurs.

» La plupart des somnambules vus par les commissaires
» étaient complétement insensibles. On a pu leur chatouiller
» les pieds, les narines et l'angle des yeux par l'approche
» d'une plume, leur pincer la peau de manière à l'ecchymoser,
» les piquer sous l'ongle avec des épingles enfoncées à l'impro-
» viste à une assez grande profondeur, sans qu'ils aient témoi-
» gné de la douleur, sans qu'ils s'en soient aperçus. Enfin, on
» en a vu une qui a été insensible à une des opérations les plus
» douloureuses de la chirurgie, et dont ni la figure, ni le pouls,
» ni la respiration n'ont pas dénoté la plus légère émotion.

» 17. Le magnétisme a la même intensité, il est aussi promp-
« tement ressenti à une distance de six pieds que de six pou-
» ces ; et les phénomènes qu'il développe sont les mêmes
» dans les deux cas.

» 18. L'action à distance ne parait pouvoir s'exercer avec
» succès que sur des individus qui ont été déjà soumis au ma-
» gnétisme.

» 19. Les commissaires n'ont pas vu qu'une personne ma-
» gnétisée pour la première fois tombât en somnambulisme.
» Ce n'a été quelquefois qu'à la huitième ou dixième séance
» que le somnambulisme s'est déclaré.

» 20. Ils ont constamment vu le sommeil ordinaire, qui est
» le repos des organes des sens, des facultés intellectuelles et
» des mouvemens volontaires, précéder et terminer l'état de
» somnambulisme.

» 21. Pendant qu'ils sont en somnambulisme les magnéti-
» sés ont conservé l'exercice des facultés qu'ils avaient pen-
» dant la veille, Leur mémoire même a paru plus fidèle et plus

» étendue, puisqu'ils se souvenaient de ce qui s'était passé
» pendant tout le temps et toutes les fois qu'ils avaient été mis
» en somnambulisme.

» 22. A leur réveil, ils disent avoir oublié totalement toutes
» les circonstances de l'état de somnambulisme, et ne s'en res-
» souvenir jamais. On n'a à cet égard d'autre garantie que
» leurs déclarations.

» 23. Les forces musculaires des somnambules sont quel-
» quefois engourdies et paralysées. D'autres fois, les mouve-
» mens ne sont que gênés, et les somnambules marchent ou
» chancellent à la manière des hommes ivres, et sans évi-
» ter, quelquefois aussi en évitant, les obstacles qu'ils rencon-
» trent sur leur passage. Il y a des somnambules qui conser-
» vent, intact, l'exercice de leurs mouvemens; on en voit même
» qui sont plus forts et plus agiles que dans l'état de veille.

» 24. Les commissaires ont vu deux somnambules distin-
» guer, les yeux fermés, les objets que l'on a placés devant eux ;
» ils ont désigné, sans les toucher, la couleur et la valeur des
» cartes ; ils ont lu des mots tracés à la main, ou quelques li-
» gnes de livres que l'on a ouverts au hasard. Ce phénomène
» a eu lieu alors même qu'avec les doigts on fermait exacte-
» ment l'ouverture des paupières.

» 25. Ils ont rencontré, chez deux somnambules, la faculté
» de prévoir des actes de l'organisme plus ou moins éloignés,
» plus ou moins compliqués. L'un d'eux a annoncé plusieurs
» jours, plusieurs mois d'avance, le jour, l'heure et la minute
» de l'invasion et du retour d'accès épileptiques ; l'autre a
» indiqué l'époque de sa guérison. Leurs prévisions se sont
» réalisées avec une exactitude remarquable. Elles n'ont paru
» s'appliquer qu'à des actes ou des lésions de leur orga-
» nisme.

» 26. Ils n'ont rencontré qu'une seule somnambule qui ait
» indiqué les symptômes de la maladie de trois personnes
» avec lesquelles on l'avait mise en rapport. Ils avaient ce-
» pendant fait des recherches sur un assez grand nombre.

» 27. Pour établir avec quelque justesse les rapports du ma-
» gnétisme avec la thérapeutique, il faudrait en avoir observé

» les effets sur un grand nombre d'individus, et avoir fait
» longtemps et tous les jours des expériences sur les mêmes
» maladies. Cela n'ayant pas eu lieu, la commission a dû se
» borner à dire ce qu'elle a vu dans un trop petit nombre de
» cas pour oser rien prononcer.

» 28. Quelques-uns des malades magnétisés n'ont ressenti
» aucun bien. D'autres ont éprouvé un soulagement plus ou
« moins marqué, savoir : l'un, la suspension de douleurs ha-
» bituelles ; l'autre, le retour des forces; un troisième, un re-
» tard de plusieurs mois dans l'apparition des accès épilepti-
» ques, et un quatrième la guérison complète d'une paralysie
» grave et ancienne.

» 29. Considéré comme agent de phénomènes physiologi-
» ques, ou comme moyen thérapeutique, le magnétisme de-
» vrait trouver sa place dans le cadre des connaissance médi-
» cales ; et par conséquent les médecins seuls devraient en
» faire ou en surveiller l'emploi ; ainsi que cela se pratique
» dans les pays du Nord.

» 30. La commission n'a pu vérifier, parce qu'elle n'en a
» pas eu l'occasion, d'autres facultés que les magnétiseurs
» avaient annoncé exister chez les somnambules. Mais elle a
» recueilli et elle communique des faits assez importans pour
» qu'elle pense que l'*Académie devrait encourager les recher-*
« *ches sur le magnétisme, comme une branche très curieuse de*
» *psychologie et d'histoire naturelle* (¹). »

Si l'on se reporte aux débats qui ont précédé la nomination
des commissaires et à cette opinion de quelques membres ;
qu'il ne fallait pas s'occuper *de bêtises comme le magnétisme*, on
concevra, sans peine, l'étonnement que le rapport de la commission dut exciter dans le sein de l'Académie.

En effet, ou MM. Bourdois de la Motte, Fouquier, Guéneau
de Mussy, Guersant, Itard, Leroux, Marc, Thillaye et Husson
étaient des imposteurs, des fous, des niais comme les magné-

(¹) Foissac. — Rapports sur le magnétisme, p. 209.

tiseurs ou bien ceux-ci avaient complètement raison contre leurs adversaires.

Or, d'un côté, le respect acquis à chacun des membres de la commission personnellement, de l'autre, l'impuissance de l'Académie, presque entière, pour juger du mérite de leurs observations, firent écouter le rapport avec un religieux silence. Quelques membres parlèrent bien de réfuter *ces miracles*; l'un d'eux annonça même, qu'un tel état de choses, s'il existait, détruirait nécessairement la moitié des connaissances physiologiques; d'autres essayèrent d'entamer une discussion; mais la majorité de l'assemblée répondit, avec noblesse, que ce serait *attaquer les lumières ou la moralité des commissaires et qu'elle ne le souffrirait pas* ([1]).

([1]) Foissac, id., pag. 209.

LIVRE QUINZIÈME.

DU SOMNAMBULISME DEPUIS LE RAPPORT DE LA COMMISSION DE L'ACADÉMIE DE MÉDECINE DE PARIS EN 1831.

CHAPITRE PREMIER.

De l'insouciance de l'Académie sur le résultat des expériences de ses commissaires.

On pourrait croire que le devoir, l'intérêt, le désir de s'instruire, ou même simplement la curiosité, engageraient les membres incrédules de l'Académie à s'assurer, sinon de l'exactitude des faits somnambuliques qui leur avaient été exposés, puisqu'elle n'était pas mise en doute, au moins de leur utilité réelle et de leur valeur médicale ou physiologique. Mais comme, pour arriver à ce but, il eût fallu étudier le magnétisme, et que ceux qui contestaient ses résultats avaient à s'occuper chaque jour de médecine ordinaire, l'Académie, autant par l'entêtement que par la nonchalance de quelques-uns de ses membres, se laissa entraîner à un oubli total du grand but dans lequel elle avait été constituée en corporation. Oubli coupable, puisqu'il s'agissait de l'intérêt de l'humanité entière, et que les choses n'étaient plus les mêmes qu'en 1784. En 1831, non seulement on ne pouvait plus nier l'existence du magnétisme, mais ses résultats utiles avaient convaincu un bon nombre d'académiciens, qui demandaient, eux-mêmes, qu'on y portât une sérieuse attention.

Ce corps savant retomba donc bientôt dans une léthargie profonde, et telle fut l'influence de certains membres sur le plus grand nombre, que le rapport de M. Husson ne sortit plus des cartons ; et l'on fit, en particulier, ce qu'on n'avait pas osé tenter publiquement : on traita M. Husson et ses collègues de *rêveurs* ; on prétendit qu'en fait leur rapport n'était pas l'expression de l'opinion académique, et que les commissaires s'en étaient laissé imposer. C'est ce dont mes lecteurs jugeront bientôt par eux-mêmes.

CHAPITRE II.

De la thèse et des expériences du docteur Fillassier (1832).

Pendant que l'Académie oubliait ainsi ses devoirs, un jeune médecin, le docteur Alfred Fillassier soutenait devant la Faculté une thèse sur le magnétisme (¹) : thèse aussi remarquable par les faits curieux dont elle est remplie, que par la véracité et la bonne foi évidentes de l'auteur.

Jusqu'en 1825, M. Fillassier avait eu une extrême répugnance à s'occuper de magnétisme. A cette époque un nouveau dictionnaire de médecine parut, et chacun s'entretint de l'article *Magnétisme* rédigé par le docteur Rostan. Malgré que M. Fillassier fût plein d'estime pour ce savant professeur, il n'en refusait pas moins de lire l'article, il fallut que le bon sens l'emportât : « J'eus de la peine, dit-il, à vaincre ma répugnance et à » me décider à lire l'article de M. Rostan. J'obéis toutefois » à ma conscience et à ma raison qui me criaient que je ne » devais juger qu'après avoir examiné (²). »

_____

(¹) Quelques faits et considérations pour servir à l'histoire du magnétisme animal. Thèse présentée et soutenue à la Faculté de médecine de Paris, le 30 août 1832, par Alfred Fillassier, de la Martinique, docteur en médecine, ancien interne des hôpitaux et hospices civils de Paris, ancien élève de l'École pratique. — Paris, 1832. — Didot jeune.

(²) Id., p. 12.

Avec la réflexion, M. Fillassier finit par avoir le désir d'é-
c'aircir ses doutes, et l'occasion s'offrit bientôt d'elle-même :

« Dans un diner frugal que nous faisions habituellement
» entre plusieurs étudians et médecins, dit-il, l'article de M.
» Rostan, mis sur le tapis, fit naître une discussion très vive
» parmi nous. Un de ses adversaires les plus spirituels était
» un de mes amis, jeune homme de cœur et d'intelligence re-
» marquables, connu par de brillans succès au collège et dans
» ses concours de médecine ; qui, depuis, interne distingué
» des hôpitaux, a fait paraître sur divers points de la science
» des mémoires intéressans. Comme incrédule, il s'offrit pour
» sujet d'expérimentation sur l'heure même et à qui vou-
» drait. J'acceptai; nous nous rendîmes chez l'un de nous ; d'a-
» près ce que j'ai déjà dit, on sait que j'étais loin d'être un
» croyant ; nous étions donc tous deux placés dans les plus
» mauvaises conditions possibles ; moi pour produire des
» phénomènes magnétiques, lui pour en être le sujet : il était
» incrédule et moi sceptique! à défaut de foi, j'eus du moins
» de la volonté, et je mis, à suivre en tous points les manœu-
» vres indiquées par M. Rostan, toute mon attention et toute
» ma force.

» Je magnétisai mon ami pendant vingt minutes environ ;
» d'abord il éprouva des pandiculations, des bâillemens; ses
» paupières se fermèrent ; les muscles de son corps se relâ-
» chèrent, sa respiration devint ronflante, sa tête se pencha à
» gauche, sa figure se gonfla ; puis, quelque temps après,
» éclatèrent un rire sardonique, des sanglots d'une nature
» telle, qu'un des spectateurs et moi nous crûmes un instant
» que le magnétisé voulait se moquer de nous.

» Mais nous fûmes cruellement détrompés, car sa peau se
» couvrit d'une sueur froide et visqueuse ; son pouls devint
» on ne peut plus fréquent, petit et irrégulier, sa figure s'allon-
» gea, s'altéra profondément et devint bleue ; sa tête et son
» corps se renversèrent en arrière par des mouvemens téta-
» niques ; sa respiration, râleuse comme celle des mourans,
» s'accompagna de hoquets convulsifs, de gémissemens.

» Qu'on juge de ma perplexité dans ce moment affreux!

» Non, je ne puis dire ce que j'ai souffert ! je magnétisais pour
» la première fois et ne savais quel remède apporter au mal
» que j'avais produit !

» Je suspendis mon action, et les phénomènes s'accrurent
» de manière à me faire trembler. Entre mille pensées qui se
» croisèrent alors dans ma tête, celle de continuer avec plus
» de vigueur encore l'action que j'avais commencé à exercer
» se présenta plus forte que toute autre. Je redoublai donc
» d'énergie et de volonté, et les phénomènes indiqués s'abî-
» mèrent dans un collapsus (^{1}) profond.

» Je portai ma victime sur un lit, et j'attendis avec anxiété,
» les mains placées dans les siennes, le résultat. L'acca-
» blement dura un quart-d'heure; mon ami revint peu à peu à
» lui-même et ses premiers mots furent: « Tu m'as fait horri-
» blement mal, je n'ai jamais tant souffert de ma vie. N'importe,
» il y a eu des effets bien extraordinaires de produits, il faut
» que tu recommences. »

» Je fus stupéfait et je refusai; il insista avec tant de force
» que je dus céder. Mais, obéissant alors à la fatigue, suite des
» efforts violens que j'avais faits, et plus encore à la raison qui
» me disait d'employer un procédé différent du premier, je
» tendis ma volonté avec moins de dureté, je conduisis mes
» mains avec plus de lenteur, de calme et de douceur; il s'était
» en outre développé, en moi, une bienveillance craintive et
» une tendre sollicitude pour un ami que j'avais fait souffrir et
» à qui je voulais épargner de nouvelles souffrances. Ses pau-
» pières se fermèrent de nouveau, un abandon complet s'em-
» para de tous les muscles de son corps, sa figure se tuméfia,
» et prit une expression de béatitude difficile à décrire; sa
» peau se couvrit d'une sueur douce et tiède; sa respiration
» devint lente, élevée et calme; ces mots: *Quel bonheur! on
» n'est pas plus heureux dans le paradis!* » lui échappaient; ils
» me firent rire. Mon rire fit passer dans tout son être une
» impression générale de souffrance. « Tu me fais mal, »
» me dit-il.

(^{1}) *Collapsus*, pamoison, évanouissement, défaillance.

» Les phénomènes se suspendaient avec douleur pour lui;
» ils se reproduisaient avec le retour de mon action qui , à la
» fin, amena un doux sommeil. Un réveil spontané s'en suivit
» au bout de vingt minutes.

» Je ne pouvais , ajoute M. Fillassier, reprocher à ces phé-
» nomènes d'être le produit de l'imagination. Ils s'étaient en
» effet manifestés chez un jeune homme d'un esprit sévère,
» un médecin, et surtout un incrédule ! Ils avaient été déter-
» minés et observés par un médecin et un sceptique ! Je ne
» pouvais non plus leur reprocher d'avoir été simulés : l'expé-
» rience avait eu lieu sur un ami intime, dont j'étais sûr comme
» de moi-même; ils étaient, en outre, de nature telle que même
» en lui supposant l'étude la plus approfondie et l'habileté la
» plus consommée dans l'art de feindre, il lui eût été impos-
» sible d'en manifester de pareils. On ne simule pas, en effet,
» *une sueur froide et visqueuse,* un pouls on ne peut plus
» petit, irrégulier et fréquent, une face hippocratique.

» Je fus donc forcé de croire à la vérité de ces faits. Leur
» existence me révéla la vérité de la puissance d'un homme
» sur un autre....(¹). »

J'ai cité, de préférence, la première tentative de M. Fillassier
pour faire un somnambule, bien qu'il n'ait pas pu amener son
ami à un état de clairvoyance, parce qu'il m'a paru intéressant
de mettre sous les yeux de mes lecteurs un récit empreint de
candeur et de bonne foi. Je renvoie à la thèse elle-même
pour prendre connaissance des expériences successives de
l'auteur.

(¹) Thèse citée, p. 13 à 15.

CHAPITRE III.

Des expériences du docteur Chapelain.

M. Chapelain, qui s'occupe depuis fort longtemps de magnétisme, est le médecin qui magnétisa madame Plantin et la détermina à se laisser opérer en somnambulisme d'un cancer au sein par le docteur Jules Cloquet; opération qui eut lieu avec un plein succès (¹). M. Deleuze l'a honoré de son estime, et il l'avait engagé à écrire ses observations. J'ignore les raisons qui ont empêché M. Chapelain de publier des ouvrages que sa réputation aurait fait accueillir; mais je saisis avec empressement l'occasion de remplir cette lacune magnétique.

Je trouve, en effet, dans la thèse même du docteur Fillassier, quelques exemples somnambuliques qui ressortent de la pratique de M. Chapelain, et j'en citerai deux qui me paraissent utiles à signaler : quelques académiciens ont dit que MM. Chapelain et Cloquet étaient *des compères de somnambules*; si cela est, je vais leur adjoindre M. Fillassier lui-même, et le lecteur portera ensuite son jugement sur tous trois.

« En septembre 1830, dit M. Fillassier, à la suite d'excès de
» travaux physiques et intellectuels, et sous l'influence de
» peines morales très vives, une affection gastro-intestinale
» chronique se réveilla chez moi pour la troisième fois, avec
» une telle intensité qu'elle menaça directement ma vie....
» Couché sur mon lit, je me débattais au milieu des douleurs
» les plus cruelles, quand entra dans ma chambre M. de Wailly,
» homme d'esprit et grand partisan du magnétisme, au moyen

(¹) Voir plus haut, p. 329.

» duquel il avait produit, sans être médecin, des cures remar-
» quables : « Comment! me dit-il, vous souffrez, vous croyez
» aux effets curatifs du magnétisme et vous ne l'employez pas
» pour vous!.... Si vous voulez je vous mène demain chez
» M. Chapelain.... nous verrons ce que dira de vous sa som-
» nambule. »

» Je l'avouerai, je craignais de trouver dans M. Chapelain
» un de ces charlatans tout-à-fait étrangers à la médecine et
» qui se font magnétiseurs faute de mieux; je me trompais
» complètement. Je rencontrai en lui un homme, franc,
» loyal, désintéressé; un médecin parfaitement versé dans
» toutes les branches de la science, au courant de ses décou-
» vertes les plus modernes. Il me parla du magnétisme en
» homme qui l'avait exercé plus que moi et mieux que moi,
» en physiologiste instruit, et non avec l'exagération et l'en-
» thousiasme des gens du monde. Il me mit en rapport avec
» une de ses meilleures somnambules.
» Cette femme, qui me voyait *pour la première fois*, m'indi-
» qua, étant en somnambulisme, sans se tromper, *le siége*
» de mon affection, *sa nature, ses causes,* son début, *le*
» *genre de souffrances* qu'elle *me causait,* qu'elle m'*avait cau-*
» *sées,* qu'elle *me causerait,* à mesure que je guérirais (¹)... »

Ainsi, en admettant, ainsi que le prétendent les académiciens
de Paris, que la demoiselle Céline, somnambule de M. Foissac (²) ait été une *commère* et une *farceuse,* comme madame
Plantin, et MM. Marc et Husson *ses compères,* voilà une nouvelle somnambule qui apprend, à un autre médecin, où est le
siége de sa maladie, *sa nature, ses causes, son point de départ,*
ses effets présens et à venir; et, par le fait, tout ce qu'elle avait
prédit arrive exactement.

Les académiciens prétendent encore que les somnambules

(¹) Thèse citée, p. 18 à 20.
(²) Voir plus haut, p. 334.

ne voient point l'intérieur de leurs corps ; qu'ils ne peuvent, en sommeil magnétique, acquérir la moindre connaissance des remèdes à apporter aux maladies ! « Eh quoi ! de bonne foi, » disait M. Larrey à M. de Puységur, vous en êtes à supposer » possible qu'un paysan borné, sans aucune étude ni instruc- » tion, puisse mieux savoir, étant endormi, ce qui convient à » son économie animale, qu'un homme comme moi, qui ai la » science et la longue expérience de mon art (¹)? »

Sans doute cette extension des facultés spirituelles a un ca- ractère très surprenant, mais si cela est, à quoi sert-il de le nier? Les deux faits suivans prouvent au contraire l'utilité des observations :

M. P..., jeune homme brun et bilieux, portait depuis plu- sieurs années, dans son tube digestif, un *tœnia* (ver solitaire); il en avait rendu, à plusieurs reprises, de larges rubans, à la suite de l'usage de l'huile de ricin, et de potions faites d'éther sulfuri- que et de fougère mâle ; mais il n'avait pu se débarrasser en- tièrement de cet hôte fâcheux. Il fut conduit à consulter la dame V..., somnambule de M. Chapelain, par l'avis d'une dame de ses amies qui, elle-même, avait été examinée par cette somnam- bule et se trouvait fort bien de son traitement. Cette consulta- tion eut lieu chez M. Chapelain; madame V... voyait M. P... pour la première fois et ignorait complètement qu'il fût affecté du tœnia.

Après avoir été en rapport avec le malade pendant quelques minutes, la somnambule s'écria : « J'étouffe, j'ai mal à la tête; » mais ce n'est pourtant pas précisément du mal que j'y » éprouve ; je la sens toute drôle, toute vague. » Son corps s'agita ensuite de mouvemens semblables à ceux que produit la peur : « Cela monte, reprit-elle ; qu'est-ce que j'ai donc à » la tête? c'est étonnant. » Elle continua les mêmes mouve- mens, puis elle s'écria : « Oh ! la vilaine bête ! » Elle se livra

(¹) Voir plus haut, pag. 274.

alors à des mouvemens d'horreur, à des soubresauts convulsifs,
à des contorsions bizarres, et s'éloigna rapidement de M. P...
La terreur était peinte dans tous ses traits et dans tous ses
gestes. M. Chapelain la magnétisa pour détruire cette impression pénible et la calma sans peine : « Qu'avez-vous? lui de-
» manda-t-il. — J'ai dans le ventre une bête, longue, plate,
» réunie par bouts (articulée), large à une de ses pointes et
» étroite à l'autre; elle est blanche et un peu jaune. J'ai plutôt
» peur de cette bête-là qu'elle ne fait mal. Il faut la tuer d'un
» seul coup par le magnétisme, sans quoi ce monsieur devien-
» drait fou. »

Elle indiqua, comme remède, une plante qu'elle désigna
comme venant dans les pays éloignés; et à son défaut *la racine
du grenadier*, que la médecine emploie elle-même ([1]).

Voici un second fait encore plus intéressant :

La demoiselle Clarisse L..., d'Arcis-sur-Aube, que l'on
croyait sourde de naissance, avait été infructueusement traitée
par les médecins les plus recommandables de la capitale ; elle
fut conduite par son père chez M. Chapelain. Dès la deuxième
séance, elle entra en somnambulisme lucide, et à la troisième
elle entendit PENDANT SON SOMMEIL.

Elle déclara *voir parfaitement bien son oreille interne* ; elle
en donna *une description anatomique très exacte* et affirma
qu'elle n'était pas sourde de naissance, comme on le croyait ;
mais que sa surdité provenait de l'ébranlement de son oreille
interne par des coups de pistolet et de fusil, tirés en signe de
réjouissance auprès de la femme qui la portait *le jour de son
baptême*.

Elle sortait quelquefois de sa concentration *pour se pres-
crire des médicamens*. Quand ils n'étaient pas désagréables à
prendre, elle les mettait en usage *à son réveil;* mais quand
elle jugeait qu'ils lui répugneraient, *éveillée*, elle aimait mieux
les prendre dans le sommeil magnétique ; elle prit ainsi un

([1]) Thèse citée, p. 46.

jour *trois* grains d'émétique ; un autre jour, *vingt-quatre* grains d'ipécacuanha.

Les médicamens qu'elle prescrivait, *elle les nommait par leurs noms* ; elle les voyait chez *tel ou tel pharmacien qu'elle indiquait* et lisait leurs noms étiquetés sur le bocal ou la boite qui les contenait.

Spirituelle, mais réfléchie, attristée par sa position *dans l'état de veille*, mademoiselle L..., *somnambule*, n'était plus la même personne: elle riait et se trouvait heureuse. *Éveillée*, elle persistait à croire sa maladie incurable, ainsi que les médecins l'avaient déclaré ; *endormie*, elle était pleine d'espoir et confiante en elle même.

A mesure qu'elle guérissait (et elle guérit complétement), son somnambulisme devenait de plus en plus lucide :

Dormant *à Paris*, dans le salon de M. Chapelain, elle voyait sa mère à *Arcis-sur-Aube*, décrivait son occupation du moment, son attitude, ses pensées intimes, les personnes qui venaient chez elle, etc ; ..... son père et MM Fillassier et Chapelain prenaient des notes de ce qu'elle prétendait voir, et, de cette manière, les lettres qui arrivaient de madame L... à son mari, ne lui apprenaient que ce qu'il savait déjà *par sa fille* (¹).

Voilà des faits attestés par deux médecins sages, observant sans passion, sans enthousiasme, sans autre intérêt que celui de la vérité.

¹) Thèse citée, p. 49 à 57.

CHAPITRE IV.

De la publication d'un Mémoire sur la faculté de prévision par M. Deleuze (1834).

Le rapport et les discussions de la commission ayant été imprimés par les soins du docteur Foissac, cette publication produisit une sensation profonde et permit aux magnétiseurs les plus discrets et les plus réservés de quitter leur attitude modeste, pour développer l'énergie de leur caractère.

M. de Puységur était mort, en 1825, sans avoir vu d'autres succès magnétiques que ceux obtenus par lui-même et par ses partisans. Mais M. Deleuze vivait encore, et bien que sur le bord de sa tombe il assista au triomphe de la cause pour laquelle il avait si longtemps et si noblement combattu. Il résolut alors de secouer, le premier, le joug de la réserve qu'il s'était imposée pendant toute sa vie, et il chargea M. Mialle, son ami et son disciple, de la publication d'un *Mémoire sur la faculté de prévision* qu'il avait depuis longtemps dans son portefeuille.

Je citerai, de cet ouvrage, le passage suivant qui prouvera que M. Deleuze connaissait bien l'esprit académique et celui des hommes qui prétendent composer, à eux seuls, le monde savant :

« Lorsque j'ai publié la première édition de mon Histoire
» critique du Magnétisme, en 1813, je me suis imposé une
» grande réserve sur toutes les questions délicates ou problé-
» matiques, me contentant d'exposer les faits, que tout le
» monde peut vérifier et les principes absolument nécessaires
» pour diriger dans l'application du magnétisme. *Je voulais*

» *me concilier* les naturalistes et les physiciens, en montrant
» la concordance des phénomènes que j'annonçais et des lois
» qui les régissent, avec les phénomènes et les lois dont ils
» reconnaissent la vérité. *Cette réserve ne m'a pas beaucoup*
» *servi.*

» La plupart des hommes versés dans la physique et la
« physiologie ont fait peu d'attention aux preuves que j'avais
» rassemblées, et ils ont été aussi éloignés d'examiner une
» modification particulière dans l'ordre des choses qu'ils ad-
» mettent, qu'ils l'auraient été d'adopter un système subver-
» sif de leurs doctrines. Je serai moins timide aujour-
» d'hui ....([1]). »

Cet ouvrage parut en 1834 avec des notes de M. Mialle ([2]).

M. Deleuze y démontre que les opinions des anciens sur la
faculté de prévision surgissent de tous leurs livres et de tous
les faits qu'ils ont rapportés ; il démontre encore que les anciens, aux sciences près qui ont grandi, ne le cèdent point aux
modernes en raisonnement, et que les faits de l'époque actuelle sont absolument les mêmes que ceux qui ont été observés dans l'antiquité. Déjà les travaux de M. le comte Abrial
en avaient donné la preuve matérielle ; mais les déductions, les
conséquences tirées par M. Deleuze des faits eux-mêmes, ne
laissèrent plus de doute sur l'identité des songes et des oracles avec le somnambulisme.

([1]) Mémoire sur la faculté de prévision. p. 1.
([2]) Mémoire sur la faculté de prévision, par J. P. F. Deleuze, bibliothé-
caire honoraire du Muséum, suivi de notes et pièces justificatives recueillies
par M. Mialle, 1834. 160 pages.

CHAPITRE V.

Des ouvrages et des expériences de M. Chardel.

Le temps était enfin venu où, grâce à M. Deleuze et à d'honorables membres de l'Académie de médecine de Paris, les hommes de tous les rangs pouvaient s'avouer partisans du magnétisme sans craindre le ridicule et une fausse honte.

Deux ouvrages importans parurent bientôt, tous deux d'un magistrat recommandable, M. J. Chardel, ancien député de la Seine, conseiller à la Cour de cassation. Le premier avait été publié en 1826 sous le titre d'*Esquisse de la nature humaine expliquée par le magnétisme animal*. M. Chardel, lors de cette première édition, n'avait pas mis son nom sur son ouvrage; mais il s'en reconnut l'auteur en publiant la seconde édition en 1836 (¹). Le second parut en 1837, sous le titre d'*Essai de psychologie physiologique, ou explication des relations de l'âme avec le corps* (²).

Tous ceux qui s'intéressent à la science magnétique, à la psychologie en général, doivent lire ces deux ouvrages et voici, pour le sujet qui occupe en ce moment le lecteur, quelques faits qui seront certainement lus avec un vif intérêt.

« Mes deux premières somnambules étaient sœurs; j'exécutais leurs prescriptions, et je cédais aussi quelquefois à leurs caprices.

» Nous étions au mois de janvier, la neige couvrait la terre, et chaque matin je magnétisais régulièrement pendant une heure. Un jour que mes somnambules souffraient plus que

(¹) Dentu et Delaunay, libraires, 308 pages.
(²) Ponce Lebas et Cᵉ, 355 pages.

» de coutume, elles me prièrent de les laisser dans l'état ma-
» gnétique. Le lendemain, quand je revins, elles y étaient
» encore, car elles avaient dormi et s'étaient réveillées sans
» revenir à l'état ordinaire. Je remarquai seulement que les
» paupières s'appesantissaient, et que la vue commençait à se
» troubler. Je renouvelai le magnétisme, et, à leur prière, je
» les laissai en somnambulisme, comme la veille. Cet ordre de
» choses se prolongea des jours, des semaines et des mois.
» Cependant les accidens qui l'avaient motivé s'étaient succes-
» sivement dissipés, et la santé offrait même des améliora-
» tions suffisantes. Nous étions arrivés au mois d'avril. Je
» conduisis mes somnambules et leur mère dans le parc de
» Monceaux. Il me vint alors à la pensée d'éveiller mes som-
» nambules au bord de l'eau, sous des touffes de lilas et de
» cytises qui dominaient les restes d'un édifice en ruines.
Qu'on se figure la surprise ou plutôt l'enchantement de
» deux jeunes personnes qui s'étaient endormies entourées de
» neige, et que j'éveillais au milieu des fleurs. Transportées,
» comme par miracle, dans un lieu charmant, où le printemps
» exhalait l'espérance et le plaisir, elles se hâtaient d'en jouir
» et respiraient avec délices l'air doux et parfumé qui circu-
» lait autour d'elles. La plus jeune, dans sa joie, foulait l'herbe
» naissante en sautant dans la prairie, et courait d'un buisson
» à l'autre. C'était une véritable ivresse, que le cours de la
» vie ordinaire ne peut jamais offrir (¹).

» Le comte de B*** m'a raconté, continue l'auteur, qu'en
» 1793, forcé par le malheur des temps à chercher un asile
» hors de France, il s'était décidé à s'embarquer à Lorient.
» Mais sa femme, qui l'accompagnait, éprouvait une répu-
» gnance insurmontable à se confier à la mer. Heureusement
» elle était somnambule, et le magnétisme calmait ses frayeurs.
» Son mari prit le parti de lui faire traverser l'Océan en état
» lucide, et ne la rappela à la vie ordinaire que sur le conti-
» nent américain. Lorsqu'il l'éveilla, elle se croyait toujours

(¹) Essai de Psychologie, p. 241.

» en Bretagne, au moment du départ, et n'avait conservé au-
» cune idée ni de la traversée, ni du temps écoulé (¹).»

Une des somnambules de M. Chardel était tellement clair-
voyante ,qu'elle lut, les yeux fermés et au travers la main du
docteur qui la traitait, le titre d'un ouvrage que celui-ci avait
à la main en entrant (²).

On sait qu'il existe dans l'Inde des extatiques qu'on appelle
derviches tourneurs. Carré de Montgeron lui-même a rapporté un fait extraordinaire de M. Fontaine, qui, à certains
momens, était entraîné et comme envahi par une envie de
tourner sur lui-même, à laquelle il lui était impossible de résister, et qui lui procurait ensuite une extase ; or M. Chardel,
qu'on n'accusera pas d'enthousiasme, car c'est un homme grave
et réfléchi, raconte qu'il a soigné pendant longtemps une
jeune personne qui, pour entrer en somnambulisme, s'était
prescrit, à son insu, *de tourner sur elle-même jusqu'à s'étourdir
complètement*. Ce procédé lui réussissait, en sorte qu'elle était
presque toujours en état lucide (¹).

Madame Plantin, endormie par son magnétiseur ordinaire,
le docteur Chapelain, avait été opérée par M. Jules Cloquet
d'un cancer au sein. Cette opération eut lieu le 14 avril 1829 (⁴),
et madame Lagandré, fille de madame Plantin, étant alors en
province, elle ne put malheureusement se rendre à Paris qu'a-
près l'opération.

« Madame Lagandré, dit M. Chardel, jouissait en somnam-
» bulisme d'une lucidité très remarquable. On voulut, à son
» arrivée, la consulter sur l'état de sa mère, et le docteur
» Chapelain la magnétisa le dimanche, 26 août. Voilà quelle
» fut littéralement sa réponse : « La malade est très mal;

(¹) Id., p. 243. — (²) Id., p. 253. — (³) Id., p. 254. — (⁴) Voir plus haut,
p. 229.

» toutes les humeurs sont viciées ; il y a un épanchement dans
» le côté droit de la poitrine ; un peu d'eau dans l'enveloppe
» du cœur (le péricarde) ; le foie est décoloré à sa surface.
» Dans deux jours, ajoute-t-elle, ma mère sera morte, malgré
» tout ce qu'on pourra faire. Vous n'aurez presque plus d'ac-
» tion sur elle demain ; elle n'aura plus assez de vie pour vous
» sentir. »

Le lundi, le docteur Chapelain se rendit près de la malade,
et reconnut que la triste prophétie de la somnambule commençait à se vérifier : les pieds et les jambes présentaient un
œdème assez considérable ; la respiration était difficile, et
souvent interrompue par une petite toux sèche. La malade
était évidemment plus mal. M. Cloquet pria le docteur Chapelain de mettre madame Lagandré en état magnétique, et lui fit
plusieurs questions sur madame Plantin. Elle lui répondit ce
qui suit : « Ma mère est très affaiblie depuis quelques jours ;
» elle ne vit plus que par le magnétisme, qui la soutient arti-
» ficiellement. Il lui manque de la vie. — Croyez-vous qu'on
» puisse soutenir sa vie ? — Non. Elle s'éteindra demain ma-
» tin de bonne heure, sans agonie, sans souffrance. — Quelles
» sont donc les parties malades ? — Le poumon droit est ré-
» tréci ; il est entouré d'une membrane comme de la colle ; il
» nage au milieu de beaucoup d'eau. Mais c'est surtout là, dit
» la somnambule en montrant l'angle inférieur de l'omoplate,
» que ma mère souffre. Le poumon droit ne respire plus ; il
» est mort. Le poumon gauche est sain, c'est par lui que ma
» mère vit. Il y a un peu d'eau dans l'enveloppe du cœur. —
» Comment sont les organes du bas ventre ? — L'estomac et
» les intestins sont sains, le foie est blanc et décoloré à la sur-
» face. »

M. Chapelain magnétisa énergiquement la malade, plusieurs
fois dans la journée du lundi, et parvint à peine à la faire som-
meiller. Quand il revint, le mardi vers sept heures du matin,
la malade venait d'expirer.

Les deux docteurs désiraient vérifier les déclarations de la
somnambule sur l'état intérieur du corps ; ils obtinrent l'agré-

ment de la famille pour en faire l'autopsie. Il y fut procédé
par M. Cloquet et par M. Pailloux, son aide, assistés de
M. Chaplain.

Celui-ci endormit madame Lagandré un peu avant l'heure
fixée pour l'opération, et la conduisit ensuite dans le salon
voisin de la salle où l'on allait opérer et dont la porte fut exactement fermée. Madame Lagandré, étant toujours en somnambulisme, suivait, malgré les barrières qui la séparaient des médecins, le bistouri placé dans la main de l'opérateur et disait
aux personnes restées près d'elle : « Pourquoi fait-on l'incision
» au milieu de la poitrine, puisque l'épanchement est à droite? »
Toutes les indications données par la somnambule furent trouvées exactes (¹).

« Les relations des traitemens des somnambules lucides,
» dit M. Chardel, contiennent une foule d'exemples de vues
» de ce genre et ma pratique m'en a offert plusieurs; je n'en
» rapporterai que deux; ils n'ont pas l'authenticité de celui
» que je viens de citer; mais les circonstances en sont assez
» détaillées pour mériter l'attention de ceux qui cherchent la
» vérité :
» Je me proposais de saigner, au pied, les deux sœurs som-
» nambules dont j'ai déjà parlé. J'avais, en entrant, mis la ca-
» dette en état magnétique, et comme elle était souffrante,
» elle passa dans la chambre voisine et se coucha. Il ne res-
» tait avec moi que le père et la mère, qui devaient m'assister
» dans l'opération, car nous avions écarté les témoins impor-
» tuns. Je posai le pied de la malade sur mon genou, et pre-
» nant la lancette que je tenais à ma bouche, j'allais ouvrir la
» veine, quand un cri, partant du lit de la plus jeune sœur, nous
» fit courir à elle. Nous la trouvâmes évanouie dans la situa-
» tion où elle s'était couchée. Je la ranimai et lui demandai la
» cause de sa défaillance.
» Elle nous conta, alors, tous les détails de mes mouvemens
» dans l'opération projetée; elle me dit qu'elle m'avait cons-

(¹) Essai de Psychologie, p. 277-281.

» tamment suivi des yeux, et qu'au moment où j'avais pris
» ma lancette, une émotion invincible l'avait privée de senti-
» ment. Cependant, sa situation, la distance et la cloison qui
» nous séparaient, rendaient la chose impossible dans le cours
» de la vie ordinaire.

» La même somnambule, assise la tête penchée sur sa poi-
» trine, dans l'attitude de la réflexion, suivait la main de quel-
» qu'un qui, derrière elle, cherchait des livres sur les rayons
» d'une bibliothèque, et la voyait se porter de l'un à l'autre.
» L'aînée des deux jeunes sœurs aimait beaucoup une dame
» qu'elle avait promis d'aller voir avec moi. Le jour pris, on
» éloigna les domestiques; l'appartement au premier offrait
» une suite de trois pièces, une salle à manger, un salon et
» une chambre à coucher. Ce fut dans ce dernier local que je
» mis ma somnambule en état magnétique; je m'éloignai pour
» laisser les deux amies causer en liberté. J'ai su qu'il avait été
» question de l'extraction d'un cor. Un léger mouvement et un
» petit cri de la patiente jetèrent tout à coup l'opératrice dans
» un évanouissement complet. J'accourus, il fallut la placer
» sur le lit, au fond de la chambre. Son amie, désolée, lui te-
» nait les mains, assise près d'elle. La syncope fut de peu de
» durée, et la malade, revenue à elle-même, demanda de l'eau;
» j'allai prendre une carafe, mais elle se trouva vide; je l'em-
» portai pour la remplir; je tournai le robinet de la fontaine,
» l'eau ne vint pas. Cependant je m'assurai que la fontaine
» était pleine. Je m'imaginai qu'il fallait déboucher le robinet
» et j'allai chercher un rotin que je fendis avec un couteau
» pris dans le buffet; l'eau n'arriva pas davantage...... Enfin,
» je revins avec une carafe d'eau non filtrée.
» La lucidité de la somnambule était telle qu'aucun de mes
» mouvemens ne lui avait échappé; elle me les rapporta dans
» le plus grand détail. Cependant, il y avait entre elle et moi
» un salon et deux murs, et ma conduite présentait une foule
» de circonstances qu'on ne pouvait imaginer (1). »

(1) Id., p. 287-290.

« Un magistrat, conseiller à une cour royale, m'a raconté,
» dit l'auteur, l'anecdote suivante :

» Son épouse avait une femme de chambre d'une santé fort
» languissante. Elle la magnétisa, et la fit entrer en somnam-
» bulisme. Le traitement se faisait secrètement, car ses inten-
» tions charitables ne l'eussent pas mis à l'abri des plaisan-
» teries. Cette dame se faisait aider par son mari. Un jour,
» où la séance magnétique avait été accompagnée de fortes
» douleurs, la somnambule demanda du vin vieux ; le mari prit
» un flambeau et sortit pour en aller chercher. Il descendit le
» premier étage sans accident ; mais la cave étant située assez
» profondément au-dessous du sol, les marches étaient hu-
» mides. Il glissa à moitié de l'escalier et tomba en arrière
» sans se blesser et même sans éteindre la lumière qu'il avait
» à la main. Cela ne l'empêcha pas ensuite de continuer sa
» route, et de remonter avec le vin demandé. Il trouva sa
» femme instruite de sa chute et de tous les détails de son
» voyage souterrain. La somnambule les lui avait racontés à
» mesure qu'ils étaient arrivés (¹). »

Voici une vision à distance qui a été sur le point d'empêcher un suicide :

« J'ai connu, continue l'auteur de l'Essai de Psychologie,
» l'épouse d'un colonel de cavalerie que son mari magnétisait
» et qui devint somnambule. Dans le cours du traitement, une
» indisposition le contraignit à se faire aider par un officier
» de son régiment. Cela ne dura que huit à dix jours. Quelque
» temps après, dans une séance magnétique, le mari, ayant
» mis sa femme en somnambulisme, l'engagea à s'occuper de
» cet officier : « Ah ! le malheureux, s'écria-t-elle, je le vois !
» il est à......, il veut se tuer ! il prend un pistolet ! courez
» vîte !

» L'endroit indiqué était à une lieue. On monta sur le
» champ à cheval ; mais quand on arriva le suicide était con-
» sommé (²). »

(¹) Id., p. 291. — (²) Id., p. 292.

Un grand nombre de personnes se croient suffisamment instruites quand le hasard leur a fait rencontrer un somnambule; elles ne veulent point de conseils, et ne voient dans l'être qu'elles ont sous la main qu'un sujet d'expériences. Tantôt elles lui paralysent les membres, tantôt elles le tourmentent par des questions dont elles devraient rougir elles-mêmes ; d'où il résulte qu'elles détraquent, d'un même coup, le corps et l'esprit du malheureux somnambule. MM. de Puységur et Deleuze désapprouvèrent toujours ces manières d'agir, et voici à ce sujet l'opinion de M. Chardel appuyée de faits graves :

« La vie spiritualisée des somnambules lucides qui peut,
» en certains cas, éclairer, à distance, les objets réels, ne
» fait, quand ils se livrent à leur imagination, qu'illuminer
» leur cerveau et en rapporter des images. Telle est la cause
» des illusions de ceux qui s'efforcent de voir spirituellement,
» sans que leur état leur en donne le moyen. La puissance
» que quelques magnétiseurs exercent sur la volonté de leurs
» somnambules contribue aussi à les égarer; et lorsqu'ils leur
» demandent ce qui se passe à la Chine ou dans la lune,
» ceux-ci font des efforts pour les satisfaire et finissent ordi-
» nairement par raconter ce qui se passe dans leur cerveau.
» L'illusion se forme et les trompe; mais il n'y a dans tout
» cela ni jonglerie, ni mauvaise foi.

» J'ai vu, il y a quelques années, à Paris, dans une réu-
» nion mystique une somnambule de quatorze ans déclarer,
» au milieu d'un salon, que le ciel était ouvert à ses yeux,
» et annoncer que, Pâques avenant, la ferveur de ses prières
» l'élèverait et la soutiendrait en l'air, entre le parquet et le
» plafond. On sent bien que le miracle ne s'accomplit pas ;
» mais la jeune fille, dont la foi se trouvait ainsi déçue, faillit
» devenir folle (¹). »

(¹) ld., p. 293.

II   24

Ainsi MM. de Puységur, Deleuze et Chardel ne voient, dans le somnambulisme, qu'un remède contre les maladies et un moyen de s'éclairer dans les cas embarrassans ; mais ils ne veulent point d'expériences intentionnelles ; elles leur paraissent inutiles et, tous, ils en signalent les inconvéniens et les dangers.

CHAPITRE VI.

Des ouvrages du docteur Despine et de ses expériences sur les métaux.

Voici un homme grave, éclairé par une longue expérience, un médecin attaché à un grand établissement thermal, membre correspondant de l'académie de Paris et de plusieurs corps savans, qui va rendre compte des phénomènes qui se sont présentés sous ses yeux et des observations qu'il a faites dans l'intérêt de ses malades. Ce n'est pas la curiosité qui le dirige, c'est le désir d'être utile. Il a étudié, avec la sagesse et l'esprit de réflexion qui le distinguent, les ouvrages de MM. de Puységur et Deleuze ; et joignant ensuite ses propres méditations, profitant des avis et des indications de ses somnambules pour faire des comparaisons et des recherches utiles, il combine les effets du somnambulisme et du magnétisme simple ; le verre, l'or, l'argent, et d'autres métaux magnétisés viennent à son secours pour le soulager dans son traitement ; une pièce d'or a sur les somnambules une telle action qu'elle va jusqu'à rendre la vie à des membres paralysés.

M. Despine père a publié un premier volume d'observations (¹), et il a promis de donner le second ; on va juger, par quelques citations, de l'immense importance des expériences

(¹) De l'emploi du magnétisme animal, des eaux minérales, etc., dans le traitement des maladies nerveuses, avec une observation très curieuse de guéde ce médecin, et combien il est à désirer que la publication du second volume ne se fasse pas attendre.

Mademoiselle Estelle, âgée de 11 ans passés, arrive à Aix le 15 juillet 1836 accompagnée de sa mère, et recommandée à M. Despine par le docteur Castella, de Neufchâtel. Elle est affectée de paralysie, suite du ramollissement de la moelle épinière. — On lui avait appliqué des moxas le long de la colonne vertébrale. — La sensibilité de toute la surface cutanée était excessive et la plus légère pression amenait des douleurs excessives.

Elle avait fait le voyage constamment couchée dans une grande corbeille d'osier, à fond plat, matelassée de toutes parts. Elle était recouverte dans sa corbeille de duvet et d'édredon, malgré l'excessive chaleur qu'il faisait alors. On ne pouvait la toucher sans la faire crier. La tête ne pouvait se soutenir d'elle-même. Un torticolis fréquent empêchait même quelquefois jusqu'aux mouvemens latéraux; le cou, le dos étaient sans force; toux sèche, visage d'un blanc mat, extrémités froides comme du marbre; pas d'appétit, constipation habituelle.

Du 15 juillet au mois d'octobre l'usage des eaux procura quelque soulagement; la malade se trouva un peu mieux, c'est-à-dire, qu'elle put remuer les jambes dans son lit, et que le premier novembre elle put se soulever sur ses genoux et se soutenir en s'accrochant fortement aux meubles. A cette époque, sur la narration de quelques antécédens racontés par la mère de la malade, le docteur crut reconnaître qu'elle avait des dispositions à l'extase, il proposa de la magnétiser. La jeune personne y répugnait, mais elle finit par y consentir.

Magnétisée, sans contact à la distance de deux pouces, la malade s'en trouve très bien, et après quelques séances elle s'endort du sommeil magnétique.

« Comme votre fluide est chaud, dit-elle, il me pénètre jus-

rison de névropathie, par M. Despine père, médecin inspecteur des eaux d'Aix en Savoie. 1 vol. in-8°. — A Annecî, chez Burdel; à Paris, chez Germer-Baillière.

» qu'à la moelle des os!! *La bouteille d'eau chaude ne m'est plus*
» *nécessaire, ni le duvet non plus*. Eloignez-les jusqu'à ce que
» je sorte de crise (1). »

Le 24 novembre, elle voit sa grand'maman à Pereux près
Neufchatel.

Elle entre ensuite, en relation spirituelle, avec un génie tutélaire qui ne la quittera plus, et qui la protégera pendant tout
le temps de sa maladie ; c'est une femme, elle s'appelle *Ange-
line*.

Il y a exaltation dans les cinq sens. — Appétence de la
neige. — Elle se baigne et se délecte dans un bain glacial, elle
qui, *en état de veille, ne peut vivre qu'au milieu des ouates et des
duvets*.

A la fin de décembre on s'aperçoit de l'influence des métaux. La soie, le verre , la cire d'Espagne brûlent la malade ;
une épingle de cuivre raidit le membre qu'elle a touché acci-
dentellement, mais *une épingle d'or remet le membre en état*.
Une pièce d'or, placée sur un membre, *augmente la force lo-
comotrice*.

En janvier, arrivent les premiers phénomènes cataleptiques
et la malade s'endort quand le docteur lui souffle sur les yeux.
La plume, la soie, une fourrure, la raidissent, quand elle en est
touchée; mais quelques frictions avec une pièce d'or réparent
tout le mal

La couleur rouge ponceau, ou tirant au ponceau ou au violet, la met en crise par sa seule présence.

Ayant les yeux fermés, elle indique ce qui se passe dans sa
chambre et *dans la chambre voisine*.

Enfin , elle arrive à un état de somnambulisme permanent
avec les yeux ouverts; en cet état, elle court tout le jour, à
pied, en voiture; reste debout toute la journée, va à Chambéri,
à Aix, faire des visites, et toutes les personnes qui la connaissent et qui savent qu'en état de veille elle est cataleptique,

(1) Id., p. 49.

qu'elle ne peut faire un pas ni poser un pied à terre, sont dans un étonnement extrême.... Mais, quand l'état de somnambulisme cesse, elle est *impotente*, *cul-de-jatte*, *cataleptique*.

Elle fait un nouveau voyage à Chambéri, —toujours en somnambulisme,—elle parcourt la ville à pied pendant plus de six heures, fait des emplettes, observe tout, répond fort judicieusement; mais des chats étant venus à passer à côté d'elle, ils lui paraissent tout en feu et la font retomber en catalepsie. La palatine en poils d'une dame de Neufchâtel produit le même effet; quelques frictions avec une pièce d'or ou une montre d'or rendent la souplesse et la force à ses membres, et la remettent en crise (¹).

En somnambulisme, elle mange de tout avec abondance et impunément; en état de veille, elle est malade si elle prend autre chose que du lait et des œufs. « Elle semblait, dit le » docteur, avoir deux estomacs, l'un pour l'état de crise, l'autre » pour celui de veille (²). »

M. Despine devait s'absenter; la malade prévient qu'après son départ elle sera bien malade, qu'elle déraisonnera parfois, mais qu'il ne faut ni la contrarier ni s'en inquiéter. Effectivement, personne ne peut se mettre en rapport avec elle, on ne peut rien lui faire entendre, on finit par lui laisser faire toutes ses extravagances (³).

Le 25 mars elle annonce qu'elle a, dans le corps, *une boule* qui grossit tous les jours, et qu'elle ira de mieux en mieux quand cette boule éclatera.

Le 14 avril *la boule éclate*, et la malade *marche pour la première fois*, *hors de crise*. Elle ne fait que dix à douze pas et avec beaucoup de peine, mais *elle a marché en état de veille*.

Depuis cette époque, étant en crise, elle n'a plus besoin, pour marcher, d'avoir autant d'or sur elle.

(¹) Id., p. 42. — (²) Id., p. 43. — (³) Id., p. 45.

A la fin d'avril, elle prend son premier bain de piscine, ayant de l'eau jusqu'au nombril. Tout à coup elle est prise de catalepsie, et demeure, comme une statue, au milieu du bassin :

« La mère s'en inquiète, dit le docteur ; la baigneuse était
» absente ; et si l'enfant fût tombé, nous n'avions rien de mieux
» à faire que de nous jeter à l'eau. Je rassure madame L...,
» j'appelle sa fille, mais point de réponse, et pas de moyen
» de contact avec elle qui se trouvait au centre d'un bassin de
» 48 pieds de long sur 22 de large.

» Que faire donc? j'étais, quant à moi, bien persuadé que
» l'instinct, qui avait conduit la malade dans le point de la
» masse d'eau qui lui convenait le mieux, lui suggérerait le
» moyen d'en sortir... Mais qui peut calmer facilement les in-
» quiétudes d'une mère?

» Dans cette position, je pensai, tout à coup, combien l'eau
» était bon conducteur de la voix sur les bords d'un lac ou d'un
» étang, et, en faisant l'application de ce principe au magné-
» tisme animal, je m'avisai de plonger l'indicateur de l'une de
» mes mains dans la piscine en prononçant le nom d'*Estelle* :
» aussitôt, la statue de Pygmalion s'anime, Estelle fait une
» pirouette sur elle-même, et vient à moi ([1]). »

Le 7 mai, le docteur part pour une quinzaine, il emmène la mère et la fille. Cette dernière, toujours en crise, de dix à onze heures du matin jusqu'à neuf ou dix heures du soir, prend intérêt à tout ce qu'elle voit ; chante, cause, récite des vers, cueille des fleurs. Les chats de la maison, qui lui passent entre les jambes ou l'approchent, la mettent souvent en catalepsie. Elle éprouve aussi des besoins *irrésistibles* de courir, *besoins* qui durent cinq, dix, ou quinze minutes ([2]).

Du 26 mai, époque du retour à Anneci, au 30 juin, la fusion des deux états de veille et de somnambulisme s'est opérée insensiblement. L'état de crise tendait continuellement à se fondre dans l'état de veille.

([1]) Id., p. 53. — ([2]) Id., p. 54.

Le 4 juillet, cessation entière de somnambulisme spontané; mais la malade conserve la faculté de se mettre elle-même en crise à volonté.

En août, dès que le temps se mettait à l'orage, Estelle tombait en catalepsie. Les crises étaient de vingt à trente minutes et cessaient dès que l'orage avait éclaté.

A la fin d'août, les chats abondaient dans l'endroit; ils passaient sous la chaise de la malade sans qu'elle en souffrît; seulement elle refusait de les toucher. Enfin, en septembre, à la suite d'un mal de dents, les crises cessèrent (¹); et à partir du mois de janvier suivant, elle n'eut plus d'attaque de catalepsie (²).

Pendant tout le traitement de cette maladie, et celui de beaucoup d'autres qu'il est impossible de rapporter ici, M. Despine a particulièrement observé l'action des métaux. La malade demandait une montre, la tournait du côté de l'or, la mettait sur son épigastre et frottait, en tournant, le creux de son estomac : « L'or, disait-elle, me tient lieu de passes sur le » corps. » Elle portait ensuite la montre aux yeux, s'en frottait le visage, l'appliquait à son menton. Les membres, qui étaient comme paralysés avant de toucher l'or, reprenaient alors une extrême agilité (³).

Un jour M. Despine lui pose sur les genoux une pièce d'or de cent francs. Aussitôt elle tressaille, pousse un profond soupir, et s'écrie : « Le sommeil est complet maintenant. »

Le docteur s'était aperçu que la cessation du mouvement de la montre, quand il avait lieu, se faisait aussitôt apercevoir sur les malades. Une fois, Estelle cesse de se mouvoir. M. Despine lui en demande la raison, elle répond : « Parce que la » montre est arrêtée; et je m'arrête aussi; c'est inconcevable, » l'action de cette montre en mouvement (⁴)! »

(1) Id., p. 56. — (2) Id., p. 65 à 75. — (3) Id., p. 86. — (4) Id., p. 104 à 111.

Une autre fois, les mains d'Estelle sont paralysées, elle a trop chaud; elle est à moitié endormie : « Monsieur, dit-elle, depuis » quelques jours je m'aperçois de quelque chose qui me fa- » tigue sur vous; je ne sais pas ce que c'est; mais il est sûr » qu'il y a quelque chose qui n'existait pas ces jours der- » niers...... » Effectivement, M. Despine avait, dans sa poche de côté, un petit barreau aimanté dont il n'avait point parlé.

Si l'or soulageait Estelle et rendait la vie à ses membres cataleptisés, le zinc, le cuivre jaune et le fil aimanté produisaient des effets manifestement contraires. Pour s'assurer de la réalité des sensations éprouvées par ses malades le docteur avait pris une marche très sage : c'était de faire ses premiers essais, à leur insu, sans leur en parler, sans les interroger sur ce qu'ils éprouvaient; voulant arriver, par là, à reconnaître le degré de constance que les phénomènes pouvaient offrir dans leur production et leur développement, afin d'en déduire la conséquence, ou s'assurer que ces phénomènes dépendaient de quelque loi naturelle et positive qu'on n'avait pas encore eu l'occasion d'observer, ou bien encore s'ils n'étaient que le produit du hasard, du caprice ou de l'astuce des malades (¹).

Après de nombreux essais, le docteur demanda un jour à une autre cataleptique, Micheline Violet, ce qu'elle éprouvait en se frottant avec de l'or : « Belle question, répondit-elle, ne » voyez-vous pas, monsieur le docteur, que cela me fait du » bien? Si je suis glacée, ou si je brûle au sommet de la tête, » l'or y égalise mes nerfs et me soulage. Si mes dents sont ser- » rées, l'or me les desserre. En me frottant avec de l'or je suis » guérie (²). »

Pour arriver à multiplier ses expériences, M. Despine avait fait fabriquer des disques de plusieurs métaux. Celui d'or devant coûter 250 francs, M. Despine en avait fait dorer un à quatre couches. Il présenta ce disque à Annette Leroux, cata-

(¹) Id., p. 127. — (²) Id., p. 131.

leptique, pendant qu'elle n'était pas en crise ; elle le crut d'or et le trouva fort joli ; mais, aussitôt qu'elle fut en somnambulisme, elle s'écria : « On vous a trompé, si on vous a vendu » cela pour de l'or; car, ici, il n'y a ni poids, ni valeur; et s'il y » a de l'or, il n'y en a guère ; car la pièce me brûle presqu'au- » tant que les autres, quand je la touche, et ne me soulage pas » comme ma pièce d'or (¹). »

D'autres cataleptiques, qui la veille avaient admiré des pièces d'argenterie en vermeil, les ont rejetées avec dédain en somnambulisme. Il en a été de même de divers petits meubles de toilette, tels que bagues, colliers, bracelets, boucles d'oreille en chrysocale, en or faux ou cuivre doré (²).

Une chose très remarquable dans ces expériences, c'est la régularité de l'ordre établi par les malades dans le classement des disques; ordre qui répondait généralement (il y a eu peu d'exceptions) à celui reconnu par de savans physiciens : l'or occupant l'extrême négatif de la chaîne et le zinc l'extrême positif; et successivement, de l'or au zinc, venaient l'argent, le cuivre, le fer, l'étain, le plomb; le platine placé immédiatement à côté de l'or, mais seulement après lui, jamais avant.

Voilà des expériences sages, utiles aux malades comme à la science et qui auront un jour une grande importance, comme point de départ. Malheureusement, elles ne sont connues que des magnétiseurs qui ont lu le livre du docteur Despine ; à cause de l'isolement et de la modestie de celui qui les a pratiquées ; par cette raison, elles n'ont point été discutées, contestées ou approuvées publiquement.

Mais, pendant que le médecin de Savoie opérait en silence (³), des hommes plus hardis et mieux placés que lui entreprenaient d'arracher aux membres opposans de l'Académie de médecine de Paris le voile d'incrédulité qui les empêchait d'apprécier les effets magnétiques.

(¹) Id., p. 125. — (²) Id., p. 132. — (³) Les expériences citées de M. Despine eurent lieu en 1836 ; mais son livre n'a paru qu'en 1838.

CHAPITRE VII.

De la nomination, par l'Académie de médecine de Paris, d'une seconde commission pour juger, de nouveau, les effets du magnétisme.

En 1837, un médecin de la faculté de Paris, M. Berna, écrivit à l'Académie pour lui proposer l'examen, par une commission, de deux femmes somnambules qui lui avaient présenté des phénomènes propres à dissiper tous les doutes sur la réalité et l'utilité du somnambulisme.

Le docteur n'obtint pas, sans difficulté, la commission désirée ; et pour qu'elle ne fût point, comme celle de 1826, favorable au magnétisme, le président de l'Académie nomma pour commissaires les hommes qui s'étaient le plus ouvertement déclarés contre lui (¹). Il était évident que de tels hommes seraient plutôt des accusateurs que des juges.

Ce fâcheux début influa beaucoup sur le médecin magnétiseur et sur les deux somnambules ; la plupart des expériences manquèrent, les somnambules ne firent point *ce qui avait été dit dans le programme*, comme, par exemple : *lire sans le secours des yeux, dire l'heure à une montre placée derrière l'occiput.*

Les académiciens anti-magnétistes se retirèrent donc triomphans et firent leur rapport au corps savant qui les avait envoyés. Mais quel rapport ! C'est ce dont on va juger :

(¹) C'est ce même président qui, en 1825, vota contre le magnétisme, par la raison que c'était, suivant lui, *une bêtise*, et que l'Académie ne devait pas *s'occuper de bêtises.* Sans doute, au temps actuel, des hommes graves ne se réuniraient plus pour savoir *à quelle sauce on mangerait un turbot* ; mais il n'y a pas très longtemps que la Faculté de médecine de Paris s'assembla pour écouter la thèse d'un docteur imberbe qui prétendait que *les perruques étaient plus salubres que la chevelure naturelle !*

D'abord, l'Académie avait nommé la commission pour lui faire un rapport nouveau *sur le magnétisme*, et on lui en présente un *sur deux somnambules*; d'où il résulte que ce n'est plus qu'un fait particulier dont il est rendu compte; circonstance fâcheuse, s'il en était résulté quelque mal pour le magnétisme, mais favorable dès l'instant que les propres membres de l'Académie méconnaissent leurs instructions.

La somnambule, avant de voir sans le secours des yeux, devait les avoir *bandés*, et les espaces sous-orbitaires *tamponnés*; — avant qu'on lui parlât, elle devait avoir les oreilles soigneusement *bouchées*; pas de contact entr'elle et le magnétiseur; — l'ordre des expériences appartenait à la commission; — à partir d'un moment indiqué par elle, le magnétiseur *devait même cesser de parler*, etc.

L'énumération des expériences comprenait particulièrement *la mise en somnambulisme, constatation de l'insensibilité aux piqûres et au chatouillement, obéissance à l'ordre mental.*

Or, dans le rapport, on dit bien *ce qui n'a pas eu lieu*, quoique indiqué au programme, mais on ne parle pas des phénomènes qui se sont présentés, bien qu'ils ne se trouvassent pas dans ce programme. Heureux de trouver le magnétiseur et les somnambules en défaut sur des faits prévus, on n'a pas même voulu voir ceux qui se sont présentés à leur place.

Ordinairement des juges ou des experts examinent le pour et le contre : il arrive souvent qu'une accusation écrite change de face aux débats, et que l'opinion des juges et du public change avec eux. Ici, au contraire, les juges ont une opinion *arrêtée*; le programme est *arrêté*; et tout doit se passer comme la commission l'a prévu et ordonné *à l'avance!*

En effet, la commission, dont le rapporteur avait publiquement déclaré que les expériences Foissac n'avaient pas été regardées comme suffisamment authentiques, tient une conduite toute contraire à celle de 1831; et sans donner plus de croyance à ce qu'elle a constaté, on ne trouve dans son rapport ni bonne foi, ni science, ni respect de soi-même et

des autres (¹). Le rapporteur y déverse à chaque page le
ridicule sur le docteur Berna; on y accuse la moralité des
somnambules qu'il a présentées; mais surtout, et fort heureusement du reste, on y donne la preuve la plus certaine, par
le caractère de cruauté imprimé aux expériences, que la nomination des membres de la nouvelle commission avait été
faite *ab irato*, et pour *en finir avec le magnétisme*.

Ces expressions sont celles du président de la commission.
En 1825, il dit : *Il faut en finir avec le magnétisme*. Or, dans
quel but un tel homme acceptait-il la présidence, sinon celui
de ruiner le magnétisme *quand même*? Est-ce là l'esprit qui
doit animer un juge sage et intègre?

« D'après les termes du programme, dit le rapporteur, il
» était prescrit que nous pourrions *piquer* le sujet en expé-
» rimentation ; mais que nous n'irions pas *au-dela d'une demi-*
» *ligne.* »

(1) Voici un fait inconcevable qui établit, dans la personne du rapporteur, la
mauvaise foi la plus insigne :

Il existait à cette époque, 1838, deux messieurs Cloquet, tous deux membres de l'Académie : l'un, M. Hippolyte Cloquet, était médecin (il est mort
l'année dernière); l'autre, M. Jules, est chirurgien professeur de la Faculté de
Paris ; il est célèbre à tous égards, mais surtout en magnétisme, par l'opération
d'un cancer sur madame Plantin, malade somnambule dont il a été question
plus haut.

Or, dans le rapport, M. Hippolyte Cloquet, qui faisait partie de la commission, est simplement appelé par son nom propre. On ne devinerait jamais dans
quel but son prénom se trouve supprimé : Voici donc un mot d'explication.

Quand la lecture publique du rapport fut terminée, M. Jules Cloquet, après
la séance, s'informa du rapporteur s'il n'avait pas voulu le faire passer, au
lieu de son frère, pour un membre de la commission. Celui-ci répondit :
« qu'effectivement *tel avait été son dessein*; *qu'il lui avait paru avanta-*
» *geux, non moins que piquant*, *de faire condamner un magnétiseur par*
» *un semi-partisan du magnétisme, et qu'en cela il faisait beaucoup va-*
» *loir le rapport !!!* * »

* Berna, ouvrage cité, page 16. — Rapport confidentiel sur le magnétisme,
page 120.

« Ce n'est pas tout, ajoute t-il avec une expression de re-
» gret, si, en profondeur, nous ne pouvions pas aller au-delà
» d'une demi-ligne en surface, en surface, *nous n'avions que*
» *les mains et le cou.*

» Sur ces parties, il n'était permis d'exercer ni pincemens,
» ni tiraillemens, ni contact d'aucun corps, soit en *ignition*
» (corps brûlant), soit d'une température un peu élevée ; il
» fallait se borner à *enfoncer des pointes d'aiguilles* à la pro-
» fondeur d'une demi-ligne.

» La paralysie ne nous laissait, d'autre moyen de vérifica-
» tion, qu'un simple *tatouage* exercé sur les mains et le cou,
» RIEN DE PLUS (¹) !!!»

Voilà un attrayant programme, et des intentions bien rassu-
rantes pour les jeunes femmes qui avaient la bonté de se
soumettre à l'expérience, aussi bien que pour le médecin auquel elles s'étaient confiées.

(¹) Examen et réfutation du rapport fait à l'Académie de médecine, le 8
août 1837, sur le magnétisme animal, par D. J. Berna, D. M., 1838. — Just et
Rouvier. — Voir aussi le rapport lui-même.

CHAPITRE VIII.

De l'examen du rapport de la deuxième commission par M. le docteur Husson.

Si le président de l'Académie eut le tort primitif de donner pour juges, à M. Berna, les adversaires les plus acharnés contre le magnétisme, l'indignation s'empara des cœurs honnêtes qu'elle renferme, à la lecture du rapport de la commission.

M. Husson prend alors la parole et fait observer d'abord, ainsi qu'on l'a dit plus haut, que la commission avait été nommée pour faire un rapport *sur le magnétisme,* et que celui qui lui était présenté était un *rapport des expériences magnétiques faites sur deux somnambules;* le but de l'Académie n'était donc pas rempli. Puis l'orateur fait remarquer que sur *neuf* membres de la commission, *cinq* sont antagonistes déclarés du magnétisme et les quatre autres ont déclaré y être indifférens.

L'honorable docteur fait voir, dans le rapporteur de la commission, l'auteur d'un pamphlet, publié en 1833 sous le titre d'*Examen historique et raisonné des expériences* prétendues *magnétiques faites par la commission de l'Académie royale de médecine,* et dans lequel ledit rapporteur se déclare de lui-même *en état d'hostilité* contre les magnétiseurs. M. Husson signale le ridicule et le persifflage accumulés dans cet écrit sur le rapport de la commission en 1831, sur ses membres et sur les précautions qu'ils ont prises dans leurs expériences.

L'orateur, passant au fond de la question, rappelle à l'Académie, qu'en fait de sciences, ce qu'on appelle aujourd'hui la vérité, est qualifié d'erreur le lendemain; qu'en médecine surtout, on ne doit pas oublier que l'émétique et l'inoculation furent prohibés; qu'enfin les jugemens des corps savans, les ar-

rêts de l'autorité, ne préjugent rien pour l'avenir ; *que les tra-*
vaux des médecins ne sont que des jalons laissés sur les voies
de la science et non des fossés infranchissables, des barrières
posées pour arrêter les progrès de l'esprit humain.

M. Husson signale la conduite blâmable du rapporteur qui
a recherché tous les abus et les inconvéniens du magnétisme à
sa naissance (il y a 60 ans) et qui ne dit pas un mot de ce qui
s'est passé depuis, et particulièrement des faits que des témoins vivans peuvent certifier. « Est-ce là, dit l'orateur, de la
» bonne foi, de l'impartialité ? Est-ce là une histoire *acadé-*
» *mique* du magnétisme ? »

Il signale encore cette phrase du rapport qui prouve l'orgueil et la suffisance des médecins qui veulent juger le magnétisme sans le connaître : « Nous n'entrerons pas dans l'histo-
» rique de toutes les expériences qui furent faites en présence
» de nos collègues (de 1826 à 1831) ; *nous respectons leurs con-*
» *victions; mais leur rapport ne peut être considéré comme l'ex-*
» *pression générale de l'Académie.* »

« La différence, dit l'orateur, entre la nouvelle commission
» et l'ancienne, c'est que cette dernière croit aux expériences
» Berna sans en avoir été témoin, tandis que la commission
» dont on lit le rapport garde le silence sur celles de 1831, uni-
» quement parce qu'elles la contrarient. »

« Si vous les aviez rappelées, ces expériences, auriez-vous
» prétendu nier les faits *que nous avons vus*, dont *vous n'avez*
» *pas été les témoins*, et que par conséquent vous ne pouviez
» pas juger ? N'auriez-vous donc de croyance que pour les
» faits qui sont contraires au magnétisme ? »

L'orateur prend ensuite la défense du docteur Berna, et manifeste son indignation du ridicule que le rapporteur a voulu
déverser sur lui ; il demande s'il est décent de placer comme
sur des tréteaux un jeune confrère auquel on accorde généralement du savoir et du talent.

M. Husson met en regard du rapport grotesque de la nouvelle commission le ton grave et sévère des commissaires du
roi en 1784, le caractère consciencieux de la commission de
1826, et il prouve que toutes les deux furent écoutées avec at-

tention, tandis que le rapport de la nouvelle commission n'a fait qu'exciter les rires de l'assemblée, non pas sur le résultat du rapport, mais à cause de son ton moqueur et plaisant. « C'est le cadre qui vous a fait rire, dit le docteur, ce n'est pas » le tableau. »

Enfin, continue-t-il, l'Académie ne peut rien prononcer en magnétisme; elle ne peut pas plus juger, en cela, qu'elle n'a pu et ne pourra juger sur le traitement de la fièvre typhoïde, de la lithotritie, de la morve; elle ne peut pas poser de bornes à l'inconnu, ni fixer de limites à l'esprit de recherche qui marche et marchera toujours vers le progrès, malgré toutes les académies du monde réunies.

« Ne vous hasardez pas, messieurs, dit l'honorable membre, » dans une voie dangereuse, ne compromettez pas votre di- » gnité; laissez dire et faire les magnétiseurs. S'ils n'ont pour » eux que la fraude et l'ignorance, ils se perdront eux-mêmes; » s'ils ont, au contraire, l'expérience en leur faveur, ils peuvent » braver vos décisions, ils triompheront malgré vous de votre « impuissante résistance et casseront aujourd'hui le jugement » que vous aurez porté contr'eux la veille (¹). »

Quel noble langage, et comme il fit impression sur l'Académie et le public! Aussi faut-il bien se garder de franchir une ligne de démarcation aussi respectable; et si j'ai dû relever, comme M. Husson, l'ignorance et la mauvaise foi de médecins qui veulent tout savoir sans rien apprendre, je n'irai pas plus loin; j'aime encore mieux les plaindre du rôle qu'ils ont essayé, et taire leurs noms, afin qu'on ne se souvienne plus de ces torts passagers lors qu'ils reviendront à des principes plus dignes de leur honorable profession.

(¹) Opinion de M. le docteur Husson.

CHAPITRE IX.

Du Magnétisme et du Somnambulisme en Angleterre.

§ 1er. — Expériences de M. Dupotet.

Plus de vingt ans sont passés depuis que M. Dupotet, alors jeune étudiant en médecine, osa tenter les premières expériences somnambuliques qui aient eu lieu devant des médecins, en plein hôpital. Leur réussite n'ayant pas déterminé la médecine à s'occuper de magnétisme, M. Dupotet résolut de le propager en province, de l'y pratiquer et de l'enseigner dans des cours publics; c'est ce qu'il a exécuté avec succès, mais non sans obstacle, et même sans danger : témoin le procès que lui fit faire, en 1835, la faculté de médecine de Montpellier. Condamné une première fois, les passions qu'avaient soulevées à Montpellier le magnétisme et le magnétiseur s'étant ensuite un peu amorties, il obtint, sur l'appel, un acquittement complet, en se défendant lui-même.

Depuis il continua de parcourir la France, et, en 1838, il passa en Angleterre. Ne parlant pas l'anglais, sa position était difficile et désavantageuse; mais son énergie peu commune ne recula pas devant un obstacle qui en aurait découragé bien d'autres, et à son arrivée il annonça des expériences publiques. Des contrariétés de tous genres commencèrent à l'assaillir; on cria au charlatanisme, et la haute société ne daigna d'abord pas se rendre chez lui parce qu'il n'avait qu'un loyer de *quatre cents francs* par mois. Les journaux s'amusèrent à ses dépens, et finirent par s'ameuter; l'un d'eux écrivit *qu'un magnétiseur devrait être jeté en prison avec des voleurs.*

II.   25

Mais bientôt il commença à faire des expériences au *North-London university college hospital*, où il fut introduit et parfaitement accueilli par le médecin en chef, le docteur ELLIOTSON. Il rencontra, parmi les visiteurs, lord Stanhope dont le père avait défendu Mesmer contre ses détracteurs, et qui fut pour lui plein de bienveillance. Ses expériences se trouvèrent néanmoins suspendues par les vacances et le mauvais vouloir de quelques ennemis ; mais la presse s'était occupée de lui, et en bien comme en mal, lorsqu'on a parlé d'un homme, en Angleterre, il acquiert une réputation.

Avec le temps et les récits des personnes qui avaient vu et suivi avec intérêt ces expériences, l'horizon changea ; et bientôt tout ce que Londres renfermait de personnes distinguées se rendit chaque jour chez M. Dupotet : ses séances étaient de mode, et dès lors les médecins eux-mêmes désirèrent y assisster.

On peut lire dans ses mémoires (¹) le récit détaillé de ses nombreuses expériences ; mais, ici je me contenterai de parler des suivantes :

Un effet magnétique très surprenant eut lieu sur le colonel des gardes de la reine, sir Achbermann : magnétisé devant un grand nombre de personnes de la cour, il éprouva bientôt des sensations singulières ; son visage devint rouge et animé, ses yeux semblaient vouloir sortir de leurs orbites ; et bientôt donnant des signes de la plus vive colère, le colonel s'élança de son siége, paraissant chercher des yeux, au milieu de la foule, celui qui devait être la victime de sa fureur. Toutes les personnes présentes furent saisies d'effroi, et plusieurs même, épouvantées, quittèrent la salle avec précipitation ; mais un seul geste du magnétiseur calma cette tempête morale, au grand étonnement de l'assemblée (²).

(¹) Le magnétisme opposé à la médecine, mémoire pour servir à l'histoire du magnétisme en France et en Angleterre, par le baron Dupotet de Sennevoy, 1840. — Dentu et Germer-Baillière.
(²) Mémoire cité, p. 232

Lord Jousselin, après quelques passes, se leva en priant le magnétiseur de cesser; il avait des étouffemens et une gêne effrayante dans la respiration; ce lord est un homme de six pieds et bien autrement fort que M. Dupotet. Lord Cantelupe fut, en quelques minutes, saisi par le sommeil; lord Grey éprouva le même effet (¹).

Un membre du parlement vint avec son médecin et pria M. Dupotet d'essayer sur lui son action, ce qui fut fait; et aussitôt il se manifesta, chez le magnétisé, de la suffocation, un besoin irrésistible de marcher, et un rire convulsif.

Le jeune prince russe Gagarin étant venu avec son médecin et quatre de ses amis, le prince et trois des personnes qui l'accompagnaient se soumirent à l'action du magnétisme, et les effets en furent sensibles (²).

Le docteur Lardner, professeur de l'université de Londres, demanda qu'on fît, sur lui, une expérience: il se plaça, à cet effet, entre M. Dupotet et la personne que l'on magnétisait; mais bientôt M. Lardner fléchit, comme s'il allait tomber, et se retira bien vite, en disant qu'il avait éprouvé le long de la colonne vertébrale une sensation semblable à celle que lui eût causée une décharge électrique (³).

On voit qu'il s'agit ici de magnétisme expérimental et non curatif : « Aussi, dit M. Dupotet, je faisais à contre-cœur
» ces sortes d'expériences; car le magnétisme, d'après ma
» conviction, ne devrait être employé que sur des malades
» et non pas sur des hommes en bonne santé. Mais com-
» ment résister à des provocations qui se renouvellent
» vingt fois dans un jour? Comment faire entendre le langage
» de la vérité à des hommes qui refusent toute explication
» préliminaire, à des curieux qui veulent, avant tout, voir des
» faits? Une fois entré dans cette voie, j'ai dû continuer d'y
» marcher. Ce n'était pas le moyen de prouver l'action cura-
» tive du magnétisme, mais au moins je gagnais des partisans
» à sa cause; et en même temps je détruisais les argumens de

(¹) Id., p. 235. — (²) Mémoire cité, p. 237. — (³) Id., p. 243.

» ses antagonistes, qui soutiennent *que le magnétisme n'agit que*
» *sur des personnes faibles et nerveuses, disposées par leur or-*
» *ganisation à des impressions venant de causes imaginaires;*
» s'il en était ainsi, les hommes forts et robustes n'eussent rien
» dû éprouver sous ma main ([1]). »

Il est impossible de mieux raisonner et d'être plus conséquent, non seulement avec soi-même, mais encore avec le
magnétisme; car, pour prouver qu'une chose est réelle, c'est
un moyen sûr, quand on nie sa bonté, d'en montrer les incon-
vénians. Certes, M. Dupotet a rendu de grands services au
magnétisme et la puissance dont il est doué, jointe à sa persé-
vérance, ont été d'un grand secours à la cause qu'il défend
depuis si longtemps.

Mais on va voir que les dangers de ces sortes d'expériences
vont ou peuvent aller bien plus loin qu'on ne pense :

Comme en France, on savait en Angleterre qu'un grand
nombre de somnambules étaient complètement insensibles pendant le sommeil. M. Dupotet l'avait dit, et il avait même laissé
faire, en sa présence, quelques légères épreuves fort con-
cluantes. Qu'est-il arrivé? pendant que le magnétiseur était
distrait par les assistans, occupé à magnétiser, ou placé de manière à perdre un instant ses somnambules de vue, *c'était
à qui enfoncerait le plus d'épingles dans leurs chairs et leur ar-
racherait le plus de cheveux ;* M. Dupotet ne s'en trouvait instruit qu'au réveil des somnambules : ceux-ci lui montraient
alors, sur leurs membres, les ecchymoses résultant de pincemens prolongés ou occasionnés *par de grandes épingles dont
les piqûres rapprochées avaient tatoué la peau en la meur-
trissant.* Quelquefois même, l'inhumanité des visiteurs allait
jusqu'à placer le bout de leurs cannes sur l'un des pieds du
somnambule, en s'appuyant ensuite de tout le poids de leur
corps sur l'autre extrémité, *de manière à leur écraser les
chairs.*

Le magnétiseur se plaignit de ces traitemens barbares qu'il

([1]) Mémoire cité, p. 234.

n'avait pas permis et que l'on avait exécutés à son insu ; mais
on se moqua de lui, en disant que ses somnambules étaient de
pauvres patiens (poor patients) (¹).

§ II. — Des expériences du docteur Elliotson.

Si, à l'étranger, en Allemagne, en Prusse, en Russie, dans
tout le Nord, les médecins et les savans étudient et pratiquent
avec succès le magnétisme, il n'en est pas de même en Angleterre : les médecins anglais le repoussent, comme leurs confrères français, et persécutent ceux d'entr'eux qui veulent
l'introduire dans les écoles.

Le docteur Elliotson en offre la preuve ; il a été obligé, par
toutes les manœuvres employées contre lui, de se démettre, en
1837, de sa chaire de professeur au collége de l'université de
Londres, alors que ses travaux, ses écrits (²), sa position de
fortune et son noble désintéressement devaient lui concilier
tous les suffrages. En revanche, il a trouvé, dans ses élèves,
l'expression des plus profonds regrets et de la plus vive indignation :

« Je m'étais attaché, en 1837, dit-il à ses élèves dans une
» lettre explicative de sa conduite publiée en 1839 (³), à une
» matière qui, bien que tout-à-fait négligée dans ce pays, at-
» tirait sérieusement l'attention sur le continent : des phéno-
» mènes étonnans, les différentes manières de les produire,
» la guérison de maladies mal comprises et d'une cure dif-
» ficile furent prouvés par des hommes de la plus haute ins-
» truction et du jugement le plus sain. Je crus de mon devoir
» d'étudier cette matière : bientôt je trouvai que ce que j'avais
» lu et entendu reposait sur un fonds vrai et qu'il existait un
» agent ou une action qu'on avait méconnu.

(¹) Mémoire cité, p. 244.
(²) M. Elliotson est auteur d'un ouvrage très important ayant pour titre : *De
la physiologie humaine,* — Human physiology, byDr Elliotson.
(³) To the gentlemen who composed Dr Elliotson's late class of the practice
of medicine, in university college. — London, 1840,

» Mes recherches obtinrent en peu de temps un tel résultat
» qu'une multitude de médecins, de gentilshommes les plus
» distingués, des membres de la famille royale même, et du
» parlement, quelques uns des hommes les plus savans du
» pays, des professeurs de différens hôpitaux, se réunirent en
» foule pour rendre témoignage des faits produits par moi.

» Tout cela excita l'envie, et bientôt après une commotion :
» le dernier doyen m'engagea à me retirer : il m'y poussait
» quelle que fût la vérité ou la fausseté des faits, et l'avantage
» qui dût ou ne dût pas résulter du traitement des maladies
» par le magnétisme. Suivant lui, ce que nous devions prendre
» en considération, c'était l'intérêt de l'école et non celui de
» l'humanité ou de la science, remarquez bien ! ni de l'*hu-*
» *manité*, ni de la *science...*, mais *de l'école*! Si le public n'ad-
» mettait ni la vérité de la matière, ni ses avantages, comme
» réels, nous ne devions pas persévérer, au risque de faire
» perdre à l'école la faveur publique. Quant à moi, j'étais riche
» et je pouvais affronter la perte de mon état pour ce que je
» croyais être la vérité, mais les autres professeurs ne pou-
» vaient en faire autant ; en un mot son argument était : *Rem*
» *rem, et virtus post nummos.*

» Le trouble augmentait : mes démonstrations furent débat-
» tues dans des réunions de la faculté. Un professeur s'est
» vanté de n'avoir vu aucune de mes expériences, disant qu'il
» se considérerait comme déshonoré s'il y eût assisté ; que
» depuis quarante ans on n'avait cessé de *prouver* que le ma-
» gnétisme animal était une *jonglerie* et un *mensonge*, et que
» maintenant le public chrétien le méprisait autant que lors-
» qu'il avait été primitivement promulgué. Un autre s'est
» vanté *de n'avoir pas vu un seul des faits.* et, quoiqu'engagé,
» par l'élève de ma clinique, à les observer pendant ses visites
» à l'hôpital, sur ses propres malades, *il s'y est refusé.* Un
» professeur a déclaré qu'il ne trouvait plus un lit vacant, à
» cause du temps prolongé pendant lequel je retenais mes
» malades afin de les *mesmériser.* Un autre racontait que des
» malades ne voulaient entrer à l'hôpital qu'à la condition

» d'être mesmérisés, que d'autres malades le quittaient pour
» ne l'être pas...... »

M. Elliotson ne tint aucun compte de tous ces propos mal-
veillans ; il poursuivit ses démonstrations et ses expériences;
mais de même qu'en France, *le Conseil général des hospices* ne
voulut pas consentir à ce qu'il fût fait, dans des établissemens
confiés à sa surveillance, des expériences sur un traitement qui
donnait lieu depuis longtemps *à des débats entre les hommes les
plus instruits* (¹); le médecin anglais reçut du comité médical
de l'hôpital une déclaration portant, « que lui docteur Elliot-
» son était parfaitement libre d'employer le magnétisme animal
» comme agent curatif dans les salles de l'hôpital, quand il le
» croyait utile, mais *qu'il ne pouvait y continuer l'exercice de
» ses expériences sur cette matière* (¹)! »

Le docteur demande qu'un comité soit formé pour entendre
ses observations, et il indique ceux de ses confrères qu'il prend
pour juges : quelques uns acceptent, mais la peur du ridicule,
la crainte de nuire à leur fortune saisit les autres : l'un d'eux
écrit : « Qu'il a pris, pour deux motifs, la résolution de ne
» participer en rien à ces expériences, ni d'en rendre témoi-
» gnage : d'abord, *ce qu'il en a entendu dire* le dispose à penser
» qu'elles sont plutôt propres à favoriser l'amour du vulgaire
» pour le merveilleux, qu'à faire ressortir ce qu'elles auraient
» d'avantageux, en attestant la réalité des effets produits
» comme agens curatifs par l'efficacité du mesmérisme ; et, en
» second lieu, *sous le rapport de la situation de l'esprit public
» et de celui des médecins sur le magnétisme animal*, la fréquente
» répétition de ces expériences, en ce moment, ne lui paraît
» nullement judicieuse. »

Ainsi, voilà un professeur de physiologie qui refuse de venir
voir et d'attester des faits physiologiques, parce qu'il a *enten-
tendu dire* qu'ils tenaient du merveilleux. Bien plus, il avoue

(¹) Lettre du secrétaire du Conseil général des hospices au docteur Bourdois,
président de la première commission de l'Académie de médecine. — Foissac.
Rapports sur le magnétisme, p. 112.

à sa honte, qu'il a tort : « *Je suis loin de vous blâmer*, dit-il
» à son confrère, *d'être d'une autre opinion que moi*; mais comme
» je maintiens la mienne, malgré la fréquence des expériences,
» *je vous demande pardon* si je refuse votre invitation,
» tout honorable qu'elle puisse être, désirant éviter de me
» mêler, *même indirectement*, à des actes qui ne me semblent
» pas à l'abri de tout reproche. »

Pressé, de tous côtés, de montrer des effets magnétiques et
somnambuliques, le docteur ne pouvant plus opérer dans les
salles de l'hôpital par suite de la défense du comité, demanda
la permission de faire des démonstrations dans l'un des am-
phithéâtres *inoccupés* du collège : refus! L'un des membres du
conseil, homme éclairé, hasarde une observation favorable,
mais elle est inutile.

Ainsi, comme en France, comme la Faculté de Médecine en
1778, le comité médical anglais, bien que d'une complète ignorance sur la matière, refuse de l'étudier en quoi que ce soit et
n'en rend pas moins sur elle un jugement! « Elle comptait ce-
» pendant dans son sein, dit M. Elliotson, des législateurs, des
» avocats et un médecin! Et ce même conseil qui défend des
» expériences magnétiques permettait, avec raison du reste,
» l'*exhibition* d'un jeune homme d'une mémoire prodigieuse;
» et chacun en vendait les billets comme ceux d'un con-
» cert (1)!!! »

Non seulement le médecin magnétiseur redoute ses confrères, mais la presse anglaise le fait frémir :

« Dans un moment d'inspiration malheureuse, dit-il, je
» consentis à admettre, à mes expériences, l'éditeur du journal
» *la Lancette*..... Mais maintenant, je redoute ce qui va en ar-
» river : car cet éditeur annonce qu'il est harcelé de lettres sur

(1) Billet d'admission à l'exhibition de la puissance de calcul du jeune sici-
lien Mangiamele !— *Dans le collège de l'Université*, lundi 13 août 1838.
— Prix, 10 shellings.

« le magnétisme, et que sur vingt il en reçoit dix-neuf de
» défavorables. Naturellement, dix-neuf personnes achetant
» plus de *Lancette* qu'une seule, je dois m'attendre à voir
» l'éditeur renier l'évidence. »

Quoi qu'il en fût, M. Elliotson, à défaut d'expériences, traitait
ses malades, les uns par le magnétisme et la médecine, con-
jointement, et les autres par le magnétisme seul. Des guérisons
avaient lieu, elles étaient citées et célébrées ; c'en fut assez, le
docteur excita l'envie, et le comité chercha les occasions de le
décourager et d'empêcher les guérisons magnétiques.

Deux jeunes filles, les sœurs Okey, avaient été admises à
l'hôpital, comme épileptiques. Traitées par le magnétisme, après
qu'on avait épuisé toutes les ressources de la médecine, elles
étaient sorties parfaitement guéries. Mais deux mois plus tard
l'une d'elles, Elisabeth Okey, fut atteinte de douleurs dans les
reins et de fréquentes ischuries; elle rentra à l'hôpital où le
docteur Elliotson, sans essayer de la guérir par le magnétisme,
la mit souvent en sommeil magnétique, autant pour étudier
plus facilement les faits, que parce qu'en cet état les douleurs
étaient moins vives.

Tout-à-coup, et à son grand étonnement le docteur reçoit
une sommation de se rendre au comité de l'hôpital, parce
qu'un M. Cope, l'un des commis et membre du Comité, avait
signalé ce fait : qu'Élisabeth Okey, après avoir été 16 mois à
l'hôpital et en être sortie *en août*, y était rentrée *en octobre*.

Le docteur fit observer qu'à la même époque un malade du
docteur Thomson, qui était déjà resté *quatorze mois* à l'hôpital, y était rentré depuis *dix-sept mois* et que personne n'en
avait encore fait la remarque. « J'expliquai de plus au Comité,
» dit M. Elliotson, que la jeune fille avait été réadmise pour
« une affection nouvelle, et que je supposais qu'un malade,
» ayant une jambe cassée et reçu pour ce fait à l'hôpital pen-
» dant plusieurs mois, y serait admis de nouveau, si le jour
« même de la sortie il venait à se casser le bras. Le prési-
» dent du comité voulut bien en convenir. »

Battus sur ce point, les membres du comité anti-magnétique ne perdent pas courage, et imaginent un autre plan : plan *diabolique*, c'est le mot :

« Je fus interrogé, continue l'imperturbable docteur, sur le » pouvoir qu'avait Elisabeth Okey de *prédire la mort!*

» Vous le savez, dit-il à ses élèves, certaines personnes en » état d'idiosyncrasie sont affectées par des émanations qui » sont ordinairement sans effet sur toutes les autres.

» Or, Elisabeth Okey ressent une oppression, une faiblesse, » une douleur très vive, lorsqu'elle se trouve placée à quel- » que distance de personnes dont la vie va s'éteindre. Les » émanations, qui sortent sans cesse de chacun de nous tous, » sont tellement changées, je le suppose, par suite d'une dé- » bilité excessive, qu'une grande délicatesse de sens peut en » être incommodée. Toutes les fois que cette fille est ainsi af- » fectée avec une certaine intensité, je comprends que le ma- » lade, cause de son affection, doit mourir.

» Ce phénomène était connu de la surveillante de l'hôpital » et invariablement constaté par elle, bien longtemps avant » que je ne le connusse moi-même. Ce n'est que par hasard » qu'il m'a été communiqué, en novembre, par Elisabeth Okey » en état de délire.

» Quand elle n'a pas été mesmérisée, c'est-à-dire, lorsqu'elle » n'est ni en délire, ni en somnambulisme, elle ne ressent pas » cette idiosyncrasie ; à l'état de somnambule, elle ignore » même entièrement l'avoir éprouvée, les effets chez elle en » sont simples ; mais à celui de délire, l'illusion s'accroît et » elle pense voir une sorte de représentation de la mort, » drapée d'une robe blanche.

» Dans l'oppression la plus intense, produite par les éma- » nations, la figure parle ; donc, plus les émanations sont fortes, » plus le malade est près de sa fin ; ce qui s'accorde parfaite- » ment avec les phénomènes des rêves qui ne sont eux-mêmes » qu'une sorte de délire.......

» Ainsi, chez cette jeune fille, l'émanation, qui reflue vers elle » d'une personne dont la mort est imminente, lui fait imaginer,

» lorsqu'elle est en délire, la présence de cette figure; mais si,
» à l'état de somnambulisme où sa raison est plus saine, elle
» est proche d'une personne mourante, non seulement elle
» n'éprouve qu'une sensation ordinaire, elle ne voit point de
» figure, mais elle vous dit elle-même que cette idée de figure
» est une illusion, le produit de son délire. »

Le docteur donna ces explications au comité qui en parut
satisfait; et dès ce moment, il prit le parti de conduire cette
jeune fille dans une autre salle de l'hôpital. Là, elle ne connaissait aucunement l'état des malades, et elle leur était
elle-même inconnue.

En décembre, vers cinq heures du soir, quand l'absence du
jour ne lui permettait plus de voir les malades, M. Elliotson
fait demander la surveillante de garde, il enjoint à Elisabeth
de ne pas dire un seul mot, et il la conduit non pas dans la
ruelle des lits; mais en montant d'un côté de la salle, et en
redescendant de l'autre, sans s'arrêter, et sans que personne,
connût le but qu'il se proposait.
En passant au pied de deux lits, il la sentit frissonner, et
après qu'elle eut quitté la salle, elle lui dit avoir éprouvé sa
sensation, et avoir vu à deux lits la figure que dans son
délire, et dans son délire seulement, elle nomme *Jack*. La surveillante informa en effet le docteur, qu'en passant près d'un
lit, elle l'avait entendue murmurer en frissonnant : *Voilà Jack!*
ce que M. Elliotson n'avait pas entendu lui-même, quoiqu'il
tînt la jeune fille par la main.
Or, l'un des malades en question, déjà dans un état d'entière
insensibilité, mourut bientôt ; quant à l'autre, il vivait encore
au moment où parle le docteur, mais on s'attendait à le perdre.
Cette expérience terminée, le médecin anglais, n'y trouvant
rien de contraire aux vérités physiologiques et pathologiques,
s'empressa d'en rendre compte au comité, autant pour l'intérêt qu'il devait prendre à un fait aussi remarquable que pour

ne pas laisser une pauvre jeune fille sous le poids d'une accusation d'imposture. Mais le comité, au lieu de se livrer à un examen, fut interroger la surveillante de l'hôpital, *pour savoir si le docteur avait jamais entendu Elisabeth Okey prédire, dans les salles, la mort des malades!*

Bientôt la malignité se fit voir dans tout son jour : on répandit le bruit que M. Elliotson avait employé Elisabeth *à prophétiser.* Un étudiant, qui avait eu la faiblesse de se faire l'instrument des adversaires du magnétisme, déclara bassement, en public, qu'Elisabeth Okey avait été conduite par le docteur au lit des malades pour prédire leur mort, *puisque par le fait ils moururent!*

Les choses étaient en cet état, le comité avait paru parfaitement comprendre les explications de M. Elliotson, et ses justifications pour Elisabeth Okey comme pour lui-même ; ce dernier croyait même l'avoir amené à reconnaître la vérité, lorsque, sans lui rien dire et à son insu, le conseil prend la résolution la plus odieuse que l'on puisse imaginer :

Oubliant que tout hospice est une propriété publique, et que c'est avec les deniers fournis par des hommes généreux que les malades sont soignés et entretenus, le comité, sans consulter le médecin chargé de traiter la malade, rend l'arrêtésuivant :

« *Elisabeth Okey sortira* INCONTINENT *de l'hôpital!.....* »

Quelle a été, dans cette circonstance, la conduite du docteur et professeur anglais Elliotson ?

« Monsieur, écrivit-il au secrétaire du comité, je viens d'être
» informé que le conseil, sans aucun pourparler ni aucune
» communication avec moi, a ordonné que ma malade Elisa-
» beth Okey serait à l'instant mise dehors, et que je ne de-
» vrais plus traiter mes malades par le mesmérisme.
  » SEUL, je puis juger si mes malades doivent être renvoyés,
» et le traitement qu'exige leur position.

» Comme gentilhomme de premier rang, et, au même titre,
» comme médecin, je suis contraint de renoncer tout à la fois
» à mes fonctions de professeur des Principes et de la Pratique
» de la médecine, de la clinique du Collége, et de médecin de
» l'Hôpital.

» Je les résigne toutes, ici, pour ne jamais rentrer dans
» aucune corporation (¹). »

Ainsi, en Angleterre comme en France, la conduite des
savans et des médecins est la même : ils proscrivent fanati-
quement le magnétisme, sans le connaître, sans vouloir l'apprécier ; et s'il y a, en faveur de l'administration des hospices français, cette différence qu'elle s'est bornée à défendre
les expériences dans son intérieur, tandis que l'administration
anglaise fait jeter, à la porte, les malades que l'on magnétise, il y a aussi cette autre différence entre les professeurs
des deux pays, que ceux d'Angleterre viennent de donner, en
la personne du docteur Elliotson, l'exemple du mépris de leurs
intérêts mis en balance avec la vérité, tandis que les professeurs
français tremblent, pour leurs traitemens, au seul nom de
magnétisme.

(¹) Lettre citée.

CHAPITRE X.

**De la nomination, par l'Académie de médecine de Paris, d'une troi-
sième commission pour juger de la vision à travers un corps opaque,
et des expériences qui l'ont précédée et suivie.**

§ Ier. — Des expériences du docteur Pigeaire sur sa propre fille âgée de dix ans.

Les expériences de M. Dupotet à Montpellier, le procès
qu'on lui avait intenté, son honorable acquittement, les appro-
bations qu'il avait reçues de plusieurs médecins distingués de
la faculté, avaient déterminé d'autres médecins plus ou moins
incrédules à se rendre à ses traitemens.

Le docteur Pigeaire, ayant entendu parler du magnétisme
comme d'une jonglerie, et de M. Dupotet comme d'un charlatan, voulut s'assurer du fait. Son étonnement fut extrême,
de trouver beaucoup plus de malades que de curieux, et il
put, dès lors, observer des faits curatifs qui lui parurent surprenans. Bientôt Mme Pigeaire demanda à voir un somnambule, et elle fut tout aussi surprise que son mari.

Un soir, soit instinct, soit pure curiosité, Mme Pigeaire
imagina d'imiter M. Dupotet et de faire des passes sur la plus
jeune de ses filles, Léonide, âgée de dix ans; en moins de dix
minutes cette enfant ferme les yeux, sa tête s'incline, elle ne
fait plus de mouvemens. Interrogée, elle répond sans s'éveiller,
et au réveil, elle ne se souvient de rien.

Le lendemain, nouvelle expérience, dans laquelle les phénomènes de l'attraction se produisent sous un caractère particulier. Le corps de l'enfant suit tous les mouvemens que
fait *la main* maternelle; si elle se dirige en avant et en bas,
la tête et le buste sont entraînés dans ces directions; le mouvement est-il dirigé sur les côtés, l'enfant s'incline à droite ou

à gauche, et elle serait tombée sur le parquet, si la main, descendant trop bas, lui eût fait perdre l'équilibre. Mme Pigeaire imagine de marcher à reculons et la jeune fille marche de même, en suivant tous les mouvemens de sa mère.

Un jour, étant en somnambulisme, on ouvre la porte d'entrée de l'appartement, et sans voir la personne qui est sur le seuil de la pièce d'entrée, Léonide dit : *c'est madame Vitou !*

C'était, en effet, cette dame qui, à son entrée dans le salon, ne comprend pas l'étonnement des assistans ; ce qui lui est rapporté lui parait impossible ; et quant à elle, elle assure qu'on ne l'endormirait pas. On essaie, et en moins d'un quart-d'heure, la dame Vitou est si bien endormie que tous les spectateurs se font un jeu de crier à ses oreilles, sans pouvoir se faire entendre. On la laisse dormir jusqu'à la nuit close pour qu'elle ne puisse pas renier son état ; à cinq heures un quart (en hiver), on lui demande si elle veut être réveillée et elle répond, en français, au lieu de son patois ordinaire : « oui, » madame. » A son réveil, elle s'écrie : Dieu! il est nuit et j'étais attendue à cinq heures !... Puis elle se sauve, en traitant Mme Pigeaire de sorcière [1].

Aussitôt, le bruit de ces expériences se répand dans Montpellier, et les phénomènes se multiplient chez M. Pigeaire : une personne remet sa tabatière à Mme Pigeaire, qui demande à sa jeune somnambule ce qu'elle contient ; celle-ci ne fait que toucher la boite, cherche un instant et répond : *il y a dans cette boite une bague et du tabac* [1].

D'autres expériences se succèdent et présentent les caractères que l'on voit habituellement dans les somnambules ; mais la jeune fille lit, avec une facilité extraordinaire, tout ce qu'on lui présente ; puis, quelquefois, aussi, elle a des caprices enfantins qui ajoutent à l'intérêt. Ainsi M. Delmas, agrégé

[1] Puissance de l'électricité animale ou du magnétisme vital et de ses rapports avec la physique, la physiologie et la médecine, par J. Pigeaire, D. M. de la Faculté de Montpellier, 1839. Dentu et Germer-Baillière, p. 24.

[2] Ouvrage cité, p. 27 à 29.

de la faculté, présente un écrit, mais il fait observer que la clarté du feu peut donner quelque facilité à la jeune somnambule; alors, celle-ci froisse le papier avec dépit, et refuse; mais à peine le docteur est-il parti, qu'elle s'écrie. Je veux lire à présent; et, en effet, elle lit: *Mademoiselle Léonide est une bonne somnambule* ([1]).

La dame Bonnard, de Montpellier, malade depuis quelque temps, pria Mme Pigeaire de permettre qu'elle consultât sa fille sur sa santé. Malgré que ces sortes de consultations, vis-à-vis d'un enfant, parussent fort insolites à M. Pigeaire, il voulut bien y consentir :

« Madame, dit le docteur de dix ans, à la dame Bonnard » qui lui était inconnue, vous êtes nourrice, et le nourrir vous » fait mal; vous souffrez de l'estomac, vous vomissez de temps » en temps, et *votre petite* (dont la somnambule ignore l'exis- » tence dans l'état ordinaire et qu'elle désigne cependant par » son sexe), votre petite est chétive et débile parce que votre » lait n'est pas bon; vous souffrez et vous n'avez pas d'appétit.

» Décidément, ajoute-t-elle, je vous conseille de ne plus » nourrir votre enfant. »

On laisse à penser quel fut l'étonnement de la consultante; il était si grand, qu'oubliant elle-même qu'elle parlait à une petite fille, elle lui fit observer *que son accoucheur était porté à croire qu'elle était enceinte*; et à cette singulière confession faite à une enfant de dix ans, celle-ci répond très-vivement et comme quelqu'un qui s'y connait : « Eh bien ! madame, votre accoucheur se trompe, et je vous assure, positivement, que vous n'êtes pas enceinte; *je le sais bien, moi!* et je vous dis de ne pas nourrir ([2]). »

([1]) Id., p. 29. — ([2]) Id., p. 35.

§ II. — De la nomination d'une commission pour juger de la réalité de la vision à travers un corps opaque, et du succès des expériences *préparatoires*.

Sur ces entrefaites, et même, quelque temps après les expériences de M. Berna, le docteur Burdin avait proposé un prix de trois mille francs pour la personne qui pourrait lire sans le secours des yeux, du toucher et de la lumière.

L'Académie de Médecine, dans sa séance du 12 septembre 1837, décida qu'elle acceptait le dépôt fait par M. Burdin, chez un notaire, de la somme de trois mille francs ; et qu'une commission de sept membres, pris uniquement dans son sein, surveillerait les épreuves.

Bien avant que M. Burdin proposât son prix, M. Pigeaire avait adressé un mémoire à l'Académie pour lui demander la nomination d'une commission à laquelle il soumettrait sa jeune fille ; et lorsque le prix Burdin fut proposé, il renouvela sa demande en refusant, du reste, la condition émise *de ne pas laisser toucher* l'objet à lire, puisque sa fille ne lisait *qu'en touchant* du bout des doigts et au travers d'une lame de verre.

Comme il était évident que M. Pigeaire ne pensait qu'au fait lui-même et non aux 3,000 fr., M. Burdin modifia en sa faveur le programme arrêté, et il accorda : que les objets seraient éclairés, mais que les yeux seraient mis dans une condition telle qu'ils ne pourraient voir la lumière, et enfin, il permit que Mlle. Pigeaire promenât ses doigts sur des surfaces planes et lisses qui recouvriraient les caractères à lire. On était alors au mois de mars 1838, et M. Pigeaire se rendit à Paris.

Avant de présenter sa jeune fille à l'Académie le docteur fit chez lui quelques expériences *préparatoires* ; il en prévint le docteur Bousquet, et, quelques jours après, ce médecin et les docteurs Adelon, Cornac et Guéneau de Mussy, tous quatre membres de l'Académie, se réunirent chez M. Pigeaire. On examina le bandeau qui devait couvrir les yeux de l'enfant ; on en constata l'opacité ; puis on le colla sur le visage de la somnambule, avec du taffetas d'Angleterre ; chacun ensuite examine et s'assure de sa parfaite application et l'expérience commence.

M. Cornac avait apporté un livre imprimé en *très petits* caractères, c'était le premier volume des œuvres de Malherbe. On l'ouvre à la page 110, il est posé sur une table et recouvert d'un verre transparent. La somnambule gratte le verre et lit quelques mots très péniblement ; puis elle dit qu'elle est fatiguée ; on veut lui retirer le livre, mais elle le retient, et ne s'en sépare *qu'après avoir lu les deux dernières strophes de l'ode intitulée* : AVANT.

Priée d'indiquer, si elle le peut, la ponctuation, elle continue sa lecture sans répondre, et dit ; *point et virgule* , ce qui était exact.

« Ceci, dit alors le docteur Adelon, *renverse les idées reçues.* »
« *Je n'ai rien vu de semblable chez M. Berna* , » dit M. Cornac.

Après l'expérience , ces messieurs s'appliquent le bandeau , se contractent la figure dans tous les sens pour essayer de le déranger et avouent qu'ils ne voient rien.

Huit jours après, deuxième expérience *préparatoire* , à laquelle assistent MM. Bousquet, Cornac, Delens, Sernin, de Narbonne, Dupré et Miquel, tous médecins. Mêmes résultats, la jeune personne lit à plusieurs reprises et joue à l'écarté.

A la troisième expérience se trouvent réunis MM. Arago, Bousquet, Gerdy, Mialle , Orfila, Réveillé-Parise et Ribes. MM. Arago et Orfila examinent l'appareil, l'essaient, se l'appliquent et déclarent que ce corps est tout-à-fait opaque. On procède à l'expérience ; mais Léonide a l'air inquiet ; elle dit qu'elle a mal à la tête, elle demande qu'on la laisse tranquille. Alors, tous les assistans, pleins de politesse, prient madame Pigeaire de remettre la séance ; mais la somnambule dit qu'elle veut lire et qu'elle lira.

Madame Pigeaire craignait avec raison que l'appareil, ainsi manipulé par tant de personnes, ne contînt des émanations contraires à l'expérience; l'assemblée elle-même n'y comptait plus, lorsqu'après une heure d'attente la somnambule lit, *couramment*, une douzaine de lignes en indiquant, *très exactement*, la ponctuation et ne s'arrêtant que sur les mots difficiles comme *chirurgie, Dupuytren*. On tourne quelques feuilles, et elle lit encore.

M. Orfila fait avec elle une partie d'écarté, elle désigne et reconnaît toutes les cartes et ne se trompe pas une fois.

Quand M. Arago vit que l'enfant lisait, il resta interdit; ses yeux, fixés sur la somnambule, avaient quelque chose de particulier qui frappa tous les assistans.

Après la séance, M. Orfila dit à ses collègues « qu'il fallait » proclamer ce phénomène sur les toits, et dresser un procès- » verbal de cette expérience, afin de constater un fait qui pou- » vait être d'une conséquence immense pour l'étude de la » physiologie (¹). »

A plusieurs autres séances assistent encore MM. Bousquet, Esquirol, Gerdy, Jules Cloquet, Velpeau, Lesseps, Donné; ce dernier raconte, à ceux qui doutent encore, que M. Arago lui a fait le détail de l'expérience précédente, et qu'il cherche (M. Arago) une théorie pour expliquer le phénomène dont il a été témoin. « Mais, dit M. Cloquet, puisque M. Arago cher- » che une théorie, il est donc bien convaincu du fait lui- » même? — Sans doute qu'il en est convaincu, » répond M. Donné.

On essaie l'appareil : M. Gerdy croit qu'il aperçoit de la lumière, mais il ne distingue rien. M. Donné ne distinguerait pas un homme d'un chapeau; M. Velpeau prend le bandeau et se l'applique, comme on pose un masque sur sa figure, ou comme un colin maillard qui veut tricher; il se tourne, se re-

(¹) Pages 96 et 97.

tourne, lève la tête et aperçoit enfin un as de carreau *qu'il avait à la main;* mais on lui met le bandeau, on l'applique de la même manière que pour la somnambule, et il ne voit plus rien.

Enfin un grand nombre d'autres personnes assistent successivement à la répétition des mêmes phénomènes. Je citerai ici les personnes présentes :

PREMIÈRE EXPÉRIENCE. — MM. Bousquet, Guéneau de Mussy, Cornac et Adelon, académiciens.

DEUXIÈME EXPÉRIENCE. — MM. Delens, Cornac, Bousquet, Sernin, médecin à Narbonne, Miquel et Dupré.

TROISIÈME EXPÉRIENCE.—MM. Arago, Orfila, Ribes, Gerdy, Reveillé-Parise, Bousquet et Mialle.

QUATRIÈME EXPÉRIENCE.— George Sand, madame Charlotte Marliani, née de Folleville; Alberic Second, rédacteur du *Charivari*; Léon Faucher, rédacteur du *Courrier Français*; Charles Lesseps, rédacteur en chef du *Journal du Commerce*; Baldou, Berna, Frapart, docteurs en médecine.

CINQUIÈME EXPÉRIENCE. — MM. Justin Maurice, rédacteur du *Nouvelliste*; Grimaldi, littérateur; Ed. Carrière, docteur en médecine; lord Cuningham; Berna, Frapart, H. Brochin, docteurs en médecine; Delrieu, littérateur.

SIXIÈME EXPÉRIENCE. — Esther Caton; d'Althon Shée, pair de France; J. Jacotot père; Pariset, secrétaire perpétuel de l'Académie de médecine; H. de Montègre, Frapart, Jacotot fils, Kuhnholtz de Montpellier, docteurs en médecine.

SEPTIÈME EXPÉRIENCE. — C. de Beauregard; Charlotte Marliani, née de Folleville; Ch. Maurice, littérateur; Hippolyte Dugied, collaborateur de la *Revue du Grand Monde*; R. Saura, étudiant en médecine; Vincent, Frapart, docteurs en médecine; Parisot; Ch. Lesseps; le vicomte d'Ysam Freissinet [1].

Toutes ces personnes ont signé les procès-verbaux constatant les expériences, sauf les exceptions dont je vais parler.

[1] Id., p. 126 à 137.

§ III. — Du refus honteux de plusieurs médecins et savans d'apposer leurs signatures sur les procès-verbaux qui constataient le succès des expériences préparatoires.

Comme on vient de le voir, toutes les expériences ayant réussi, la somnambule ayant lu dans plusieurs livres et joué aux cartes, on demanda les signatures des personnes présentes; beaucoup la donnèrent, mais des savans et des médecins s'obstinèrent à la refuser. L'un dit : « *Je conviens que le procès-verbal est exact, mais je ne veux pas le signer !* » Un autre hésite, à cause de sa position vis-à-vis de l'Académie de médecine : mais, sur l'observation qui lui est faite qu'il ne signera que ce dont il a été témoin, le docteur s'exécute plus positivement qu'on ne lui avait demandé, car il ajoute à son nom : « *Je signe ce que j'ai vu.* » Un troisième, savant très distingué, qui s'était retiré avant les autres, est prié de donner sa signature ; le docteur Frapart lui écrit à cet effet, il ne répond pas ; on lui récrit, il ne répond pas davantage, il a peur, et, de guerre lasse, on le tient pour convaincu, mais n'osant pas le dire [1].

Cependant, ceux qui n'ont pas vu, ni voulu voir les expériences, trouvent commode de les nier, et un savant professeur se trouve du nombre. On lui fait alors toutes les avances pour lui proposer de voir, quand et autant de fois qu'il lui conviendra : on lui propose de confectionner *lui-même* le bandeau, de l'appliquer *lui-même*, de *fournir* le livre, de l'*ouvrir*, de le placer où il voudra, de constater l'état du bandeau pendant tout le temps de l'expérience, et enfin de l'ôter, et vérifier après. Mais le professeur qui avait dit d'abord, comme les hommes dont parlait Pascal, il y a près de 200 ans : « *Si je*

[1] Lettres sur le magnétisme et le somnambulisme à l'occasion de mademoiselle Pigeaire, par le docteur Frapart. 1839. — Dentu, Baillière et Bourgeois Maze.

» *voyais un miracle , je me convertirais,* » (¹) finit par écrire à
M. Frapart : « *Je verrais cela que je ne le croirais pas* (²). »

§ IV. Des prétendues expériences de la Commission.

L'Académie de médecine fut , comme on le pense bien,
dans un grand étonnement, lorsque plusieurs de ses membres lui rendirent compte des expériences *préparatoires*;
c'était certainement bien le cas, pour les plus incrédules,
de venir se convaincre ; l'occasion était belle. Mais la commission, adoptant un autre plan, se préparait à agir *régulièrement*, et à passer outre à des expériences *définitives* qu'elle
surveillerait, alors, en commission *constituée*; ce qui devait
sans doute, suivant elle, empêcher les phénomènes somnambuliques qui avaient osé se montrer dans les séances préparatoires; et le 7 juillet 1838, elle se décida à donner audience
au médecin magnétiseur.

« Le premier objet qui frappa ma vue en entrant dans la
» salle où les membres de la commission étaient réunis , dit
» M. Pigeaire, fut une espèce de casque ou de masque, en
» forme de bassin à barbe dont le grand bord arrondi était
» relevé perpendiculairement sur le front. Ce masque était en
» satin *noir*.

» Les salutations faites, M. le président me renouvela que
» la commission *avait résolu* d'employer son appareil pour
» l'expérience que je voulais lui démontrer.

» Je vous ai fait connaître, lui dis-je, les raisons qui s'oppo-
» sent à ce que j'accepte votre masque, *fût-il transparent*, il
» ne pourrait me servir.

» Je suis venu pour vous démontrer un fait; après l'avoir
» vu, vous aurez à décider s'il remplit ou ne remplit pas les
» conditions de votre programme.

(¹) Pensées de Pascal, p. 50, édit. de 1675.
(²) Lettres sur le magnétisme déjà citées, p. 74.

» — N'accepteriez-vous pas, dit-on à M. Pigeaire, deux tu-
» bes pour être appliqués sur les yeux de la somnambule? ou
» bien, voulez-vous que l'un de nous applique ses doigts sur
» les paupières de l'enfant?

» — Une somnambule n'est pas un instrument de physique;
» on ne la manie pas facilement, selon nos volontés et nos ca-
» prices. J'ai vu une somnambule être saisie d'une attaque de
» nerfs très violente, par l'effet de manœuvres auxquelles elle
» n'était pas habituée.

» Dans mon expérience, il est facile de se convaincre que
» les yeux de la somnambule sont hermétiquement bouchés ;
» la position fléchie de la tête de l'enfant et celle du livre s'op-
» posent en outre à ce qu'aucun rayon de lumière puisse pé-
» nétrer sous le bandeau. Ce qui a été très manifeste pendant
» la lecture et surtout dans la partie aux cartes , celles de
» l'adversaire étant jetées sur la table, du côté opposé à la
» somnambule et dans une direction perpendiculaire à ses
» yeux.

» — Jouer aux cartes n'est pas lire!

» — Sans doute; mais on ne peut reconnaître une carte par
» les moyens ordinaires de la vision, si les organes sont re-
» couverts d'un appareil qui intercepte toute lumière. D'ail-
» leurs, les assistans sont là pour s'assurer si le moindre dé-
» collement s'opère dans le bandeau.

» — Mais il peut se faire que par certains mouvemens des
» muscles de la face, la somnambule opère momentanément
» le décollement, et que, par d'autres mouvemens, ces mêmes
» muscles collent de nouveau le bandeau à la figure.

» — Il n'y a pas de réponse à faire à de pareils argumens.
» Vous devriez dire aussi que lorsque la somnambule a dési-
» gné certains objets placés dans une tabatière, elle a enlevé
» et replacé le couvercle de la boîte sans qu'on se soit aperçu
» de son adresse. »

Certes, les raisonnemens de M. Pigeaire étaient fort justes,
et si la commission n'avait pas été déterminée, à l'avance, à
user de tous les moyens possibles pour empêcher le succès

de l'expérience, elle se fût conduite tout autrement, même en refusant de se servir du masque présenté par le docteur Pigeaire. Elle pouvait très bien appuyer sur cette observation : qu'elle persistait à croire que le jeu des muscles de la face suffisait pour décoller le bandeau et donner passage à la lumière, sans imposer au docteur de Montpellier le masque qu'il lui *avait plu de faire faire.*

Lorsque M. Pigeaire a écrit à l'Académie pour lui proposer son expérience, il lui a dit que sa jeune fille lisait à travers un corps opaque. Une commission a été nommée ; que devait-elle faire ? Constater : 1° si le corps occlusif était *véritablement opaque* ; 2° si, nonobstant, la vision aurait lieu.

Au lieu de cela, et quand les conventions sont ainsi établies, que fait la commission ? Il lui prend fantaisie de faire usage d'un masque de sa façon. Ceci n'est plus dans les conventions, et il n'y a rien d'extraordinaire à ce que la somnambule ne puisse se servir de ce nouvel appareil.

Parce qu'un homme porte lunettes, ce n'est pas une raison pour qu'il lise avec toutes les lunettes ; il y a des verres qui servent la vue, il y en a aussi qui l'interceptent. Tel ôtera ses lunettes pour lire, tandis que tel autre les mettra. Il y a des lunettes qui rapprochent et d'autres qui éloignent.

En sommeil magnétique, il y a des sujets qui lisent dans les cœurs les pensées les plus secrètes et qui ne pourraient pas déchiffrer une seule ligne dans un livre. Il y en a qui lisent une lettre pliée en quatre dans une poche, sans la toucher, sans en approcher ; d'autres, au contraire, ont besoin d'un contact quelconque. De même, le masque habituel de Mlle Pigeaire, et tous les masques possibles *collés* sur sa figure, elle aurait parfaitement lu, tandis qu'un masque placé *à distance* mettait, comme un mur, entr'elle et le livre.

Bref, M. Pigeaire proposant toujours son masque, sur lequel la commission ne daignait pas même jeter les yeux, le président lui dit :

« Enfin, Monsieur, la commission ayant à décerner un prix,
» doit prendre toutes les précautions pour ne pas être trom-
» pée ; car M. Comte, le prestidigitateur, fait des tours vrai-
» semblables, mais non véritables, que je pourrais peut-être
» imiter sans me donner trop de peine. »

« Monsieur, répond vivement le docteur de Montpellier, je
» vous remercie de la comparaison, mais je n'ai pas autant de
» talent que M. Comte et vous ; j'ai l'honneur de vous sa-
» luer (¹). »

La commission restée seule, avec son masque, n'avait donc,
aucun rapport à faire. Mais s'il en eût été ainsi, la question
de vue à travers les corps opaques restait indécise, et M. Pigeaire pouvait se prévaloir des expériences *préparatoires* qui
avaient eu lieu ; c'est ce qu'il fallait empêcher.

Pour y parvenir, les commissaires ont employé un moyen
odieux ; ils ont manqué au respect qu'ils se devaient à eux-
mêmes, tenu une conduite indigne du corps savant dont ils
font partie, et trompé l'opinion publique.

Comme je n'avance rien sans preuve, je n'ai à solliciter, ici,
que l'attention de mes lecteurs.

§ V. — Du rapport mensonger des commissaires et de leur conduite devant
l'Académie.

Avant d'entrer en matière, j'ai à faire une observation extrêmement importante, puisque le fait que je vais signaler em-
portera la condamnation des commissaires devant l'opinion
publique.

Je veux dire que M. Pigeaire s'est présenté SEUL, et UNE
SEULE FOIS, devant la commission, le 7 juillet 1838, et que
mademoiselle Pigeaire n'a JAMAIS paru devant elle. Le lecteur

(¹) Pigeaire. — Ouvrage cité, pag. 152 à 154.

va apprécier les conséquences rigoureuses de ce point de départ.

Lorsque le président de la commission reconduisit M. Pigeaire jusqu'à la porte de la salle des séances, il lui dit : « *que* » *la commission allait délibérer et qu'on lui ferait connaître la* » *décision qui serait prise.* »

Depuis ce moment, M. Pigeaire n'a pas eu occasion de revoir la commission, et n'en a rien sollicité.

Qu'est-il arrivé cependant? c'est que la commission, qui n'avait pas même pu essayer l'effet de son masque sur la somnambule, n'en a pas moins prétendu avoir fait les expériences pour lesquelles elle avait été envoyée !

N'ayant rien vu de ses propres yeux, mais quelques membres *non commissionnés* ayant assisté à des expériences *préparatoires,* elle a recueilli, de ceux d'entr'eux qui étaient le plus opposés au magnétisme des explications sur ce qui s'était passé devant eux; et (le croirait-on) c'est sur *ces renseignemens, qui lui étaient absolument étrangers, qu'elle a créé des expériences qui n'ont jamais existé pour elle* ; d'où il résulte, que du commencement à la fin, le rapport que cette commission a fait à l'Académie est une déception continuelle.

Sans doute, ce que je dis là est étrange et inattendu; mais j'espère que mes lecteurs, arrivés à la fin de cette histoire, ne me soupçonneront pas de vouloir leur en imposer; de même qu'ils doivent encore penser que je n'irai pas compromettre la cause du magnétisme en avançant légèrement un fait aussi grave. Je les engage à ouvrir, avec moi, l'ouvrage de M. Pigeaire, et à bien observer le contraste que le médecin de Montpellier établit entre les faits *réels* et ceux *inventés* par la commission.

Ici, je vais laisser parler M. Pigeaire, dont les assertions n'ont pas été réfutées et ne sauraient l'être :

Dix-huit jours se passèrent, dit le docteur, sans que j'eusse connu le résultat de la délibération de MM. les commissaires.

Le 24 juillet, jour d'une séance à l'Académie, j'appris, par un de ses membres, que sa commission devait faire un rapport sur mes expériences; il m'instruisit de la teneur de ce rapport. « Vous devez vous tromper, lui dis-je, aucun des commissaires n'a assisté à nos séances. — Cela est, cependant, me répondit-il, » et, en effet, cela était. — Les commissaires avaient dressé un rapport sur l'entretien de *dix minutes* que j'avais eu avec eux. Notre entretien fut transformé par ce rapport *en séances magnétiques auxquelles la commission aurait assisté.*

« Dans une première entrevue, dit le rapporteur, la com-
» mission s'est occupée des conditions du bandeau. »
— Je n'ai eu qu'une seule entrevue de dix minutes avec MM. les commissaires. A quel dessein a-t-on dit: dans une *première* entrevue ?

« M. Pigeaire n'a accepté aucune des conditions que nous
» lui avons proposées.
— Je venais vous rendre témoins d'un fait et non faire votre expérience; c'était à vous, messieurs les commissaires, à décider, après l'avoir vu, s'il remplissait ou non les conditions de votre programme.

« Si je sors des conditions que je viens de vous faire con-
» naître, a dit M. Pigeaire, ma fille tombe dans des convul-
» sions graves et la clairvoyance pourrait ne pas avoir lieu. »
— Ce n'est pas de sa fille dont il vous a parlé, quand il vous a dit avoir été témoin qu'une somnambule avait éprouvé une violente attaque de nerfs parce qu'on l'avait contrariée. Si j'avais fait la triste expérience de cet accident sur ma fille, je serais plus qu'absurde, je serais barbare de renouveler une expérience quelconque.

« La commission *a fait observer* à M. Pigeaire que le livre
» étant *sur les genoux* de la somnambule, n'offrait pas une
» condition rassurante; *elle a exigé*, par conséquent, que le
» livre fût placé dans une direction horizontale. »

—Plus de soixante personnes ont été témoins que dans toutes les expériences , le livre a été placé *sur une table* devant laquelle l'enfant est assise, et même, je le répète, sur un pupître posé sur cette table. Cette position éleva donc le livre au moins *à la hauteur de la tête de la somnambule.*

« Par suite de ses refus, M. Pigeaire s'est trouvé en dehors
» des conditions du programme de M. Burdin. La commission
» avait, en effet, pour mission de constater la réalité du phé-
» nomène magnétique avec les précautions propres à rassurer
» *contre toute espèce de supercherie*; ce sont justement ces pré-
» cautions que M. Pigeaire n'a pas cru devoir accepter ; en
» conséquence, M. Pigeaire s'est borné *à faire* FONCTIONNER *sa*
» *somnambule* à sa manière. »

—Peut-on ne pas croire, en lisant cette phrase, que MM. les commissaires ont vu FONCTIONNER cette machine vivante ?

« La somnambule a lu en effet; mais, *à ce que l'on présume,*
» à l'aide des faibles rayons qui pénétraient par le bord infé-
» rieur du bandeau et après une heure et demie de contor-
» sions capables de déplacer plus ou moins le bandeau. »

—Les honorables et nombreuses signatures qui sont appo-sées sur les procès-verbaux donnent un démenti formel à l'allégation de MM. les commissaires. Si l'un d'eux *avait assisté à une seule de mes expériences*, il n'y aurait pas eu présomption, mais certitude de ce qui s'y est passé.

« La commission a dû se mettre en garde contre *la super-*
» *cherie* et prendre les précautions qu'elle a jugées conve-
» nables. M. Pigeaire ayant rejeté ces précautions, la commis-
» sion A ASSISTÉ A UNE SÉANCE qu'il a donnée A SA MANIÈRE.
» La commission n'a pas acquis, DANS CET EXAMEN, la con-
» viction de la clairvoyance magnétique ; elle a dû par con-
» séquent conclure *qu'il n'y avait pas lieu à accorder le prix*
» *Burdin.* »

Mais la commission, reprend M. Pigeaire, n'a ASSISTÉ A AU-CUNE SÉANCE, n'a FAIT AUCUN EXAMEN ; elle n'a pu acquérir la conviction de la clairvoyance magnétique d'une somnambule

QU'AUCUN DE SES MEMBRES N'A VUE NI EN SOMNAMBULISME, NI MÊME DANS SON ÉTAT ORDINAIRE.

AUCUN D'EUX N'A MIS LES PIEDS CHEZ MOI, N'A JAMAIS VU MON ENFANT, n'a par conséquent été témoin d'aucune expérience, ni comme médecin, ni comme simple individu, ni comme membre de l'Académie royale de médecine, ni comme faisant partie de la commission du magnétisme (¹). . . . .

§ VI. — Des résultats du rapport des commissaires.

Après ce que je viens de rapporter, je demanderai, à mes lecteurs, quelle opinion ils ont conçue de médecins qui remplissent ainsi une mission qui leur est confiée par un des corps les plus illustres du monde.

Ils doivent leur paraître déjà bien coupables; cependant ils ont fait encore plus : il ne leur a pas suffi de tromper la confiance de l'Académie, ils ont mis tous leurs soins à égarer l'opinion publique :

Dès le lendemain des débats au sein de l'Académie, il parut, dans deux feuilles publiques, un article dont le titre, en gros caractères, portait ces mots : MADEMOISELLE PIGEAIRE A L'ACADÉMIE DE MÉDECINE; voulant ainsi faire croire que cette enfant avait été *présentée* à ce corps savant, *soumise* à des expériences, et *la supercherie* de son père entièrement dévoilée.

En effet, toute la France fut bientôt imbue, de cette fausse idée, que la jeune somnambule avait trouvé le moyen de tromper son père et les assistans, ou bien que son père trompait lui-même. Quelques personnes trouvèrent singulier que M. Pigeaire refusât de se servir du bandeau proposé par la commission, et, de ce doute, elles arrivaient à des suppositions fâcheuses pour la vérité des phénomènes somnambuliques et l'honneur du médecin de Montpellier.

(¹) Pigeaire. — Ouvrage cité, pag. 158 à 165.

Le docteur Berna, réuni à quelques-uns des partisans du magnétisme, résolut de prouver, à toute la France, la franchise de M. Pigeaire et la déloyauté de ses adversaires, en employant, pour faire connaître toute la vérité, le moyen dont ils s'étaient eux-mêmes servis. A cet effet il écrivit à M. le Président de l'Académie la lettre suivante :

« MONSIEUR LE PRÉSIDENT,

» Les personnes qui s'intéressent à la cause du magnétisme espéraient que l'arrivée de M. Pigeaire, à Paris, mettrait enfin un terme aux discussions qui ont lieu au sujet des phénomènes du somnambulisme. Grâce aux dispositions peu bienveillantes de la commission, la question a été déplacée ; elle n'a voulu assister à aucune expérience, et il a suffi de l'inspection *momentanée* du bandeau de M. Pigeaire, pour autoriser les suppositions les plus offensantes, et faire rompre toute relation avec ce médecin.

» Il est cependant notoire que plusieurs séances particulières ont eu lieu chez M. Pigeaire, en présence de MM. Adelon, Arago, Bousquet, Cloquet (Jules), Cornac, Delens, Dupré, Esquirol, Gerdy, Guéneau de Mussy, Mialle, Orfila, Pelletier, Réveillé-Parise, Ribes, Roche, Velpeau, Villeneuve, etc., etc., et que les cinq sixièmes d'entr'eux, après avoir tout examiné avec l'attention la plus scrupuleuse, ont été convaincus de la loyauté de M. Pigeaire et de la réalité de la vision somnambulique. Si donc la commission avait commencé par constater le fait au lieu de vouloir changer les conditions dans lesquelles il se produit, il est permis de croire que les doutes seraient levés ; car de quoi s'agit-il ? de voir si l'appareil est opaque, s'il est bien appliqué, et si mademoiselle Pigeaire lit et joue aux cartes.

» Jusqu'à présent, le public n'a d'autres garanties de l'insuffisance du bandeau, que les assertions *purement gratuites* de MM. les commissaires, appuyés de MM. Cornac, Gerdy et Velpeau.

» Les partisans du magnétisme, confians dans le témoignage
» des savans cités plus haut, pensent qu'il faut autre chose
» pour infirmer un fait tant de fois reproduit depuis deux ans.
» En conséquence, je viens, en leur nom et au mien, faire à
» MM. les commissaires la proposition suivante, corollaire
» tout naturel de celle de M. Burdin.

» *Cinquante mille francs* sont offerts à celui d'entr'eux, y
» compris MM. Bouillaud, Cornac, Gerdy et Velpeau, qui lira
» et jouera aux cartes avec l'appareil de mademoiselle Pi-
» geaire.

» Dans le cas où M. Dubois (d'Amiens), et son honorable col-
» lègue M. Bouillaud, donneraient la preuve qu'on voit à *mer-
» veille* avec cet appareil, il sera ajouté *vingt mille francs* de
» plus à la somme proposée, en récompense de leur savoir-
» faire (*soixante-dix mille francs*).

» Si MM. les académiciens dédaignent cette modeste of-
» frande, ils peuvent la verser dans la caisse des pauvres. »

» J'ai l'honneur.... »

P. S. — Je déposerai, au commencement de la séance d'é-
preuve, la liste et les engagemens des souscripteurs (¹).

A la lecture de la lettre de M. Berna, les membres de la
commission éprouvèrent un violent dépit qu'ils cherchèrent à
cacher sous un sourire dédaigneux.

« Mais, Messieurs, leur dit un académicien, il ne s'agit pas
» seulement de vous; il y a une forte somme pour les pauvres,
» si vous démontrez les assertions de votre rapport. Au nom
» de la vérité, au nom de l'humanité, vous ne pouvez vous re-
» fuser à cette démonstration (²). »

Qu'ont répondu les membres de la commission? RIEN!

(¹) Pigeaire, ouvrage cité pag. 174. — (²) Id. pag. 176.

VII. — De la conduite des commissaires jugée par l   loi d'Hippocrate.

Depuis quatre ans que l'opinion publique est égarée par
suite du rapport fait à l'Académie et des articles mensongers
insérés dans les journaux, depuis que les assertions ridicules
des adversaires du magnétisme ont été réduites à leur juste
valeur par M. Berna, les commissaires de l'Académie, qui
avaient aussi gravement manqué à tous les devoirs, ont-ils
reparé leurs fautes?

Non, ils se glorifient sans cesse de leur conduite et, chaque
jour, ils prodiguent de nouvelles injures à tous ceux qui s'occupent de magnétisme.

De tels hommes reviendront-ils un jour à de meilleurs sentimens, il faut l'espérer; mais s'ils persistent, ils auront certainement justifié, *pour eux seuls*, à l'époque actuelle, ces paroles sévères d'Hippocrate aux hommes de son temps qui
compromettaient l'art de la médecine :

« La cause principale de l'erreur qui fait regarder l'art mé-
» dical comme le plus méprisable vient, suivant moi, de ce
» que la médecine est la seule profession pour laquelle les
» gouvernemens n'ont appliqué, contre ceux qui l'exercent
» mal, d'autre peine que l'ignominie. Mais l'ignominie n'affecte
» ni ne touche ceux dont elle est devenue inséparable et qui
» ressemblent à ces personnages muets qui paraissent dans
» les tragédies : de même que ceux-ci ont la tournure, l'ha-
» billement et le masque du comédien, et qu'ils ne le sont
» pas réellement, il y a beaucoup de médecins de nom, très
» peu de fait. »

(HIPPOCRATE. — Loi.)

CONCLUSION.

« Il en sera probablement de cet écrit comme de tant d'au-
» tres : ceux auxquels il est destiné dédaigneront de le lire, ou
» l'oublieront après l'avoir lu. Il faut tout attendre du temps ;
» les faits s'accumulent, ils détermineront un jour l'opinion
» publique (¹). »

Ces paroles, de M. Deleuze jugeant lui-même en 1819, avec
autant de résignation que de modestie, les effets de son admirable *Défense du magnétisme*, m'avaient frappé longtemps
avant que je pensasse à écrire mon *Introduction*, et je m'étais
disposé à publier mes traités du magnétisme et du somnambulisme dans la seule vue d'être utile aux praticiens.

Mais, depuis cette époque, des expériences magnétiques
ayant été faites avec un succès irrécusable, je crus qu'un
nouvel ouvrage méthodique pourrait engager les membres des
diverses académies à examiner la question sous un rapport
scientifique.

Je me suis totalement trompé. La plupart des médecins se
sont contentés de dire que je ne leur avais rien appris de nouveau, que ma politesse et ma bonhomie étaient ce qu'il y avait
de plus remarquable dans mon livre, et je n'ai guère trouvé
que dans le public des encouragemens qui ont dépassé toutes
mes espérances. Dès ce moment, je résolus de travailler uni-

(¹) Deleuze, Défense du magnétisme animal, pag. 258.

quement dans l'intérêt général, et bientôt éclairé par la lecture des ouvrages de l'Antiquité grecque, je conçus l'idée d'écrire une *Histoire du Somnambulisme.*

Mais, entraîné par mes études, j'ai dû entrer en lice avec les corps savants :

En effet, si M. de Puységur, M. Deleuze et moi (quelle que soit la distance qui me sépare de ces hommes vénérables) nous ne sommes cités, par les médecins, qu'en raison de notre politesse et de notre bonhomie, considérées comme cause de notre croyance aux rêveries somnambuliques, il n'était pas tout-à-fait inutile de leur prouver que Socrate, Platon, Hippocrate, Xénophon, Aristote, Plutarque et Cicéron lui-même avaient pensé comme nous. Tel a été mon le but et je crois l'avoir atteint.

Si les médecins et les savans d'aujourd'hui ont des opinions contraires, ce n'est pas à moi qu'ils doivent répondre : car, dans l'histoire que je publie, je n'ai vraiment été, selon l'expression de Platon (¹), qu'un *manœuvre* chargé de remettre, sous les yeux du monde moderne, de magnifiques discussions à peu près oubliées.

Que les Académiciens, malgré Cicéron, « accusent Xénophon » d'extravagance ou de mensonge ; » qu'ils disent « qu'Aristote, » cet homme d'un esprit admirable et presque divin, se » trompe ou veut tromper les autres (²); » ceci les regarde. Simple spectateur, désormais, dans une lutte si grande, j'attends leurs preuves et le jugement public.

(¹) Platon. — Banquet.
(²) Cicéron, Divination, liv. 1. — Voir tome 1, page 209.

FIN DE L'HISTOIRE DU SOMNAMBULISME.

A MES LECTEURS CHRÉTIENS.

Depuis que j'ai sous les yeux le premier volume, imprimé, de cet ouvrage, et que je réfléchis à l'alliance que j'ai faite du sacré et du profane, je m'aperçois que ma tâche n'est pas encore finie.

En effet, tandis que, d'après la version latine adoptée par le concile de Trente, des ecclésiastiques, des savans, des philosophes répètent, au sujet des phénomènes du somnambulisme, qu'*il ne faut pas observer les songes*, j'ai proposé de rayer, du Lévitique et du Deutéronome, cette défense qui n'existerait que dans un texte FALSIFIÉ!

Je comprends ici l'étonnement général. Je sais combien les vérités, quelles qu'elles soient, ont de la peine à se faire jour. Mais celles que je défends ayant un but éminemment utile, je n'ai pas dû céder à des craintes puériles, et il me reste seulement à peser les conséquences de ma conduite.

Si l'autorité religieuse met quelque empressement à examiner mes observations, toute incertitude va bientôt cesser; mais si, au contraire, elle repousse mon livre avec dédain, un grand nombre de personnes n'oseront pas profiter des secours du magnétisme, par respect pour les instructions de leurs directeurs.

Je veux hâter le terme d'un pareil état de choses, et pour que l'édifice que je viens d'élever ne soit pas ébranlé par des mains obscures ou cachées, je m'adresse aujourd'hui même au Chef de l'Église pour en obtenir une décision souveraine.

Les démarches les plus droites étant quelquefois

présentées sous un faux jour, les paroles les plus simples se trouvant dénaturées après avoir passé de
bouche en bouche, je joins ici une copie de ma
lettre à Sa Sainteté le Pape Grégoire XVI, afin que
mes lecteurs puissent juger, par eux-mêmes, la pureté de mes intentions.

LETTRE

DE L'AUTEUR

DE

L'HISTOIRE DU SOMNAMBULISME

A SA SAINTETÉ

LE PAPE GRÉGOIRE XVI.

—•••—

TRÈS SAINT PÈRE,

Permettez que je vous supplie de concourir, par votre sagesse et vos lumières, à l'accomplissement d'une œuvre que j'ai entreprise dans un but d'intérêt général.

Le sujet dont je prends la liberté de vous entretenir étant aujourd'hui du domaine de l'Histoire, VOTRE SAINTETÉ ne sera pas étrangère à ce que je vais lui rappeler.

Il y a soixante-huit ans qu'Antoine Mesmer, médecin allemand a retrouvé et constaté d'une manière certaine, une vérité physiologique du plus haut intérêt : c'est-à-dire, la faculté, inhérente à l'homme, de transmettre à ses semblables le principe de vie dont il est lui-même porteur. Il l'appela *Magnétisme animal.*

De 1781 à 1784, l'application médicale de cette découverte reproduisit un état connu depuis longtemps sous le nom de *Somnambulisme,* état mixte entre le sommeil et la veille, pendant lequel les facultés instinctives et intellectuelles de l'homme acquièrent une extension extraordinaire susceptible de servir à la conservation et à l'amélioration de l'espèce humaine.

De pareils résultats étaient bien faits pour attirer l'attention des savans et mériter à l'auteur les témoignages de la reconnaissance publique; mais quelle est la vérité qui s'est établie dans le monde sans avoir été l'objet des plus odieuses persécutions? Le magnétisme fut donc repoussé à sa naissance par les corporations académiques, et bien que les phénomènes du Somnambulisme, en renouant la chaîne des traditions antiques, fussent venus démontrer clairement que les témoignages de Platon, d'Hippocrate, d'Aristote et de Plutarque étaient toujours dignes de nos respects, une partie des membres du clergé, méconnaissant, comme les savans, l'utilité d'une faculté précieuse, ne voulut

voir, dans les plus admirables preuves de la bonté
divine, qu'une marque de la malice infernale du
démon, et s'opposa de tout son pouvoir à la propagation de la nouvelle découverte.

Cependant malgré cette double ligue formée contre
lui, le magnétisme ne cessa pas de grandir; en 1814,
tous les hommes sages qui l'étudiaient se rallièrent à
M. le marquis de Puységur. Déjà il existait une dissen-
sion manifeste entre les corps savans et le clergé :
les premiers repoussaient le magnétisme sous le prétexte que les faits annoncés étaient impossibles; les
ecclésiastiques les admettaient au contraire, prétendant seulement qu'ils étaient l'œuvre de l'auteur du
mal. Ces opinions opposées, prouvaient que le
magnétisme avait besoin d'être étudié, et qu'il ne
suffisait pas d'une simple interdiction civile ou religieuse pour le replonger dans le néant.

Les ouvrages de M. Deleuze et des expériences
irrécusables, faites depuis vingt ans dans les hôpitaux de Paris, avaient enfin fixé l'attention générale,
lorsque je publiai, au commencement de l'année
1840, une *Introduction au magnétisme* que Sa Majesté
Louis-Philippe Ier et M. le Ministre de l'instruction
publique daignèrent encourager.

Dans ce livre, je m'étais efforcé de suivre les traces
du sage Deleuze et du savant Abrial; j'avais, après
de longues investigations, reconnu l'identité du
Somnambulisme avec les songes et les extases de
l'antiquité, mais je ne publiai point les notions que
j'avais puisées dans la Bible, parce qu'il m'était impossible de concilier l'histoire des prophéties sacrées
avec ce passage de la Vulgate, au verset 26 du 19ᵉ
chapitre du Lévitique : « Vous ne ferez point d'au-
» gures, vous n'observerez pas les songes. »

Pendant que je travaillais avec ardeur à approfon-
dir ce mystère, les journaux belges et français annoncèrent que la Cour de Rome, consultée sur la
question de savoir s'il était permis de participer
aux opérations magnétiques, avait répondu que l'on
pouvait user du magnétisme comme remède physique, en consultant les auteurs approuvés. L'autorité
religieuse reconnaissant donc, pour la première fois,
dans cet agent, un secours contre les maladies, et,
dans quelques écrivains, des hommes capables de
diriger ceux qui voudraient en faire usage, le moment
semblait plus que jamais favorable pour faire connaître toute l'importance des phénomènes somnambuliques chez les peuples anciens et modernes. Mais,
un peu plus tard, une nouvelle décision de la Péni-
tencerie a expressément interdit le magnétisme.

Ici, plus de contestation possible : les chrétiens doivent obéir et se taire.

Cependant, comme l'interdit se borne à défendre l'*usage* du magnétisme (*usum magnetismi proùt exponitur non licere*), et non son étude; que d'ailleurs il a toujours été permis d'examiner, à deux fois, les preuves de fait, j'ai continué mes travaux, et, successivement entraîné d'une recherche à une autre, j'ai fini par découvrir une erreur grave dans la Vulgate :

Je supplie VOTRE SAINTETÉ de vouloir bien me prêter, ici, un moment d'attention :

Il est dit, au vingt-sixième verset du dix-neuvième chapitre du Lévitique : « *Non augurabimini, nec obser-* » *vabitis somnia; — vous ne ferez point d'augures , vous* » *n'observerez pas les songes.* »

Et au Deutéronome, chapitre 18, verset 10 : « *Nec* » *invenietur in te qui observet somnia atque auguria; — qu'il* » *ne se trouve personne, parmi vous, qui observe les songes et* » *les augures.* »

Ici, le texte a été évidemment altéré, TRÈS SAINT PÈRE : Jamais Moïse n'a proscrit l'observation des songes : Origène nous l'apprend, et la Providence divine a permis que nous puissions retrouver, dans les ouvrages du plus ferme défenseur de la religion chrétienne, les passages que l'ignorance du moyen âge avait altérés dans ceux de Saint Jérôme.

Si Votre Sainteté daigne ouvrir le livre que je mets sous ses yeux, elle trouvera, dans l'introduction qui précède la IIIᵉ partie, la preuve de ce que j'avance; et comme il importe à tous les chrétiens d'être fixés à cet égard, j'ose espérer, Très Saint Père, que vous ferez examiner le mérite plus ou moins réel d'une assertion qui intéresse également l'Église, la philosophie et la médecine. Car, aujourd'hui, dans la crainte de faire un acte défendu, chacun peut refuser les secours bienfaisans du magnétisme et du somnambulisme, la science resterait stationnaire, et les hommes qui l'étudient avec zèle et sincérité seraient exposés à passer pour impies.

En 1680, Le Maistre de Sacy, ne pouvant comprendre un texte devenu obscur, avait essayé de l'interpréter en distinguant, parmi les songes, ceux que Dieu envoie aux âmes saintes; en 1748, l'abbé de Vence, pour faciliter cette interprétation, ajouta, dans sa traduction, des mots qui ne sont pas dans l'original; je me suis bien gardé de suivre cet exemple, et si j'ai relevé les fautes involontaires des hommes honorables qui ont traduit les livres saints, je ne condamne pas plus leurs travaux que Saint Jérôme ne condamna la version des Septante soumise par le pape Damase à ses corrections sévères. Dieu ne distinguant pas entre

ses enfans, j'ai pensé « qu'il m'était permis de tra-
» vailler aussi dans la maison du Seigneur; et, venant
» après la découverte du Somnambulisme, voyant,
» de mes propres yeux, ce dont, cent ans plus tôt,
» personne ne pouvait avoir connaissance, j'ai sim-
» plement cherché à rendre plus clair ce que d'autres
» avaient expliqué d'une manière obscure et embar-
» rassée. »

Puisse, VOTRE SAINTETÉ, voir, dans la démarche que
je fais près d'elle, une preuve de la vénération que ses
vertus m'ont inspirée, et croire que j'attends sa décision avec une confiance égale à mon profond respect.

Je me prosterne humblement
devant vous, TRÈS SAINT PÈRE,
et je baise vos pieds sacrés.

AUBIN GAUTHIER.

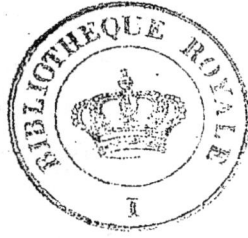

TABLE DES MATIERES

DU TOME SECOND·

———◆◆◆◆◆———

QUATRIÈME PARTIE.

EXTASES, VISIONS, SONGES ET ORACLES DEPUIS L'ANTIQUITÉ
JUSQU'AU MOYEN-AGE.

———◆———

LIVRE VII.

DES EXTASES, DES SONGES ET DES ORACLES LES PLUS REMARQUABLES, CHEZ
TOUS LES PEUPLES DE L'ANTIQUITÉ JUSQU'A LA FIN DU PREMIER SIÈCLE DE
L'ÈRE CHRÉTIENNE.

———

LIVRE VIII.

DE LA DÉCADENCE DES ORACLES ET DE SES CAUSES.

—

LIVRE IX.

DES EXTASES, DES SONGES ET DES ORACLES, CHEZ LES PAÏENS ET CHEZ LES JUIFS, DANS LES PREMIERS SIÈCLES DE L'ÈRE CHRÉTIENNE.

—

LIVRE X.

DE LA CESSATION GRADUELLE DES ORACLES, DEPUIS L'ÈRE CHRÉTIENNE JUSQU'A LA RUINE DU PAGANISME.

CINQUIÈME PARTIE.

EXTASES, VISIONS ET SONGES PENDANT ET APRÈS LE MOYEN-AGE.
— SOMNAMBULISMES NATUREL ET SYMPTOMATIQUE.

LIVRE XI.

DE L'EXTASE, DES VISIONS ET DES SONGES DEPUIS LES PREMIERS SIÈCLES DU
CHRISTIANISME JUSQU'A L'OBSERVATION DU SOMNAMBULISME NATUREL PAR
LE MÉDECIN VANHELMONT.

LIVRE XII.

DE L'EXTASE, DES SONGES ET DES SOMNAMBULISMES NATUREL ET SYMPTOMA-
TIQUE, DEPUIS VANHELMONT JUSQU'A LA RENAISSANCE DES ORACLES EN SON-
GES SOUS LE NOM DE SOMNAMBULISME MAGNÉTIQUE.

<hr>

SIXIÈME PARTIE.

DE LA RENAISSANCE DES ORACLES EN SONGE SOUS LE NOM DE SOMNAMBULISME MAGNÉTIQUE.

LIVRE XIII.

DU SOMNAMBULISME DEPUIS MESMER JUSQU'A DELEUZE. — 1778 à 1813. — PREMIÈRE ÉPOQUE.

SECTION Ire. — Du somnambulisme.

LIVRE XIV.

DU SOMNAMBULISME DEPUIS M. DELEUZE JUSQU'AU RAPPORT DE LA PREMIÈRE
COMMISSION NOMMÉE PAR L'ACADÉMIE DE MÉDECINE POUR JUGER LES EFFETS
DU MAGNÉTISME. — 1813 à 1831. — DEUXIÈME ÉPOQUE.

SECTION Ire. — **De l'histoire critique du magnétisme par M. Deleuze
et des résultats de sa publication.**

SECTION II. — **Du jugement des effets magnétiques par une commission nommée par l'Académie royale de médecine de Paris (1826 à 1831.)**

LIVRE XV.

DU SOMNAMBULISME DEPUIS LE RAPPORT DE LA COMMISSION NOMMÉE PAR L'ACADÉMIE DE MÉDECINE DE PARIS (1831).

FIN DE LA TABLE DES MATIÈRES DU SECOND ET DERNIER VOLUME.

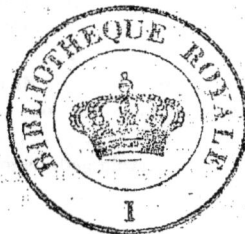

ERRATA

DU TOME SECOND.

Page 38 chap. IV — *lire* — chap. VI.
— 49 ligne 9 le fait est vrai — *lire* — le fait était vrai.
— 60 — 20 cet oracle me suffit — *lire* — cet oracle me suffit (³).
— 60 — 23 la note 3 manque — *lire* — (³) Plutarque, vie d'Alexan
              dre.
— 70 — 12, 13, 14 — *lire* sans guillemets.
— 88 — § 6 extases songes et oracles — *lire* — extases et songes.
— 173 — 14 je n'en n'avalai — *lire* — je n'en avalai.
— 177 — 2 des extatiques artificiels — *lire* — des extatiques.
— 200 — 5 ..n impression prise — *lire* — son impression prise.
— 201 — 8 plus ému .u. partout ailleurs — *lire* — plus ému que
              partout ailleurs.
— 210 — 6 Scorbutiques — *lire* — spasmodiques.
— 262 chap. IV — *lire* — chap. V.
— 267 — IV — *lire* — chap. VI.
— 273 ligne 1 son intéressant ouvrage — *lire* — le traitement du jeune
              Hébert.
— 277 chap. V — *lire* — chap. VII.
— 282 chap. VI — *lire* — chap. VIII.
— 287 ligne 24 en somnambulisme — *lire* — en somnambulisme (¹),
— 288 — 16 consolida — *lire* — consolidèrent.
— 292 note 3 *l'Hermès* — *lire* — *l'Hermès, journal du magnétisme
              animal*, par une société de médecins de la Faculté
              de Paris. — 1826.
— 380 ligne 9 en 1825 — *lire* — en 1837.
— 381 — 3 en surface, en surface — *lire* — en surface.
— 394 gne 3 plan diabolique, c'est le mot. — Supprimer cette phrase
              qui se rapporte à un fait que j'ai retranché.
— 398 — 4 et 19 dix ans — *lire* — onze ans.
— 400 — 12 et 25 dix ans — *lire* — onze ans.

SUPPLÉMENT A L'ERRATA DU TOME PREMIER.

— 86 — 29 cette locution, *les sommeils*, ne paraît pas familière ;
             elle ne *l'était pas même aux Romains* ; — il faut
             supprimer cette dernière phrase. Je ne comprends
             même pas ce que pouvait porter, en cet endroit, mon

manuscrit, car je n'ai jamais ignoré le contraire de ce qu'on me fait dire. Il suffit, d'ouvrir Cicéron , et généralement tous les auteurs, pour y rencontrer la locution *in somnis*.

— 103 ligne 17 six cents ans — *lire* — quatre cents ans.

— 288　—　33 et 289 — 1 parce pour guides — *lire* — parce qu'ils

— 346　—　8 prendre confiance les révélations — *lire* — prendre confiance dans les révélations.

　　　　　　prenaient pour guides.

— 450　—　27 au chap. 23 du .... — le reste se trouve transposé par erreur au bas de la page 451 où on lit : livre des Nombres..... 312.

www.ingramcontent.com/pod-product-compliance
Lightning Source LLC
Chambersburg PA
CBHW060539220326
41599CB00022B/3547